Hippokrates

Die Autoren:

Wiesenauer, Markus, Dr. med.,
geb. 1951. Studium der Pharmazie und Medizin. In eigener Praxis tätig als Facharzt für Allgemeinmedizin, Homöopathie, Naturheilverfahren und Umweltmedizin. Mitglied internationaler Fachgesellschaften, Vorsitzender der Arzneimittelkommission D und Mitglied der Kommissionen E und HAB am BfArM, Berlin. Zahlreiche Vorträge und Publikationen zum Thema Naturheilverfahren und Homöopathie.

Elies, Michael K. H., Dr. med.,
geb. 1959. In eigener Praxis tätig als Facharzt für Allgemeinmedizin, Homöopathie und Naturheilverfahren, zugleich Lehrbeauftragter für Geschichte und Entwicklung der Homöopathie. Stellvertretender Vorsitzender der Arzneimittelkommision D am BfArM, Berlin. Zahlreiche Vorträge und Publikationen;
Praxisschwerpunkt: Schmerztherapie mit Naturheilverfahren und Homöopathie.

MEMORIX

Markus Wiesenauer • Michael Elies

Homöopathische Praxis

Hippokrates Verlag · Stuttgart

Die Deutsche Bibliothek – CIP-Einheitsaufnahme

Ein Titeldatensatz für diese Publikation ist bei
Der Deutschen Bibliothek erhältlich

Anschrift der Verfasser:

Dr. med Markus Wiesenauer
In der Geiß 8
71384 Weinstadt-Strümpfelbach

Dr. med Michael Elies
Erlenweg 31
35321 Laubach

Wichtiger Hinweis: Wie jede Wissenschaft ist die Medizin ständigen Entwicklungen unterworfen. Forschung und klinische Erfahrung erweitern unsere Erkenntnisse, insbesondere was Behandlung und medikamentöse Therapie anbelangt. Soweit in diesem Werk eine Dosierung oder eine Applikation erwähnt wird, darf der Leser zwar darauf vertrauen, dass Autoren, Herausgeber und Verlag große Sorgfalt darauf verwandt haben, dass diese Angabe dem Wissensstand bei Fertigstellung des Werkes entspricht.
Für Angaben über Dosierungsanweisungen und Applikationsformen kann vom Verlag jedoch keine Gewähr übernommen werden.
Jeder Benutzer ist angehalten, durch sorgfältige Prüfung und gegebenenfalls nach Konsultation eines Spezialisten festzustellen, ob die dort gegebene Empfehlung für Dosierungen oder die Beachtung von Kontraindikationen gegenüber der Angabe in diesem Buch abweicht. Eine solche Prüfung ist besonders wichtig bei selten verwendeten Präparaten oder solchen, die neu auf den Markt gebracht worden sind. Jede Dosierung oder Applikation erfolgt auf eigene Gefahr des Benutzers. Autoren und Verlag appellieren an jeden Benutzer, ihm etwa auffallende Ungenauigkeiten dem Verlag mitzuteilen.
Geschützte Warennamen (Warenzeichen) werden nicht besonders kenntlich gemacht. Aus dem Fehlen eines solchen Hinweises kann also nicht geschlossen werden, dass es sich um einen freien Warennamen handele.

ISBN 3-7773-1798-5

Unsere Homepage: www.hippokrates.de

Printed in Germany 2001
Satz und Druck: Druckerei Sommer, Feuchtwangen.

Inhalt

Indikationsverzeichnis 19
Vorwort 23

Homöotherapie 24
Grundlagen 24
Arzneimittelgruppen 25
Dosierung 27

HNO-Heilkunde und Allergologie 31

Erkrankungen der Mundhöhle und des Pharynx 33
Gingivitis, Stomatitis 33
Glossitis 34
Pharyngitis 35
Angina tonsillaris 36
Akute Angina tonsillaris 36
Chronische Angina tonsillaris 38
Hyperplasie der Rachen- und Gaumenmandeln 39

Larynxerkrankungen 41
Laryngitis 41
Akute Laryngitis 41
Chronische Laryngitis 42
Pseudokrupp 43
Dysphonie, Aphonie 44
Benigne Stimmbandveränderungen 45

Hals- und Kopfspeicheldrüsenerkrankungen 47
Lymphadenitis 47
Akute Lymphadenitis 47
Chronische Lymphadenitis 48
Sialadenitis, Sialolithiasis 49

Erkrankungen des äußeren Ohres 51
Gehörgangsfurunkel und -entzündungen 51
Gehörgangsekzem 53

Mittelohrerkrankungen ... 55
Otalgie ... 56
Otitis media ... 57
Akute Otitis media ... 57
Chronische Otitis media ... 58
Seromukotympanon ... 60

Innenohrerkrankungen ... 62
Tinnitus ... 62
Schwerhörigkeit ... 64
Schwindel ... 65

Nasenerkrankungen ... 67
Nasenbluten ... 67
Rhinitis ... 68
Akute Rhinitis ... 68
Chronische Rhinitis ... 69
Rhinitis sicca ... 71

Nasennebenhöhlenerkrankungen ... 73
Sinusitis ... 73
Akute Sinusitis ... 73
Chronische Sinusitis ... 74

Allergische Atemwegserkrankungen ... 76
Pollinosis ... 76
Asthma bronchiale ... 78

Sprachstörungen ... 81

Verletzungen und Operationsfolgen ... 83

Tumorerkrankungen ... 86

Eigenblut-Behandlung ... 89
Eigenblutnosode ... 89
Eigenblut ... 90

Dermatologie und Allergologie 91

Erregerbedingte Hautkrankheiten 93
Bakterielle Hauterkrankungen 93
Impetigo contagiosa 93
Erysipel 95
Follikulitis 97
Furunkel, Karbunkel 98
Phlegmone 100
Superinfektionen 102
Nachbehandlung 103
Viruskrankheiten der Haut 104
Herpes simplex 105
Herpes zoster 108
Erkrankungen durch Papillomviren 110
Condylomata acuminata 112
Mykosen der Haut 114
Sexuell übertragene Krankheiten 116

Allergische Erkrankungen 118
Urtikaria, Quincke-Ödem 119
Arzneimittelexanthem 120
Ekzemkrankheiten 122
Kontaktekzem 122
Nummuläres Ekzem 125
Dyshidrotisches Ekzem 126
Seborrhoisches Ekzem 127
Photoallergische Hautreaktionen 129
Endogenes Ekzem 130
Nässendes Ekzem 131
Trockenes Ekzem 132
Inhalationsallergien 134

Psoriasis 136

Akne und akneähnliche Hautkrankheiten 139
Akne 139
Nachbehandlung der Akne 142
Rosacea 143
Periorale Dermatitis 144

Exanthemische und Blasen bildende Hautkrankheiten 146

Benigne Tumoren und Nävi 147
Seborrhoische Warzen 147
Fibrome 148
Zysten 149
Nävi, Hämangiome 150

Maligne Tumoren 152

Proktologische Erkrankungen 155
Analekzem, Analfissur 155
Hämorrhoiden, Analthrombosen 157

Phlebologische Erkrankungen und Beschwerden 159
Phlebitis 159
Chronisch venöse Insuffizienz 161

Arterielle Erkrankungen und Beschwerden 163

Hautschäden und Hautverletzungen 166

Erkrankungen der Haare 168

Erkrankungen der Nägel 170

Externa 172

Konstitutionsmittel 174
Nosoden 184

Eigenblut-Behandlung 186

Rheumatologie und Orthopädie 187

Entzündliche rheumatische Erkrankungen 189
Chronische Polyarthritis (rheumatoide Arthritis) 190
Hochakute Phase 191
Phase niedriger Entzündungsaktivität 173
Stadien II – IV 195

Juvenile chronische Arthritis 199
Arthritis psoriatica 199
Spondylitis ankylosans (Morbus Bechterew) 201
Hydrops articulorum intermittens 204
Palindromer Rheumatismus 204
Mikrobiell bedingte Arthritiden 205
Reiter-Syndrom 205
Arthritis 206
Urethritis 208
Konjunktivitis 209
Hautveränderungen 211
Rheumatisches Fieber 213
Karditis 215
Chorea minor 217
Reaktive Arthritiden 218
Infektiöse Arthritiden 219
Konnektivitiden 220
Arthritis urica 221
Akuter Gichtanfall 221
Intervallbehandlung 222

Degenerative Gelenk- und Wirbelsäulenerkrankungen 223
Arthrosen der Extremitätengelenke 223
Klimakterische Arthropathien 227
Degenerative Wirbelsäulenerkrankungen 229
Zervikal- und Thorakalsyndrom 229
LWS-Syndrom, Lumbago, Ischialgie, Kokzygodynie 231
Osteoporose 234

Extraartikulärer Rheumatismus 236
Myopathien 236
Tendopathien 238
Bursopathien 240
Periarthropathien 242
Neuropathien 243

Orthopädische Erkrankungen 246
Morbus Scheuermann 246

Aseptische Knochennekrosen 246
Osteomyelitis 248

Traumatologie 251

Externa 255

Eigenblut-Behandlung 256

Gynäkologie und Geburtshilfe 257

Störungen der Ovarialfunktion 259
Amenorrhö 259

Rhythmusanomalien der Menstruation 262
Polymenorrhö 262
Oligomenorrhö 264
Metrorrhagie 265
Ovulationsblutung 267

Weitere Anomalien der Menstruation 269
Menorrhagie 269
Hypermenorrhö 271
Hypomenorrhö 273
Prämenstruelle Blutung 274
Postmenstruelle Blutung 274
Dysmenorrhö 275
Akuttherapie 275
Langzeittherapie 277

Prämenstruelles Syndrom 278

Klimakterium 280

Senium 284

Sterilität und Infertilität 285

Pubertas tarda 288

Anorexia nervosa 290

Beschwerden und Erkrankungen der Vulva 291
Craurosis vulvae, Leukoplakie 291
Pruritus vulvae 292
Kondylome 293
Bartholinitis 294

Beschwerden und Erkrankungen der Vagina 296
Kolpitis, Fluor vaginalis 296

Beschwerden und Erkrankungen des Uterus 298
Zervizitis und zervikaler Fluor 298
Endometritis 298
Akute Endo-Parametritis 299
Chronische Endometritis 300
Portioerosion 301

Beschwerden und Erkrankungen der Adnexe 303
Chronisch entzündliche Adnexerkrankungen 304
Pelvipathie-Syndrom 305

Beschwerden und Erkrankungen der weiblichen Brust 306
Mastodynie 306
Mastopathie 307
Entzündung 308

Laktationsstörungen 310
Galaktorrhö 310
Agalaktie 311

Lageveränderung des Genitale 312

Tumoren 314
Gutartige Tumoren 314
Bösartige Tumoren 315

Verletzungen und Operationsfolgen 319

Gynäkologisch-urologische Erkrankungen 321

Proktologische Erkrankungen ... 324
Hämorrhoiden ... 325

Phlebologische Erkrankungen und Beschwerden ... 327

Orthopädische Erkrankungen und Beschwerden ... 329
Klimakterische Arthropathien ... 330
Osteoporose ... 332

Schwangerschaft und Geburtshilfe ... 335
Abortus imminens ... 336
Emesis und Hyperemesis ... 338
Schwangerschaftsbedingte Erkrankungen und Beschwerden ... 340
Schwangerschaftsunabhängige Erkrankungen und Beschwerden ... 342
Geburt ... 344
Wochenbett ... 345
Neugeborenes ... 347

Sexualstörungen ... 350

Eigenblut-Behandlung ... 353

Pädiatrie ... 355

Pränatale Prophylaxe ... 357

Erkrankungen des Neugeborenen ... 358

Infektionskrankheiten ... 362
Fieberhafter Infekt ... 362
Erkrankungen durch Viren ... 365
3-Tage-Fieber (Exanthema subitum) ... 366
Masern (Morbilli) ... 367
Mumps (Parotitis epidemica) ... 369
Pfeiffersches Drüsenfieber (Mononucleosis infectiosa) ... 370
Röteln (Rubeolae) ... 371

Ringelröteln (Erythema infectiosum) ... 372
Windpocken (Varizellen) ... 373
Erkrankungen durch Bakterien ... 374
Keuchhusten (Pertussis) ... 374
Scharlach (Scarlatina) ... 376

Erkrankungen der Mundhöhle ... 378
Erkrankungen der Zähne ... 378
Zähneknirschen ... 379
Störungen der Zahnentwicklung ... 380
Karies ... 380
Entzündliche Erkrankungen ... 381

Ohrenerkrankungen ... 383
Otitis media ... 383
Akute Otitis media ... 383
Chronische Otitis media ... 384

Rachen- und Nasenerkrankungen ... 386
Angina tonsillaris ... 386
Akute Angina tonsillaris ... 386
Chronische Angina tonsillaris ... 388
Laryngo-Pharyngitis, Pseudokrupp ... 388
Rhinitis ... 390
Akute Rhinitis ... 390
Chronische Rhinitis ... 392
Sinusitis ... 393
Akute Sinusitis ... 393
Chronische Sinusitis ... 395

Atemwegserkrankungen ... 397
Bronchitis ... 397
Sekretarme Bronchitis ... 397
Sekretreiche Bronchitis ... 399
Pneumonie ... 400
Asthma bronchiale ... 401
Intervalltherapie ... 402
Langzeittherapie ... 403
Pollinosis ... 404

Herz-Kreislauf-Erkrankungen 407
Funktionelle Herzbeschwerden 407
Kreislaufstörungen 408

Erkrankungen der Verdauungsorgane 410
Gedeihstörungen 410
Inappetenz 411
Koliken 412
Reisebeschwerden 414
Gastroenteritis 415
Enterokolitis 417
Obstipation 418
Megakolon 419
Achalasie 420
Pylorospasmus 420
Malabsorptionssyndrom 421
Chronisch entzündliche Darmerkrankungen 422
Darmparasiten 423

Nieren- und Harnwegserkrankungen 425
Harnwegsinfektionen 425
Akute Harnwegsinfektionen 425
Chronische Harnwegsinfektionen 427
Nephropathien 429

Erkrankungen der Genitalorgane 430
Vulvovaginitis 430
Balanitis 431
Epididymitis, Orchitis 432
Maldescensus testis 433
Hydrocele testis 434

Erkrankungen der innersekretorischen Drüsen 436

Hauterkrankungen 437
Bakterielle Hauterkrankungen 437
Viruserkrankungen der Haut 439
Herpes simplex 439

Verrucae ... 441
Molluscum contagiosum ... 442
Allergische Hauterkrankungen ... 442
Arzneimittelexanthem ... 442
Urtikaria, Quincke-Ödem ... 443
Dermatitis und Ekzem ... 445
Kontaktdermatitis und -ekzem ... 445
Windeldermatitis ... 446
Seborrhoisches Säuglingsekzem ... 447
Endogenes Ekzem ... 448

Psychische Störungen im Kindesalter ... 450
Neuropathie ... 450
Schulschwierigkeiten ... 451
Schlafstörungen ... 452
Hyperkinetisches Syndrom ... 453
Stottern, Tics ... 453
Enuresis ... 454
Enkopresis ... 455

Impfungen und Impffolgen ... 457

Unfälle und Folgezustände ... 459

Konstitutionsmittel ... 463
Nosoden ... 464

Eigenblut-Behandlung ... 465

Geriatrie ... 467

Erkrankungen von ZNS und Kopfbereich ... 469
Depressionen ... 469
Unruhezustände, Tremor, Parkinson-Syndrom ... 470
Schlafstörungen ... 471
Kopfschmerzen ... 472
Schwindel ... 473
Vegetative Beschwerden, Schwächezustände ... 475

Augenerkrankungen ... 477
Blepharo-Konjunktivitis ... 477
Hordeolum ... 478
Katarakt ... 479
Glaukom ... 480

Ohrenerkrankungen ... 482
Tinnitus ... 482
Schwerhörigkeit ... 483

Erkrankungen der Mundhöhle ... 484
Beschwerden und Erkrankungen der Zähne ... 484
Gingivitis, Stomatitis ... 486

Rachen- und Nasenerkrankungen ... 487
Pharyngo-Laryngitis ... 487
Angina tonsillaris ... 488
Rhinitis, Sinusitis ... 489

Atemwegserkrankungen ... 491
Bronchitis ... 491
Emphysem-Bronchitis ... 492
Pneumonie ... 494
Asthma bronchiale ... 495

Herzerkrankungen ... 497
Funktionelle Herzbeschwerden ... 497
Angina pectoris ... 498
Herzinsuffizienz ... 499
Rhythmusstörungen ... 501

Arterielle Erkrankungen ... 502
Hypotonie, orthostatische Dysregulation ... 502
Hypertonie ... 503
Arteriosklerose, Durchblutungsstörungen ... 505
Apoplex und Folgezustände ... 507

Venöse Erkrankungen 509
Phlebitis 509
Chronisch-venöse Insuffizienz 511
Hämorrhoiden, Analthrombosen 512

Schilddrüsenerkrankungen 515
Hyper- und Hypothyreose 515
Knotenbildung 516

Magen-Darm-Erkrankungen 518
Dyspepsie, Gastralgie 518
Ulkuskrankheit 519
Gastroenteritis, Diarrhö 521
Obstipation 523

Erkrankungen von Leber, Galle und Pankreas 525
Cholezystopathie 525
Hepatopathie 527
Pankreopathie 528

Erkrankungen der Nieren und ableitenden Harnwege . 530
Zystitis, Pyelitis 530
Akute Zystitis, Pyelitis 530
Chronische Zystitis, Pyelitis 531
Harninkontinenz 533
Nephropathien 535

Erkrankungen der männlichen Genitalorgane 537
Prostatitis, Epididymitis 537
Prostatahyperplasie 539

Erkrankungen der weiblichen Genitalorgane 541
Senium 541
Lageveränderung des Genitale 541
Kolpitis 543

Rheumatische Erkrankungen 545
Degenerative Gelenkerkrankungen 545
Wirbelsäulenerkrankungen 547

Osteoporose ... 548
Weichteilrheumatismus ... 550
Gicht ... 552
Akuter Gichtanfall ... 552
Intervallbehandlung ... 553

Hauterkrankungen ... 554
Bakterielle Hauterkrankungen ... 554
Erysipel ... 554
Furunkel, Karbunkel, Phlegmone ... 556
Virale Hauterkrankungen ... 558
Herpes zoster ... 558
Ekzemkrankheiten ... 559
Arzneimittelexanthem ... 561
Benigne Hauttumoren ... 562
Seborrhoische Warzen ... 562
Zysten ... 563
Proktologische Erkrankungen ... 565
Analekzem, Analfissur ... 565
Hautschäden und Hautverletzungen ... 567

Operationsfolgen und Verletzungen ... 570

Tumorerkrankungen ... 572

Externa ... 575

Konstitutionsmittel ... 576
Nosoden ... 577

Arzneimittelverzeichnis ... 579

Adressenverzeichnis ... 607

Literatur ... 609

Sachregister ... 611

Indikationsverzeichnis

A

Abortus imminens P 01.8, O 20.0
Achalasie .... K 22.0
Adnexerkrankungen .... N 70.9
Agalaktie .... O 92.3
Akne .... L 70.9
Allergische Erkrankungen
Amenorrhö .... N 91.2
Analekzem .... L 30.9
Analfissur .... K 60.2
Analthrombosen .... I 84.3
Angina pectoris .... I 20.9
Angina tonsillaris . J 03.9, J 35.0
Anorexia nervosa .... F 50.0
Aphonie .... R 49.1
Apoplex .... I 64
Arterielle Erkrankungen . I 77.9
Arteriosklerose .... I 70.9
Arthritis .... M 08.0, M 13.9
Arthrosen der Extremitätengelenke .... M 19.9
Arzneimittelexanthem .. L 27.0
Asthma bronchiale ...... J 45.9

B

Balanitis .... N 48.1
Bartholinitis .... N 75.8
Blasenbildende Hautkrankheiten .... R 21
Blepharo-Konjunktivitis . H 10.5
Bronchitis .... J 40
Bursopathien .... M 71.9

C

Cholezystopathie .... K 82.9
Chorea minor .... I 02.9
Chronisch venöse Insuffizienz .... I 87.2
Chronische Polyarthritis M 06.9
Craurosis vulvae .... N 90.4

D

Darmerkrankungen ..... K 63.9
Darmparasiten
Degenerative Gelenkerkrankungen .... M 19.9
Degenerative Wirbelsäulenerkrankungen .... M 47.9
Depressionen .... F 03
Dermatitis .... L 30.9
Diarrhö .... K 52.9
Drei-Tage-Fieber A 93.1 (B 08.2)
Durchblutungsstörungen . I 99.
Dyshidrotisches Ekzem .. L 30.1
Dysmenorrhö .... N 94.6
Dyspepsie .... K 30.
Dysphonie .... R 49.0

E

Ekzem .... L 30.8
Emesis .... R 11.
Emphysem-Bronchitis ... J 44.8
Endogenes Ekzem .... L 20.9
Endometritis .... N 71.9/N 71.1
Enkopresis .... F 98.1
Enterokolitis .... K 52.9
Enuresis .... F 98.0
Epididymitis .... N 45.9
Erkrankungen der Haare
Erkrankungen der Nägel
Erkrankungen des Neugeborenen
Erysipel .... A 46
Extraartikulärer Rheumatismus

F

Fibrome .... D 23.9
Fluor vaginalis .... N 89.8
Follikulitis .... L 73.9
Funktionelle Herzbeschwerden ...... I 51.8
Furunkel .... L 02.9

G

Galaktorrhö .... O 92.7
Gastralgie .... R 10.1

Gastroenteritis....K 52.9 (A 09)
Geburtsvorbereitung
Gedeihstörungen .... R 64
Gehörgangsekzem ..... H 60.5
Gehörgangs-
entzündungen .... H 60.3
Gehörgangsfurunkel.... H 60.0
Gicht .... M 10.9
Gichtanfall .... M 10.0
Gingivitis .... K 05.0, O 99.6
Glaukom .... H 40.9
Glossitis .... K 14.0
Gynäkologisch-urologische
Erkrankungen .... N 94.9

H

Hämangiome .... D 22.9
Hämorrhoiden .... I 84.9
Harninkontinenz.. N 39.4, R 32
Harnwegsinfektionen .... N 39
Hauterkrankungen ...... L 98.9
Hautschäden
Hautveränderungen ..... R 23.8
Hautverletzungen .... T 14.9
Hepatopathie .... K 76.9
Herpes simplex .... B 00.9
Herpes zoster .... B 02.9
Herzerkrankungen ...... I 25.9
Herzinsuffizienz .... I 50.9
Hordeolum .... H 00.0
Hydrocele testis .... N 43.3
Hydrops articulorum
intermittens .... M 25.4
Hyperemesis .... R 11
Hyperkinetisches
Syndrom .... F 90.9
Hypermenorrhö .... N 92.0
Hyperplasie der Rachen- und
Gaumenmandeln J 35.2, J 35.1
Hyperthyreose .... E 05.9
Hypertonie .... I 10
Hypomenorrhö .... N 91.5
Hypothyreose .... E 03.9
Hypotonie .... I 95.9

I

Impetigo contagiosa ..... L 01.0
Impfungen und
Impffolgen .... Z 26.9, (T 88)
Inappetenz .... R 63
Infertilität ....N 97.9/N 46
Inhalationsallergie ...... J 30.3
Ischialgie .... M 54.3, O 99.8

K

Karbunkel .... L 02.9
Karditis .... I 51.8
Karies .... K 02.9
Katarakt .... H 26.9, H 25.9
Keuchhusten .... A 37.9
Klimakterische
Arthropathien .... M 25.9
Klimakterium ....N 95.1
Knochennekrosen ...... M 87.9
Kokzygodynie .... M 53.3
Koliken .... R 10.4
Kolpitis .... N 95.2, N 76
Kondylome .... A 63.0
Konjunktivitis ... H 10.9, P 39.1
Konnektivitiden .... M 35.9
Kontaktdermatitis ...... L 25.9
Kontaktekzem .... L 25.9
Kopfschmerzen .... R 51
Kreislaufstörungen .... I 99

L

Lageveränderung des weiblichen Genitale .... N 81.4
Laryngitis .... J 04.0, J 37.0
Laryngo-Pharyngitis ..... J 06.0
Leukoplakie
Lumbago .... M 54.5
LWS-Syndrom .... M 54.1
Lymphadenitis .... L 04.0, I 88.1

M

Malabsorptionssyndrom . E 73.9
Maldescensus testis .... Q 53.9
Masern .... B 05.9
Mastodynie .... N 64.9
Mastopathie .... N 64.9
Megakolon .... K 59.3
Menorrhagie .... N 92.0
Metrorrhagie ....N 92.1

Molluscum contagiosum . B 08.1
Morbus Scheuermann .. M 42.0
Mumps .... B 26.9
Mykosen .... B 49
Myopathien .... G 72.9

N

Nasenbluten .... R 04.0
Nasenerkrankungen ..... J 34.8
Nävi .... D 22.9
Nephropathien .... N 28.9
Neuropathien .... G 62.9
Nummuläres Ekzem ..... L 30.0

O

Obstipation .... K 59.0
Oligomenorrhö .... N 91.5
Operationsfolgen
Orthostatische
Dysregulation .... I 95.1
Osteomyelitis .... M 86.9
Osteoporose .... M 81.9
Otalgie .... H 92.0
Otitis media .... H 66.9
Ovulationsblutung ..... N 92.3

P

Palindromer
Rheumatismus .... M 12
Pankreopathie .... K 85
Parkinson-Syndrom ...... G 20
Pelvipathie-Syndrom .... F 45.8
Periarthropathien ...... M 77.9
Periorale Dermatitis ..... L 71.0
Pfeiffersches
Drüsenfieber .... B 27.0
Pharyngitis .... J 02.9
Pharyngo-Laryngitis ..... J 06.0
Phlebitis .... I 80.0
Phlebologische Erkrankungen
Phlegmone .... L 03.9
Photoallergische Haut-
reaktionen .... L 59.9
Pneumonie .... J 18.9
Pollinosis .... J 38.1 (H 10.1)
Polymenorrhö .... N 92.1
Portio-Erosion .... N 86
Postmenstruelle Blutung N 94.2
Prämenstruelle Blutung N 94.3
Prämenstruelles
Syndrom .... N 94.3
Proktologische Erkrankungen
Prostatahyperplasie ...... N 40
Prostatitis .... N 41.9
Pruritus vulvae .... L 29.2
Pseudokrupp .... J 38.5
Psoriasis .... N 40.9
Psychische Störungen im
Kindesalter ...... F 99, F 81.8
Pubertas tarda .... E 30.0
Pyelitis .... N 12
Pylorospasmus .... K 31.3

Q

Quincke-Ödem .. L 50.0, T 78.3

R

Rachenerkrankungen
Reisebeschwerden .... R 11
Reiter-Syndrom .... M 02.3
Rheumatische
Erkrankungen .... M 79.0
Rheumatisches Fieber ..... I 00
Rhinitis .... J 00, J 31.0
Rhythmusanomalien der
Menstruation .... N 92.6
Rhythmusstörungen ..... I 49.9
Ringelröteln .... B 08.3
Rosacea .... L 71.8
Röteln .... B 06.9

S

Scharlach .... A 38
Schilddrüsen-
erkrankungen .... E 07.9
Schlafstörungen .... G 47.9
Schulschwierigkeiten .... F 81.9
Schwächezustände .... R 53
Schwerhörigkeit H 91.1 (H 91.9)
Schwindel .... R 42
Seborrhoisches Ekzem ... L 21.9
Seborrhoisches
Säuglingsekzem ...... L 21.1
Seromukotympanon ... H 65.4

Sexualstörungen . . . . F 52.9
Sexuell übertragene Krankheiten
Sialadenitis . . . . K 11.2
Sialolithiasis . . . . K 11.5
Sinusitis . . . . J 32.8
Spondylitis ankylosans (Morbus Bechterew) . . . M 45
Sprachstörungen . . . . F 98.5
Sterilität . . . . N 97.9/N 46
Stimmbandveränderungen . . . . J 38.3
Stomatitis . . . . K 12.0
Stottern . . . . F 98.5
Superinfektionen . . . . L 98.9

T

Tendopathien . . . . M 77.9
Thorakalsyndrom . . . . . . M 54.1
Tics . . . . F 95.2
Tinnitus . . . . H 92.1, H 93.1
Tremor . . . . R 25.1
Tumoren . . C 80, D 26.9, D 39.0, D 48.9

U

Ulkuskrankheit . . . . L 98.4
Unruhezustände . . . . R 45.1
Urethritis . . . . N 34.2
Urtikaria . . . . L 50.0

V

Vegetative Beschwerden . F 45.3
Verrucae . . . . B 07
Vulvovaginitis . . . . N 76.0

W

Warzen . . . . B 07
Weichteilrheumatismus M 79.0
Windpocken . . . . B 01.9
Wirbelsäulenerkrankungen . . . . M 47.9
Wochenbettbegleitung

Z

Zähneknirschen . . . . F 45.8
Zahnentwicklung . . . . K 00
Zahnkrankheiten . . . . K 08.9
Zervikaler Fluor . . . . N 89.8
Zervikalsyndrom . . . . M 54.2
Zervizitis . . . . N 72
Zysten . . . . L 72.0
Zystitis . . . . N 30.9

Vorwort

Die große Nachfrage nach den Bänden der Praxis der Homöopathie zeigte, welcher Bedarf für eine didaktisch und methodisch nach neuesten Erkenntnissen aufbereitete Homöopathie besteht. Um die Praktikabilität zu erhöhen und eine schnellere Übersicht zu gewährleisten, wurden sie nun zum vorliegenden Kompendium zusammengefügt. Die Konzeption des Buches orientiert sich an den Anforderungen, die niedergelassenen Ärzten gestellt werden, mit dem Ziel, homöotherapeutische Möglichkeiten häufiger Krankheitsbilder aufzuzeigen. Dabei erhebt das Buch keinerlei Anspruch auf Vollständigkeit. Die Therapieempfehlungen basieren auf eigenen Erfahrungen sowie auf kritischer Sichtung der Literatur.

Homöotherapie

Diagnostische und klinische Erfahrungen sind Voraussetzungen für die angemessene Anwendung des vorliegenden Kompendiums, das in der Praxis häufig vorkommende Krankheitsbilder behandelt. Der Aufbau erfolgte in Anlehnung an die Fachliteratur.

Die Überlegungen für eine Anwendung der Homöotherapie beziehen sich auf die überwiegend empirischen Beobachtungen, dass gerade in den Bereichen Hals-Nasen-Ohren-Heilkunde, Dermatologie, Allergologie, Rheumatologie und Orthopädie, Gynäkologie und Geburtshilfe, Pädiatrie und Geriatrie zahlreiche Beschwerden und Erkrankungen mit Homöopathika effizient und risikoarm behandelt werden können. Häufig werden längerfristig wirkende Medikamente eingespart. Es ist jedoch darauf zu verweisen, dass bei gegebener Indikation die gleichzeitige Applikation eines Homöopathikums und eines chemisch-synthetischen Pharmakons möglich oder notwendig ist.

Der Anspruch der Homöotherapie ist als Erweiterung üblicher Behandlungskonzepte zu verstehen, keinesfalls als pauschale Alternativtherapie. Der prinzipielle Stellenwert hygienischer und diätetischer Maßnahmen bleibt unbestritten. Im Übrigen lassen sich bei entsprechender Indikation neben einer homöopathischen Behandlung andere Naturheilverfahren adjuvant einsetzen.

Grundlagen

Der homöopathische Therapieansatz basiert auf der Ähnlichkeitsregel, wonach das Arzneimittelbild (Pharmakodynamik) und das Krankheitsbild (individueller Krankheitsstatus) möglichst ähnlich sein sollen.

Das Krankheitsbild erfasst die individuell ausgeprägten phänomenologischen Erscheinungen im Sinne des subjektiven Befindens zusammen mit den objektiven Befunden; dies

wird mit dem aus unterschiedlichen Quellen entstandenen Arzneimittelbild verglichen. Bei möglichst genauer Übereinstimmung zwischen Krankheitsbild und Arzneimittelbild ist das Homöopathikum indiziert. Das Vorgehen basiert auf der Simile-Regel »Similia similibus curentur« (Ähnliches werde durch Ähnliches geheilt).
Ein solch individualisierendes Vorgehen – bedingt durch das homöopathische Behandlungsprinzip – erklärt zugleich die mehr deskriptive Darstellung der Wirkungsprofile homöopathischer Arzneimittel, zumal die Homöopathie in hohem Maße als Erfahrungswissenschaft verstanden werden muss.
Nach derzeitigem Erkenntnisstand ist die Behandlung mit Homöopathika als Regulationstherapie im Sinne eines therapeutischen Reizes zu verstehen. Dementsprechend soll auf die Actio (Reiz) des Homöopathikums die Reactio (Antwort) des Organismus folgen.
Praktisch erweist sich, dass der kranke Organismus unterschiedlich reagibel auf Homöopathika ist.

Arzneimittelgruppen

Homöopathika können individuell kombiniert werden; sie stehen aber auch als fixe Kombination im Sinne eines Komplexmittels mit klinischer Indikationsgabe zur Verfügung.
Eine Behandlung mit Homöopathika erfordert ein pragmatisches Vorgehen; im Einzelnen lassen sich drei praxisrelevante Wirkungsgruppen unterscheiden.

Organotrope/histiotrope Arzneimittel

Die Wirkung dieser Homöopathika richtet sich auf ein Organsystem bzw. Gewebe. Oftmals können die damit verbundenen Erkrankungen mit einigen typischen Symptomen (»Syndrom«) charakterisiert werden. Dies entspricht weitgehend einer Homöotherapie nach klinischen Diagnosen.

Beispiel: Bei nächtlichen Wadenkrämpfen → Cuprum metallicum D6.

Hinweis: Bei akuten Krankheiten kommt dem Auslöser (Causa) eine besondere Bedeutung bei der Arzneiwahl zu.

Funktiotrope Arzneimittel

Die Wirkung dieser Homöopathika geht insofern über eine rein syndromatische Indikation hinaus, als zur Arzneimittelwahl (Differenzialtherapie) weiterführende Hinweise auf das Krankheitsgeschehen notwendig sind.

Beispiel: Hypermenorrhö: Die Blutung ist langdauernd und stark, das Blut ist hellrot und von dünnflüssiger Konsistenz → Achillea millefolium D4.
Die Blutung ist langdauernd, das Blut hat eine dunkle Farbe und ist übel riechend. Als Begleitsymptom werden brennende Sensationen angegeben → Secale cornutum D6.

Hinweis: Nicht selten sind es bessernde/verschlechternde Faktoren (Modalitäten), die die Mittelwahl entscheiden. Die mitteltypischen Modalitäten sind im Arzneimittelverzeichnis (ab Seite 579) aufgeführt.

Personotrope Arzneimittel

Sie zielen auf das konstitutionelle Geschehen und den Krankheitsablauf in umfassender Weise.
Personotrope Homöopathika werden zur Langzeitbehandlung chronischer Prozesse eingesetzt und entsprechen einer homöopathischen Behandlung par excellence durch ihre tiefgreifende Beeinflussung der Krankheit.

Beispiel: Blonde, hellhäutige, betont weibliche Patientin; labile Stimmungslage (»hoch und tief«), wechseln-

des Temperament und auffälliger Wechsel der Symptomatik nach Art und Lokalisation → Pulsatilla.
Sinnliche Frau, sexuell fordernd, anmaßend und hochmütig → Platinum.

Dosierung

Die Dosierung beinhaltet die Angabe der Potenz (= Arzneistärke, üblicherweise als Dezimalpotenz »D« eingesetzt) und der Gabenfolge (= Applikationsfrequenz). Als orientierender Hinweis finden sich diese Angaben bei jedem Homöopathikum, wobei beides im Wesentlichen auch vom Arzneigrundstoff (pflanzliche, tierische, mineralische Stoffklasse) und von der Krankheitsdynamik (akut, chronisch) abhängt.

Stadium	Applikationsfrequenz	Beispiel
Perakut	alle 2–3 Minuten 3 Tropfen/ 1 Tablette	Kollaps
Akut	alle halbe oder volle Stunde 3 Tropfen/1 Tablette	Dysmenorrhö
Subakut	alle 2 Stunden 3 Tropfen/ 1 Tablette	Polymenorrhö
Chronisch	2–3 × täglich 5 Tropfen / 1 Tablette oder seltener	Amenorrhö

Hinweise:
- 3–5 Globuli = 3–5 Tropfen = 1 Tablette.
- D30/C30 sowie D200/C200 sind jeweils wirkungsäquivalent.
- Bei eintretender Besserung ist das Intervall der Arzneimittelgabe entsprechend zu verlängern: Starke Reaktionen verlangen eine therapeutische Pause von 1–2 Tagen.

- Während der Menstruation wird die Arzneigabe im Allgemeinen ausgesetzt.

Als Basistext für das vorliegende Buch empfiehlt sich der Band »Praxis der Homöopathie« (Hippokrates Verlag, Stuttgart); dort sind die Wirkungsprofile der einzelnen Homöopathika ausführlich beschrieben und mit weiteren Hinweisen zur praxisbezogenen Anwendung versehen.

1 HNO-Heilkunde und Allergologie

2 Dermatologie und Allergologie

3 Rheumatologie und Orthopädie

4 Gynäkologie und Geburtshilfe

5 Pädiatrie

6 Geriatrie

7 Arzneimittelverzeichnis

HNO-Heilkunde und Allergologie

Erkrankungen der Mundhöhle und des Pharynx 33
Larynxerkrankungen 41
Hals- und Kopfspeicheldrüsenerkrankungen 47
Erkrankungen des äußeren Ohres 51
Mittelohrerkrankungen 55
Innenohrerkrankungen 62
Nasenerkrankungen 67
Nasennebenhöhlenerkrankungen 73
Allergische Atemwegserkrankungen 76
Sprachstörungen 81
Verletzungen und Operationsfolgen 83
Tumorerkrankungen 86
Eigenblut-Behandlung 89

Erkrankungen der Mundhöhle und des Pharynx

Übersicht

Gingivitis, S. 33 – Stomatitis, S. 33 – Glossitis, S. 34 – Pharyngitis, S. 35 – Angina tonsillaris, S. 36 – Hyperplasie der Rachen- und Gaumenmandeln, S. 39

Gingivitis, Stomatitis K 05.0, K 12.0

Entzündungen von Zahnfleisch (Gingivitis) und Mundschleimhaut (Stomatitis) haben vielfältigste Ursachen; der Soor als Pilzinfektion zeigt sich mit kalkspritzerartigen Flecken auf Zunge und Mundschleimhaut.

Symptomatik	Arzneimittel
Impetiginöse Effloreszenzen perioral und -nasal	Natrium tetraboracicum
Mundwinkelrhagaden	Acidum nitricum
Eitrig belegte Ulzerationen	Mercurius sublimatus corrosivus
Septikämische Tendenz	Lachesis mutus

Natrium tetraboracicum

Aphthöse Entzündungen; Soor. Starke Schmerzen, Nahrungsverweigerung, impetiginisierte Effloreszenzen perioral und -nasal.

Dosierung: D6, 2 – 3 × täglich 1 Tablette

Acidum nitricum

Starke Entzündung mit Schmerzen, Blutungsneigung; Aphthen. **Fauliger Mundgeruch, Mundwinkelrhagaden**.

Dosierung: D12, 2 × täglich 5 Globuli

Mercurius sublimatus corrosivus

Flache, oft eitrig belegte Ulzera; schwammiges, geschwollenes Zahnfleisch. Speichelfluss; Foetor ex ore; Zahneindrücke am Zungenrand. Übler Körpergeruch.

Dosierung: D12, 2 × täglich 1 Tablette

Lachesis mutus

Bläulich rote Schwellung, Ulzeration mit Neigung zu dunkler Blutung. Starke Schmerzen, Nahrungsverweigerung, septikämische Tendenz (Grenze der Homöopathie).

Dosierung: D12, 2–3 × täglich 5 Globuli

Glossitis K 14.0

Die Glossitis als klinisches Symptom kann verschiedenste Ursachen haben (Diagnostik: *Cave:* Malignom).

Symptomatik	Arzneimittel
Hoch akute Entzündung	Atropa belladonna
Ödematöse Schwellung	Apis mellifica
Starkes Zungenbrennen bei Hyperazidität	Capsicum annuum

Hinweis: Bei rezidivierenden Zuständen ohne Ursachenklärung sollte die *Eigenblut-Behandlung* als biologische Basistherapie zusätzlich durchgeführt werden (im akuten Stadium: C5, 1 × täglich 3 Tropfen) → Seite 89.

Atropa belladonna (Belladonna)

Hochakute Entzündung; Wärmegefühl, auffallende Rötung.

Dosierung: D6, anfangs bis zu stündlich 3 Globuli

Apis mellifica

Ödematöse Schwellung mit starken Brennschmerzen; auch Bildung von Bläschen. Trockene, rote Zunge.

Dosierung: D6, anfangs bis zu stündlich 3 Globuli

Capsicum annuum

Reizung und heftige Brennschmerzen; Säurebeschwerden wie saures Aufstoßen und Sodbrennen.

Dosierung: D6, 3 – 4 × täglich 5 Globuli

Pharyngitis J 02.9

Zu den Erkrankungen des Pharynx gehören neben der Pharyngitis auch die Entzündungen sowie die Hyperplasie des lymphatischen Rachenringes. Der Peritonsillarabszess ist eine Grenze für die Homöopathie; hier kann adjuvant zur Antibiose die auf Seite 90 genannte Mischinjektion appliziert werden.

Symptomatik	Arzneimittel
Trocken-katarrhalische Schleimhäute	Ammonium bromatum
Brenngefühl	Sanguinaria canadensis
Hellrote, glasige Schleimhautschwellung	Apis mellifica

Hinweis: Vgl. auch → *Laryngitis*, Seite 41.

Ammonium bromatum

Entzündlich-gereizte, trockene Schleimhäute; große **Heiserkeit, absteigende Katarrhe** mit Reizhusten, Sekretharn.

Dosierung: D4, 3 – 4 × täglich 1 Tablette

Sanguinaria canadensis

Brennschmerzen bei trockener Rachenschleimhaut, Heiserkeit.

Dosierung: D4, 3 – 4 × täglich 5 Tropfen

Apis mellifica

Rachenschleimhaut von glasigem Aussehen und blassroter Farbe. Ödematöse Schwellung der Tonsillen und Uvula. Trockenheit der Schleimhaut. Stechende Schluckschmerzen; Heiserkeit. Auffallende Durstlosigkeit trotz Fieber.

Dosierung: D6, 3 – 4 × täglich 5 Tropfen

Angina tonsillaris

Akute Angina tonsillaris J 03.9

Die Angina (catarrhalis, follicularis, lacunaris) ist eine häufig auftretende Erkrankung, oft auch im Verlaufe eines fieberhaften Infekts. Bei eventuell notwendiger antibiotischer Therapie kann die Homöotherapie zusätzlich eingesetzt werden; vgl. Mischinjektion, Seite 90.

Symptomatik	Arzneimittel
Plötzlich einsetzende fieberhafte Angina	Atropa belladonna
Dunkelrote Schleimhautschwellung	Phytolacca americana
Stark schmerzhafte Angina	Guaiacum
Angina mit starken Allgemeinsymptomen	Mercurius solubilis

Atropa belladonna (Belladonna)

Plötzlich einsetzende, fieberhafte Angina. Hellrote, vergrößerte Tonsillen mit Schluckschmerzen und rauem Hals bei trockenen, katarrhalisch gereizten Mundschleimhäuten. Der Patient ist fiebrig-heiß.

Dosierung: D6, anfangs bis zu stündlich 3 Globuli

Phytolacca americana

Dunkelrote Schleimhäute, stark geschwollene Tonsillen mit stechenden Schmerzen, die bis in die Ohren ausstrahlen. Schwellung der regionären Lymphknoten.

Dosierung: D6, anfangs bis zu stündlich 3 Globuli

Guaiacum

Schwellung der Tonsillen mit **Rötung und beginnender Eiterung**, starke Schluckschmerzen; **übler Körper- und Mundgeruch**. Trockener, schmerzhafter Husten.

Dosierung: D6, 3–4 × täglich 3 Globuli

Mercurius solubilis

Vergrößerte Tonsillen mit Belägen bei mäßig hohem Fieber; starke Schwellung der regionären Lymphknoten. Foetor ex ore, vermehrte Speichelbildung; auch kloßige Sprache (Grenze der Homöotherapie).

Dosierung: D12, 2 – 3 × täglich 1 Tablette

Chronische Angina tonsillaris J 35.0

Symptomatik	Arzneimittel
Rezidivierende Entzündungen	Mercurius bijodatus
Chronifizierende Entzündungen	Acidum silicicum
Infektanfälligkeit	Thuja occidentalis

Hinweis: Vgl. auch → Tonsillenhyperplasie, Seite 39.
Die *Eigenblut-Behandlung* sollte als biologische Basistherapie zusätzlich durchgeführt werden → Seite 89.

Mercurius bijodatus

Rezidivierende Entzündung bei vergrößerten Tonsillen und Lymphknotenschwellungen, auch in Zusammenhang mit zähflüssigen Nasensekreten (Sinu-Bronchitis).

Dosierung: D8, D12, 2 × täglich 1 Tablette

Acidum silicicum (Silicea)

Neigung zu Eiterbildung, reaktionsträger Verlauf. Patient neigt zu kalten, übel riechenden Schweißen, blasse Haut. Auffallende Kälteempfindlichkeit.

Dosierung: D6, D12, 1 – 2 × täglich 1 Tablette

Thuja occidentalis

Rezidivierende Schleimhautinfekte (Atemwege, Harnwege); schleimig-eitrige Sekretion, auch grünlich und übel riechend.
Kälte- und Nässeverschlechterung. Polypenbildung. Fettige, unreine Haut.

Dosierung: D12, 2 × täglich 5 Tropfen

Hyperplasie* der Rachen- und Gaumenmandeln J 35.2/J 35.1

Die Hyperplasie der Rachen- und Gaumenmandeln ist ein im Kindesalter häufig auftretender Prozess; eine Rückbildung ist nicht immer möglich, die Rezidivrate der Anginen kann jedoch deutlich gesenkt werden. Deshalb kommen zur Initial- und Intervalltherapie auch die unter → *chronische Angina tonsillaris*, Seite 38 genannten Homöopathika in Frage.
Längerfristig ist eine konstitutiotrope Behandlung notwendig (Anamnese nach klassischen Kriterien).

Symptomatik	Arzneimittel
Entwicklungsverzögerung	Barium carbonicum
Mundatmung	Barium jodatum
Infektanfälligkeit	Calcium carbonicum
Lymphatismus	Calcium phosphoricum

Hinweis: Die *Eigenblut-Behandlung* sollte als biologische Basistherapie zusätzlich durchgeführt werden → Seite 89.

Barium carbonicum

Klein wirkende, plumpe Kinder mit psychischer und physischer Entwicklungsverzögerung; Unterfunktion inkretorischer Drüsen.
Tonsillenhyperplasie, Lymphadenopathie sowie Erkältungskrankheiten; übel riechende Fußschweiße.

Dosierung: D12, 2 × täglich 5 Globuli
D30, 1 – 2 × wöchentlich 5 Globuli

* Vgl. auch Kapitel »Pädiatrie«, Seite 386 ff.

Barium jodatum

Eher schlanke Kinder trotz gutem Appetit. Rezidivierende Erkältungskrankheiten, insbesondere Tonsillitiden mit nachfolgender Lymphadenopathie; auffallend ist die Mundatmung.

Dosierung: D6, D12, 1 – 2 × täglich 1 Tablette

Calcium carbonicum

Adipöses, frostiges Kind; langes Offenbleiben der Fontanellen; verzögerter Zahndurchbruch. Pastöses Gewebe bei Neigung zu verschleppten Krankheitszuständen, insbesondere der Atemwege und der Haut mit Lymphknotenschwellungen. Sauer riechende Kopfschweiße.

Dosierung: D12, 2 × täglich 5 Globuli
D30, 1 – 2 × wöchentlich 5 Globuli

Calcium phosphoricum

Asthenisches, hochgeschossenes Kind mit schlechter Haltung. Sehr lebhaft, leichte Lernfähigkeit. Rezidivierende Atemwegserkrankungen (Rhinitis, Sinusitis, Otitis, Tonsillitis, Bronchitis) mit Lymphknotenschwellungen. Neigung zu Schweißen; empfindlich gegen Kälte und Nässe.

Dosierung: D12, 2 × täglich 5 Globuli
D30, 1 – 2 × wöchentlich 5 Globuli

Larynxerkrankungen

Übersicht

Laryngitis, S. 41 – Pseudokrupp, S. 43 – Dysphonie, S. 44 – Aphonie, S. 44 – Benigne Stimmbandveränderungen, S. 45

Akut entzündliche Erkrankungen des Larynx können Initialsymptomatik eines aszendierenden (Sinusitis) und/oder deszendierenden (Bronchitis) Infektes sein; differenzialtherapeutisch sind die jeweils genannten Homöopathika zu berücksichtigen.

Laryngitis

Akute Laryngitis J 04.0

Symptomatik	Arzneimittel
Beginnender Infekt	Aconitum napellus
Katarrhalische Reizung	Atropa belladonna
Überanstrengung der Stimme	Arum triphyllum

Hinweis: Vgl. auch → *Pharyngitis*, Seite 35

Aconitum napellus

Heiserkeit bei plötzlichem Beginn des Infekts mit raschem Fieberanstieg, auch Schüttelfrost; harter, voller Puls. Die Pupillen sind eher eng, das Gesicht blass. Es besteht eine große Unruhe und Angst. Häufig als Folge trockener Kälte.

Dosierung: D6, anfangs bis zu stündlich 3 Tropfen

Atropa belladonna (Belladonna)

Heiserkeit bei katarrhalischer Reizung, stürmischer Beginn des Infekts mit Frieren und raschem Temperaturanstieg. Hochrotes Gesicht, klopfende Karotiden. Die Haut ist trocken-heiß oder schweißig-feucht (Lyse).

Dosierung: D6, anfangs bis zu stündlich 3 Tropfen

Arum triphyllum

Heiserkeit infolge Überanstrengung der Stimme; ständiges Räuspern wegen Kratzgefühl im Hals.

Dosierung: D6, 3 – 4 × täglich 5 Tropfen

Chronische Laryngitis J 37.0

Das Symptom Heiserkeit, zumal wenn es längere Zeit besteht, bedarf unbedingt einer sorgfältigen Diagnostik (*Cave*: Karzinom).
Differenzialtherapeutisch sind auch die unter → Dysphonie, Aphonie, Seite 44, und → benigne Stimmbandveränderungen, Seite 45, genannten Homöopathika zu berücksichtigen.

Symptomatik	Arzneimittel
Stimmbandparese	Causticum
Chronische Heiserkeit	Phosphorus
Trockene Schleimhautkatarrhe	Aluminium oxydatum

Causticum

Heiserkeit, vor allem morgens bei Besserung durch Schleimabräuspern; Krustenbildung in der Nase; hohler, trockener Husten mit Harnabgang. **Stimmbandparese**, auch postoperativ.

Dosierung: D4, D6, 2 – 3 × täglich 1 Tablette

Phosphorus

Heiserkeit, vor allem abends; trockener Kitzelhusten, auch Brennschmerz im Kehlkopfbereich.
Funktionell bedingte Heiserkeit.
Phänotypisch lebhafte, schlanke Menschen mit hoher Empfindlichkeit gegen Sinneseindrücke.

Dosierung: D12, 2 × täglich 5 Tropfen

Aluminium oxydatum (Alumina)

Trockene Schleimhautkatarrhe, morgendliche Heiserkeit, Hustenanfälle nachts sowie beim Sprechen. Nur wenig zähschleimige, gelbliche Sekretion.

Dosierung: D12, 2 × täglich 1 Tablette

Pseudokrupp J 38.5

Vom Pseudokrupp (akut infektiöser Krupp, spastischer Krupp) ist differenzialdiagnostisch das hochdramatische Krankheitsbild der Epiglottitis (Laryngitis epiglottica) abzugrenzen, das eine stationär-notfallmedizinische Behandlung notwendig macht.

Symptomatik	Arzneimittel
Initialbehandlung	Aconitum napellus
Pseudokrupp-Husten	Euspongia officinalis und Hepar sulfuris

Aconitum napellus

Rasch beginnender Pseudokrupp-Husten. Auffallend ist die ängstliche Unruhe. Harter, gespannter Puls, fiebrig-trockene Haut.
Oft Folge von kalten Winden.

Dosierung: D6, anfangs bis zu ¼-stündlich 3 Globuli (s. u.)

Euspongia officinalis (Spongia)

Kruppöser Husten mit kurzen, bellenden Hustenstößen, tonlose Stimme. Angst und Unruhe wegen Atemnot.

Dosierung: D4, anfangs bis zu ¼-stündlich 3 Globuli (s.u.)

Hepar sulfuris

Heiserkeit und kruppöser Husten, bellend, krampfartig. Typische Verschlimmerung nachts und zum Morgen hin sowie beim Tiefatmen. Starke Verschleimung.

Dosierung: D6, 3 × täglich 1 Tablette

Hinweis: Bei beginnendem Pseudokrupp können **Aconitum napellus** und **Euspongia officinalis** im Wechsel gegeben werden.
Alternativ: **Aconitum D6, Euspongia D12, Hepar sulfuris D30** als i.m. Mischinjektion im akuten Stadium (n. *W. Gawlik*).
Euspongia D3 und **Hepar sulfuris D4** (2 × täglich jeweils 5 Globuli bzw. 1 Tablette) haben sich auch zur Prophylaxe bewährt (3 Wochen Therapie, 1 Woche Pause, etc.).

Dysphonie, Aphonie R 49.0, R 49.1

Nach sorgfältiger Diagnostik kommen bei funktionell-nervösen Ursachen eher personotrope Homöopathika in Frage; eine logopädische Behandlung ist Basistherapie.

Symptomatik	Arzneimittel
Angstzustände	Acidum arsenicosum
Kloßgefühl	Strychnos ignatii
Übererregung	Hyoscyamus niger

Hinweis: Vgl. auch → *Larnygitis, chronisches Stadium*, Seite 42.

Acidum arsenicosum (Arsenicum album)

Angst und große Ruhelosigkeit mit nächtlicher Verschlimmerung, Schreckhaftigkeit und Überempfindlichkeit. Scharfer Fließschnupfen, Heiserkeit, Hustenanfälle mit Atemnot beim Hinlegen oder nach Mitternacht.

Dosierung: D12, 2 × täglich 5 Tropfen
D30, 1 – 2 × wöchentlich 5 Tropfen

Strychnos ignatii (Ignatia)

Hysterische Ohnmachten mit Lach- und Weinkrämpfen, Kloßgefühl im Hals, auch als Folge von Kummer.
Kitzelhusten, je mehr man hustet, um so stärker wird der Reiz; tiefes Seufzen.

Dosierung: D12, 2 × täglich 5 Tropfen
D30, 1 – 2 × wöchentlich 5 Tropfen

Hyoscyamus niger

Übererregung, auch mit Halluzinationen; Argwohn, Eifersucht. Krämpfe der Muskulatur mit Zuckungen und Tremor.
Krampfartiger, trockener Reiz- und Kitzelhusten.

Dosierung: D12, 2 × täglich 5 Tropfen
D30, 1 – 2 × wöchentlich 5 Tropfen

Benigne Stimmbandveränderungen J 38.3

Benigne Veränderungen an den Stimmbändern wie z.B. Granulome, Knötchenbildung sowie Papillome und Polypen müssen diagnostisch kontrolliert werden.
Je nach morphologischer Ausprägung sind nachstehende Homöopathika geeignet.

Symptomatik	Arzneimittel
Knötchen und Polypen	Acidum nitricum
Zystenbildung	Apis mellifica
Granulombildung	Arnica montana
Papillom	Thuja occidentalis

mod. n. *K. A. Friese*

Acidum nitricum

Bildung von **Knötchen und Polypen** an den Stimmbändern.

Dosierung: D6, D12, 2 – 3 × täglich 5 Tropfen

Apis mellifica

Ödem- und Zystenbildung.

Dosierung: D6, 2 – 3 × täglich 5 Tropfen

Arnica montana

Stimmbandgranulom, zumeist **als Folge von Läsionen** (z.B. Intubation).

Dosierung: D6, 3 × täglich 5 Tropfen

Thuja occidentalis

Papillombildung an den Stimmbändern.

Dosierung: D6, D12, 2 – 3 × täglich 5 Tropfen

Hals- und Kopfspeicheldrüsenerkrankungen

Übersicht

Lymphadenitis, S. 47 – Sialadenitis, S. 49 – Sialolithiasis, S. 49

Lymphknotenschwellungen sind Zeichen einer entzündlichen Mitreaktion, sodass stets nach der Grunderkrankung gefahndet werden muss (z.B. Mononucleosis infectiosa; *Cave:* Malignom); dieses gilt insbesondere bei chronischer Lymphadenopathie.

Lymphadenitis

Akute Lymphadenitis L 04.0

Symptomatik	Arzneimittel
Dunkelrote Schleimhautschwellung	Phytolacca americana
Entzündung mit starken Allgemeinsymptomen	Mercurius solubilis
Mitreaktion des Lymphsystems	Lachesis mutus

Phytolacca americana

Dunkelrote Schleimhäute, stark geschwollene Tonsillen mit stechenden Schmerzen, die bis in die Ohren ausstrahlen. Schwellung der regionären Lymphknoten.

Dosierung: D6, 3 – 4 × täglich 5 Tropfen

Mercurius solubilis

Vergrößerte Tonsillen mit Belägen bei mäßig-hohem Fieber; **starke Schwellung der regionären Lymphknoten. Foetor ex ore, vermehrte Speichelbildung;** starkes Schwitzen.

Dosierung: D12, 2 – 3 × täglich 1 Tablette

Lachesis mutus

Deutlich reduziertes Allgemeinbefinden; linksseitige Tonsillen sind oftmals stärker betroffen. Schleimhäute livide. Regionäre Lymphknotenschwellung mit großer Berührungsempfindlichkeit; auffallende Wärmeunverträglichkeit.

Dosierung: D12, 2 – 3 × täglich 5 Tropfen

Chronische Lymphadenitis I 88.1

Steht die Lymphadenitis in Zusammenhang mit einer abgelaufenen Infektion, so kann der Erreger als Homöopathikum (Nosode) in höherer Potenz gegeben werden (z.B. D30, 2 × im Abstand von 1 Woche, abschließend D200; gegebenenfalls je nach Beschwerdebild und -verlauf wiederholen); zur notwendigen ausleitenden Behandlung (»Dränage«) ist eines der nachstehenden lymphotropen Homöopathika notwendig.

Symptomatik	Arzneimittel
Rezidivierende Atemwegsinfekte	Helianthemum canadense
Hauterkrankungen	Scrophularia nosoda
Tonsillenhyperplasie	Barium jodatum

Hinweis: Die *Eigenblut-Behandlung* sollte als biologische Basistherapie zusätzlich durchgeführt werden → Seite 89.

Helianthemum canadense (Cistus canadensis)

Rezidivierende Lymphdrüsenschwellungen unterschiedlicher Genese, insbesondere jedoch im Verlauf von Infekten der Atemwege.

Dosierung: D4, 3 × täglich 5 Tropfen

Scrophularia nosoda

Lymphdrüsenschwellungen, auch als Begleitsymptom chronisch entzündlicher Hauterkrankungen.

Dosierung: D4, 3 × täglich 5 Tropfen

Barium jodatum

Lymphknotenschwellung bei chronischer Tonsillitis und Tonsillenhyperplasie.

Dosierung: D6, 2 × täglich 1 Tablette

Sialadenitis, Sialolithiasis K 11.2, K 11.5

Bei Entzündung und Steinbildung der Speicheldrüsen muss der Patient viel kauen und reichlich Flüssigkeit zu sich nehmen.

Symptomatik	Arzneimittel
Beginn der Entzündung	Atropa belladonna
Hoch akute Entzündungsphase	Mercurius solubilis
Steinbildung auch im Harnwegsbereich	Berberis vulgaris
Steinbildung auch im Gallenwegsbereich	Lycopodium

Atropa belladonna (Belladonna)

Akut einsetzende Entzündungssymptomatik mit Progredienz; stechende Schmerzen bei großer Berührungsempfindlichkeit.

Dosierung: D6, anfangs bis zu stündlich 3 Tropfen oder 1 Tablette

Mercurius solubilis

Hoch akute Entzündungsphase, auch übel riechende Sekretion bei regionärer Lymphknotenmitreaktion; nächtlicher, übel riechender Schweiß, subfebrile Temperatur. Allgemeines Krankheits- und Schwächegefühl

Dosierung: D12, 2 – 3 × täglich 1 Tablette

Berberis vulgaris

Rezidivierende Steinbildung, anamnestisch **auch im Bereich von Nieren und Harnwegen**; Hautbelastung (Ekzem).

Dosierung: D6, 3 × täglich 5 Tropfen

Lycopodium

Rezidivierende Steinbildung, anamnestisch **auch im Bereich der Gallenwege; Hepatopathie**.

Dosierung: D6, 3 × täglich 1 Tablette

Erkrankungen des äußeren Ohres

Übersicht

Gehörgangsfurunkel, S. 51 – Gehörgangsentzündungen, S. 49 – Gehörgangsekzem, S. 53

Gehörgangsekzem (Otitis externa diffusa) und Gehörgangsfurunkel (Otitis externa circumscripta) sowie Entzündungen im Bereich des äußeren Ohres (Mykose) können je nach Ausprägung homöopathisch gut behandelt werden, insbesondere bei chronisch-rezidivierenden Prozessen (*Cave:* Osteomyelitis, sog. maligne Otitis externa). Fremdkörper und Ohrschmalz müssen mechanisch entfernt werden; bei Othämatom vgl. → *Verletzungen und Operationsfolgen*, Seite 83.

Gehörgangsfurunkel und -entzündungen H 60.0, H 60.3

Symptomatik	Arzneimittel
Beginnende Entzündungssymptomatik	Atropa belladonna
Entzündungsprozess mit Eiterungstendenz	Mercurius solubilis
Abszedierende Entzündung	Hepar sulfuris
Rezidivierende chronische Eiterung	Acidum silicicum

Hinweis: Bei rezidivierenden Entzündungsprozessen (nicht in der Akutphase!) eignet sich zur Prophylaxe die *Eigenblut-Behandlung* als biologische Basistherapie → Seite 89.

Atropa belladonna (Belladonna)

Rötung und Hitzegefühl, pulsierender Schmerz, mit rasch progredienter Entzündungssymptomatik; große Berührungsempfindlichkeit.

Dosierung: D6, anfangs bis zu stündlich 3 Tropfen oder 1 Tablette

Mercurius solubilis

Beginnende Abszedierung; übel riechende Sekretion. Nächtlicher, übelriechender Schweiß; auch subfebrile Temperaturen.
Allgemeines Krankheits- und Schwächegefühl.

Dosierung: D12, 2 – 3 × täglich 1 Tablette

Hepar sulfuris

Abszedierende Entzündung, übel riechende Eiterbildung mit starken Schmerzen bei ausgeprägter Berührungsempfindlichkeit.
Bei schlechter Heilungstendenz zur Anregung der Granulation.

Dosierung: D6, 3 – 4 × täglich 1 Tablette
D12, 2 × täglich 1 Tablette (zur Abheilung)

Acidum silicicum (Silicea)

Rezidivierende, eiternde Entzündungen bei geringer Virulenz; Neigung zur Persistenz, übel riechende Sekretion. Allgemeine Verschlechterung durch Kälte und Nässe.

Dosierung: D12, 1 – 2 × täglich 1 Tablette

Gehörgangsekzem* H 60.5

Symptomatik	Arzneimittel
Entzündung mit nässender, honiggelber Sekretion	Graphites
Trocken-ekzematöser Hautbefund	Acidum nitricum
Allgemein unreine Haut mit Eiterungsneigung	Sulfur
Stinkende Sekretion	Tellurium
Basisbehandlung	Acidum formicicum

Hinweis: Die *Eigenblut-Behandlung* sollte als biologische Basistherapie zusätzlich durchgeführt werden → Seite 89.

Graphites

Entzündung mit nässender, honiggelber Sekretion; Krustenbildung. Rhagaden.
Allgemein fettige Haut, großporig, unrein. Adynamischer Typ.

Dosierung: D6, 2 × täglich 1 Tablette

Acidum nitricum

Trockene, zu Rissen neigende ekzematöse Haut, schmerzhaft und leicht blutend; gelbliche Hautverfärbung, oft auch Schuppenbildung.

Dosierung: D12, 2 × täglich 5 Tropfen

* Vgl. auch Kapitel »Dermatologie und Allergologie«, Seite 122 ff.

Sulfur

Allgemein sehr unreine Haut mit Neigung zu Eiterungsprozessen; Schuppenbildung.
Übler Geruch der Ausscheidungen.

Dosierung: D12, 1 × täglich 1 Tablette
(Reaktion beachten!)

Tellurium

Stinkende Sekretion; übel riechende Hautausdünstung.
Neigung zu katarrhalischer Entzündung der Atemwege.

Dosierung: D12, 2 × täglich 5 Tropfen

Acidum formicicum

Als **Basisbehandlung** bei Ekzem; auch in Verbindung mit Eigenblut.

Dosierung: D12, 1 – 2 × wöchentlich 1 Ampulle i.v.
oder 1 – 2 × täglich 5 Tropfen;
D200: 1 Ampulle i.v. als Einmalgabe

Mittelohrerkrankungen

Übersicht

Otalgie, S. 56 – Otitis media, S. 57 – Seromukotympanon, S. 60

Bei akut entzündlichen Erkrankungen des Mittelohres darf eine rechtzeitige Antibiose nicht versäumt werden (*Cave:* Mastoiditis, Abszess); erfahrungsgemäß sprechen Kinder bei frühzeitigem Behandlungsbeginn gut auf Homöopathika an. Bei Erwachsenen kann zu Beginn oder im akuten Geschehen (dann zusätzlich) folgende Mischinjektion i.v. appliziert werden:

▷ Initialtherapie:
Lachesis D12
Echinacea D4
Pyrogenium D30 aa

▷ Danach:
Lachesis D12
Echinacea D4
Mercurius solubilis D12 aa

2 × täglich 1 Ampulle/die bis zum Abklingen der akuten Symptomatik (längstens 10 Tage).

Otalgie H 92.0

Bei einer Otalgie ohne Lokalbefund sind differenzialdiagnostische Erkrankungen benachbarter Organe auszuschließen (häufig z.B. chronische Sinusitis); klinisch ist auch an eine Trigeminusneuralgie zu denken.

Symptomatik	Arzneimittel
Plötzlicher Beginn	Aconitum napellus
Durch Nässe bedingt	Solanum dulcamara
Bei zahnenden Kindern	Matricaria chamomilla

Aconitum napellus

Plötzlicher Beginn der Ohrenschmerzen, auch mit Temperaturentwicklung ohne sonstige Befunde.

Dosierung: D6, anfangs bis zu stündlich 3 Tropfen

Solanum dulcamara (Dulcamara)

Ohrenschmerzen **infolge von Nässe** (z.B. Schwimmbad).

Dosierung: D6, anfangs bis zu stündlich 3 Tropfen

Matricaria chamomilla (Chamomilla)

Ohrenschmerzen **beim zahnenden Kind**.

Dosierung: D12, 2 × täglich 5 Globuli

Otitis media

Akute Otitis media H 65.0

Symptomatik	Arzneimittel
Plötzlich einsetzende Schmerz- und Entzündungssymptomatik	Atropa belladonna
Allmählich beginnende Entzündung	Ferrum phosphoricum
Entzündung unter Mitbeteiligung des Mastoids	Capsicum anuum
Sinugene Mitbeteiligung	Kalium bichromicum
Gelblich-weißes Sekret	Pulsatilla pratensis

Atropa belladonna (Belladonna)

Plötzlich einsetzende Schmerz- und Entzündungssymptomatik. Initiales Frösteln, danach fiebrig-heiß, starkes Durstgefühl.
Große Empfindlichkeit gegen Geräusche, die die Schmerzen verschlimmern.

Dosierung: D6, anfangs bis zu stündlich 3 Tropfen

Ferrum phosphoricum

Sich langsam entwickelnde Otitis mit subfebrilen Temperaturen. Deutliche Mitreaktion der Lymphknoten. Katarrhalisch gereizte Rachenschleimhäute im Sinn eines fieberhaften Infekts.

Dosierung: D6, 3 – 4 × täglich 1 Tablette

Capsicum annuum

Tief sitzende Ohrenschmerzen mit herabgesetztem Hörvermögen oder aber große Geräuschempfindlichkeit. Heftige Schmerzen im Mastoidbereich. Schluckbeschwerden.

Dosierung: D6, 3 – 4 × täglich 5 Tropfen

Hinweis: Bei diesem Krankheitsbild können **Ferrum phosphoricum** und **Capsicum annuum** auch im Wechsel gegeben werden.

Kalium bichromicum

Ohrenschmerzen bei zähem, gelblich-grünlichem Nasensekret und verlegter Nasenatmung.

Dosierung: D6, 3 – 4 × täglich 1 Tablette

Pulsatilla pratensis

Eher subakutes Stadium mit gelblich-weißem Sekretfluss (Ohr, Nase); bewährt bei Otitiden infolge von Kinderkrankheiten.

Dosierung: D6, 3 –4 × täglich 5 Globuli

Chronische Otitis media H 65.2

Differenzialtherapeutisch sind auch die unter → akute Otitis media, Seite 57 sowie die unter → Seromukotympanon, Seite 60 genannten Homöopathika zu vergleichen.

Symptomatik	Arzneimittel
Lymphatismus	Calcium carbonicum
Rezidivierende Otitiden und Tonsillitiden	Calcium jodatum
Chronische Entzündung	Acidum silicicum
Anhaltende übel riechende Sekretion	Tellurium
Gehörgangspolyp	Thuja occidentalis

Hinweis: Die *Eigenblut-Behandlung* sollte als biologische Basistherapie zusätzlich durchgeführt werden → Seite 89.

Calcium carbonicum

Rezidivierende Entzündungen der Atemwege mit Lymphknotenschwellungen; rezidivierende Gastro-Enteritiden mit säuerlichem Geruch der Exkrete. Pastöses Gewebe bei Neigung zu verschleppten Krankheitszuständen.
Eher adipöse Patienten.

Dosierung: D12, 2 × täglich 1 Tablette

Calcium jodatum

Chronische Schleimhautkatarrhe der Luftwege; **Tonsillitiden und Otitiden** mit **Drüsenschwellungen**.
Eher schlanke Patienten trotz gutem Appetit.

Dosierung: D6, 2 – 3 × täglich 1 Tablette

Acidum silicicum (Silicea)

Chronische Entzündung, auch mit anhaltender, übel riechender Sekretion; Neigung zur Chronifizierung. Verschlechterung durch Kälte und Nässe sowie Zugluft; Besserung durch Wärme.

Dosierung: D12, 2 × täglich 1 Tablette

Tellurium

Stinkende Sekretion; übel riechende Hautausdünstung. Neigung zu katarrhalischen Entzündungen von Nase, Rachen, Kehlkopf mit Schmerzen und Gefühl von Trockenheit.

Dosierung: D12, 2 × täglich 5 Tropfen

Thuja occidentalis

Gehörgangspolyp; **Neigung zu rezidivierenden Schleimhautentzündungen (Atemwege, Harnwege).**

Dosierung: D12, 2 × täglich 5 Tropfen

Hinweis: Als Zwischenmittel eignet sich **Medorrhinum D30** (5 Globuli als Einmalgabe) in mehrwöchigen Abständen.

Seromukotympanon H 65.4

Infolge anhaltender Tubenfunktionsstörungen und Unterdruck kommt es zur Bildung eines zäh-schleimigen Sekrets mit zunehmender Schwerhörigkeit.

Symptomatik	Arzneimittel
Seröser Erguss	Apis mellifica
Muköser Erguss	Kalium chloratum
Adenoide	Barium jodatum

Hinweis: Die *Eigenblut-Behandlung* sollte als biologische Basistherapie zusätzlich durchgeführt werden → Seite 89.

Apis mellifica

Infolge von akuten Mittelohrentzündungen **seröse Ergussbildung mit Druckgefühl**.

Dosierung: D6, 3 × täglich 5 Tropfen

Kalium chloratum

Muköser Erguss, Schwerhörigkeit, Druckgefühl; oft auch **sinugene Belastung**.

Dosierung: D6, 3 × täglich 1 Tablette

Barium jodatum

Hyperplasie des lymphatischen Rachenringes mit rezidivierenden Entzündungen im Bereich der oberen Atemwege.

Dosierung: D6, 2 – 3 × täglich 1 Tablette

Innenohrerkrankungen

Übersicht

Tinnitus, S. 62 – Schwerhörigkeit, S. 64 – Schwindel, S. 65

Tinnitus H 92.1

Tinnitus und (Innenohr-)Schwerhörigkeit sind zwei im Alter häufig vorkommende Erkrankungen, deren Ursache oft nicht geklärt resp. organisch-sklerotisch bedingt ist (Grenze der Homöopathie).

Symptomatik	Arzneimittel
Pulsierendes Empfinden	Petroleum
Erschwertes Hören	Phosphorus
Gefühlsstörungen	Secale cornutum
Verschlechterung durch Lärm	Theridion
Muskelverkrampfungen	Tarantula hispanica
Somatisches Trauma	Arnica montana
Psychisches Trauma	Strychnos ignatii

Petroleum

Ohrgeräusche, die klopfend, auch pulssynchron auftreten. Neigung zu Ekzemen.

Dosierung: D6, 3 × täglich 5 Tropfen

Phosphorus

Verschiedene Ohrgeräusche, die auch widerhallen; Schwerhörigkeit. Gefühl von Verstopfung in den Ohren. Astheniker; rasch erschöpft und müde.

Dosierung: D12, 2 × täglich 5 Tropfen

Secale cornutum

Ohrensausen, auch in Verbindung mit allgemein sklerotischen Beschwerden (Verwirrtheit, Verstimmung, Schwindel, Kopfschmerzen); Sensibilitätsstörungen.

Dosierung: D4, 2 – 3 × täglich 5 Tropfen

Theridion

Ohrensausen und Ohrgeräusche mit auffallender Verschlechterung durch Geräusche und Lärm.

Dosierung: D12, 2 × täglich 5 Tropfen

Tarantula hispanica

Ohrgeräusche in Zusammenhang mit Zuckungen und Verkrampfungen der Muskulatur. Unruhe- und Erregungszustände.

Dosierung: D12, 2 × täglich 5 Tropfen

Arnica montana

Folge von Trauma jedweder somatischer Ätiologie, auch bei Lärmschwerhörigkeit.

Dosierung: D6, 2 – 3 × täglich 5 Tropfen
D30, 1 – 2 × wöchentlich 5 Globuli

Strychnos ignatii (Ignatia)

Psychisches Trauma als Folge von Stress (Kummer, Aufregung), Globusgefühl; psychische Labilität.

Dosierung: D12, 2 × täglich 5 Tropfen
D 30, 1 – 2 × wöchentlich 5 Globuli

Schwerhörigkeit H 91.1 (H 91.9)

Die Ursachen sind häufig nicht zu eruieren, das Audiogramm gibt Hinweise auf die Art der Schwerhörigkeit. Insbesondere bei der altersbedingten Schwerhörigkeit sind folgende personotrope Homöopathika zu berücksichtigen; vgl. auch → *Tinnitus*, Seite 62.

Acidum silicicum (Silicea)

Empfindsamer, niedergedrückter Mensch; mangelndes Selbstvertrauen; angstvolle Träume, introvertiert. Ältere Menschen zeigen die Symptome der Arteriosklerose.

Dosierung: D12, 2 × täglich 1 Tablette
D30, 1 – 2 × wöchentlich 5 Globuli

Barium carbonicum

Psychische und physische Entwicklungsverzögerung im Kindesalter. Neigung zu Erkältungskrankheiten mit chronifizierenden Schleimhautkatarrhen, adenoide Wucherungen, Lymphadenopathie.
Misstrauische, ängstliche, kindische Greise mit arteriosklerotischen Beschwerden.

Dosierung: D12, 2 × täglich 1 Tablette
D30, 1 – 2 × wöchentlich 5 Globuli

Calcium carbonicum

Kinder sind träge, frostig mit wenig geistigen und körperlichen Energien. Adipös oder abgemagert mit aufgetriebenen Abdomen. Bei Erwachsenen: depressive Stimmungslage, mangelnde Spannkraft, rasche Ermüdbarkeit.
Pastöstes Gewebe bei Neigung zu verschleppten Krankheitszuständen mit Lymphadenopathie.

Dosierung: D12, 2 × täglich 1 Tablette
D30, 1 – 2 × wöchentlich 5 Globuli

Causticum

Argwöhnisch, ängstlich, große Überempfindlichkeit; benötigt Zuwendung. Gehäufte Infekte der Atemwege; Dermatosen (Ekzem, Warzen, Hyperkeratosen).

Dosierung: D12, 2 × täglich 1 Tablette
D30, 1 – 2 × wöchentlich 5 Globuli

Schwindel R 42

Das Symptom Schwindel kann Folge verschiedener Grunderkrankungen sein und bedarf deshalb der diagnostischen Klärung.

Symptomatik	Arzneimittel
Ménière-Symptomenkomplex H ,81.0	Anamirta cocculus
Arteriosklerotisch bedingter Schwindel	Barium carbonicum
Lageabhängiger Schwindel H ,81.1	Conium maculatum
Schwindel mit Übelkeit	Nicotiana tabacum
Kreislaufbedingter Schwindel	Veratrum album

Anamirta cocculus (Cocculus)

Schwindelzustände in Zusammenhang mit Ménière-Symptomenkomplex, auch bewegungsabhängig (Fahren, Fliegen).

Dosierung: D6, 3 × täglich 5 Tropfen

Barium carbonicum

Arteriosklerotisch bedingter Schwindel; Vergesslichkeit, Depression, Unruhe.

Dosierung: D12, 2 × täglich 1 Tablette

Conium maculatum

Schwindel, der stark lageabhängig ist. Zeichen der Alterung. Tremor; Regression.

Dosierung: D6, D12, 2 – 3 × täglich 5 Tropfen

Nicotiana tabacum (Tabacum)

Schwindel mit Übelkeit, Schweißausbruch, auch Durchfall und Herzklopfen.

Dosierung: D6, D12, 2 – 3 × täglich 5 Tropfen

Veratrum album

Kreislaufbedingte Schwindelzustände, auch mit Ohnmachtsanfällen, Schweißausbruch, blasses Gesicht.

Dosierung: D4, D6, 3 – 4 × täglich 5 Tropfen

Nasenerkrankungen

Übersicht

Nasenbluten, S. 67 – Rhinitis, S. 68

Bei Nasenfurunkel und Nasenekzem kommen je nach Symptomatik die unter → *Erkrankungen des äußeren Ohres*, Seite 51, genannten Homöopathika in Frage.

Nasenbluten R 04.0

Bei rezidivierendem Nasenbluten ist eine Ursachenklärung dringend notwendig (z.B. Hypertonus).

Symptomatik	Arzneimittel
Bewährtes Notfallmittel	Phosphorus
Kopfschmerzen	Melilotus officinalis
Lokale Verletzung	Hamamelis virginiana
Trauma	Arnica montana

Phosphorus

Hoch akutes Nasenbluten unklarer Genese.

Dosierung: D200, 1 Ampulle i.v. als Einmalgabe

Melilotus officinalis

Nasenbluten in Zusammenhang mit Kopfschmerzen, die mit Eintritt der Blutung schlagartig abklingen.

Dosierung: D6, 3 – 4 × täglich 5 Tropfen

Hamamelis virginiana

Bei lokaler Verletzung und/oder starker Ausprägung der Blutgefäße am Locus Kieselbachii; häufig in Zusammenhang mit Varicosis und Hämorrhoidalleiden.

Dosierung: D6, anfangs bis zu stündlich 3 Tropfen

Arnica montana

Nasenbluten infolge von Trauma (Schlag, Sturz, Fall); Hämatombildung, Wundheilungsstörung.

Dosierung: D6, 3 × täglich 5 Tropfen

Rhinitis

Akute Rhinitis J 00

Die Infektion breitet sich bei entsprechender Disposition häufig auf benachbarte Organe aus (Ohr, Nebenhöhlen).

Symptomatik	Arzneimittel
Brennend scharfes Nasensekret	Allium cepa
Starke Mitbeteiligung der Augen	Euphrasia officinalis
Verlegte Nasenatmung mit tagsüber starker Sekretion	Strychnos nux vomica
Absteigender Katarrh	Lobaria pulmonaria

Allium cepa

Brennend scharfes Nasensekret mit nur mäßiger Konjunktivitis (»milder Tränenfluss«); heftige Niesattacken und brennende Kopfschmerzen.
Verschlechterung morgens beim Aufstehen; Besserung im Freien.

Dosierung: D6, anfangs bis zu stündlich 3 Globuli

Euphrasia officinalis

Lichtscheu und Konjunktivalreizung mit brennendem Tränenfluss bei milder Nasensekretion; anfangs wässrig, später schleimig.

Dosierung: D4, anfangs bis zu stündlich 3 Globuli

Strychnos nux vomica (Nux vomica)

Verlegte Nasenatmung insbesondere nachts; morgendlicher Niesreiz mit reichlicher Sekretion. Gereizte Nasenschleimhäute mit Wundsein. Hitzegefühl im Kopfbereich; Hitze- und Frostschauder im Wechsel.

Dosierung: D6, 3 – 4 × täglich 5 Globuli

Lobaria pulmonaria (Sticta)

Wässriges Nasensekret oder verlegte Nasenatmung mit Borkenbildung; morgendliche Schleimsekretion; dumpfe Stirnkopfschmerzen.
Typisch ist der **Verlauf als absteigender Katarrh**, der als Bronchitis endet.

Dosierung: D6, 3 – 4 × täglich 5 Globuli

Chronische Rhinitis J 31.0

Die genannten Homöopathika eignen sich zur Intervalltherapie einer chronisch-rezidivierenden Rhinitis, vgl. auch → *Sinusitis*, Seite 73.

Symptomatik	Arzneimittel
Weißlich-gelbes, zähes Nasensekret	Hydrastis canadensis
Verlegte Nasenatmung	Teucrium marum
Kopfneuralgie	Verbascum thapsiforme
Rezidivierende Infekte der Atemwege	Thuja occidentalis
Rhinitis vasomotorica	Cyclamen europaeum

Hinweis: Die *Eigenblut-Behandlung* sollte als biologische Basistherapie zusätzlich durchgeführt werden → Seite 89.

Hydrastis canadensis

Weißlich-gelbes, zähes Nasensekret; wegen der **Schleim-Eiter-Straße im Rachen** besteht ein anhaltender Reizhusten.
Das Mittel fördert die Sekretion (»Dränage«).

Dosierung: D4, 3 – 4 × täglich 5 Tropfen

Teucrium marum

Wässrig-dünnes Nasensekret oder borkig verlegte Nasenatmung; gehäufte Niesanfälle; Reizhusten. Neigung/Übergang zu chronischer Sinusitis.

Dosierung: D4, 3 × täglich 5 Tropfen

Verbascum thapsiforme

Verlegte Nasenatmung, zähes Nasensekret; hohl klingender Husten. Heftig stechende Gesichtsschmerzen, Gehörgangsschmerzen sowie schmerzhafte Kiefergelenke.

Dosierung: D6, 2 – 3 × täglich 5 Tropfen

Thuja occidentalis

Rezidivierende Infekte mit schleimig-eitriger Sekretion (Nase, Nebenhöhlen, Bronchien); asthmoide Bronchitis bei deutlicher Verschlechterung durch feucht-kalte Witterung, Polypenbildung.

Dosierung: D12, 2 × täglich 5 Tropfen
Hinweis: Als Zwischenmittel eignet sich **Medorrhinum D30** (5 Globuli als Einmalgabe) in mehrwöchigen Abständen.

Cyclamen europaeum

Fließschnupfen im Wechsel mit anfallsweiser verlegter Nasenatmung, verminderte Geruchsempfindlichkeit. Migräne, Regelanomalien.

Dosierung: D6, 2 × täglich 5 Tropfen

Rhinitis sicca J 31.0

Im vorderen Septumabschnitt ist die Schleimhaut trocken, es bilden sich Krusten und auch Ulzerationen.

Symptomatik	Arzneimittel
Stirnkopfschmerz	Luffa operculata
Borkenbildung	Aluminium oxydatum
Schmerzhaft verlegte Nasenatmung	Sinapis nigra
Nasentropfen-Abusus	Sulfur

Hinweis: Vgl. auch → *Sinusitis*, Seite 73
→ *Allergische Atemwegserkrankungen*, Seite 74.

Luffa operculata

Zähes Nasensekret oder Schwellung und Trockenhaut der Nasenschleimhäute mit blutiger Borkenbildung. Kopfschmerzen; Reizhusten.

Dosierung: D4, D6, 3 × täglich 1 Tablette

Aluminium oxydatum (Alumina)

Trockene Nasenschleimhaut, Borkenbildung und zähschleimige Sekretion; deutliche Kälteverschlimmerung. Neigung zu trockener Haut und Schleimhaut.

Dosierung: D6, D12, 2 – 3 × täglich 1 Tablette

Sinapis nigra

Geringe Absonderung; wechselseitig verlegte Nasenatmung, im Liegen Schleimfluss im Rachenraum. Viel Niesen. Die Nasenschleimhäute schmerzen.
Neigung zu allergischen Erkrankungen.

Dosierung: D6, 2 – 3 × täglich 5 Tropfen

Sulfur

Trockenheit der Schleimhäute, auch infolge von Nasentropfen-Abusus.
Neigung zu Ekzem; unreine, schmutzig aussehende Haut.

Dosierung: D12, 1 × täglich 1 Tablette
(*Cave:* Erstverschlimmerung)

Nasennebenhöhlenerkrankungen

Sinusitis

Akute Sinusitis J 01.8

Die akute Sinusitis tritt oft als »Begleitsinusitis« im Rahmen eines Atemwegsinfekts (Sinubronchitis) oder aber als eigenständiges Krankheitsbild auf (*Cave:* dentogene Sinusitis).

Symptomatik	Arzneimittel
Übel riechendes Nasensekret, Stirnkopfschmerz	Hydragyrum sulfuratum rubrum
Sinusitis mit reduziertem Allgemeinbefinden	Luffa operculata
Borkig-blutiges, zähes Nasensekret	Kalium bichromicum
Sinusits mit absteigendem Infekt	Lobaria pulmonaria

Hinweis: Vgl. auch → *Rhinitis*, Seite 68
→ *Angina tonsillaris*, Seite 36

Hydragyrum sulfuratum rubrum (Cinnabaris)

Sistierendes oder sehr zähes Nasensekret mit üblem Geruch. Schleimstraße im Rachen mit unangenehmem Mundgeruch und -geschmack. Stirnkopfschmerz sowie Schmerzen an den Augeninnenwinkeln.

Dosierung: D6, 3 – 4 × täglich 1 Tablette

Luffa operculata

Dünnflüssiges oder zähes gelbliches Nasensekret mit blutiger Borkenbildung. Reizhusten, **starke Kopfschmerzen; reduziertes Allgemeinbefinden** auch mit subfebrilen Temperaturen.

Dosierung: D6, 3 – 4 × täglich 1 Tablette

Kalium bichromicum

Anfangs wässriges, später zähes, gelb-grünliches Nasensekret, auch verlegte Nasenatmung. **Blutig tingierte Krusten**, die sich schwer lösen. Schleimstraße im Rachen; Foetor ex ore; Reizhusten.

Dosierung: D6, 3 – 4 × täglich 1 Tablette

Lobaria pulmonaria (Sticta)

Absteigende Katarrhe mit wässrigem oder dick-gelbem Sekret, verlegte Nasenatmung mit Borkenbildung. Morgendliche Schleimsekretion; dumpfe Stirnkopfschmerzen.

Dosierung: D6, 3 – 4 × täglich 5 Tropfen

Chronische Sinusitis J 32.8

Die Erkrankung ist klinisch oftmals blande oder aber es bestehen unspezifische Allgemeinsymptome, welche zur Herdsuche Veranlassung geben sollten.

Symptomatik	Arzneimittel
Eitrig-schleimige Nasensekretion	Hepar sulfuris
Zur Resorption	Kalium jodatum
Chronisch torpide Eiterung	Acidum silicicum
Rezidivierende Infekte der Atemwege	Thuja occidentalis

Hinweis: Die *Eigenblut-Behandlung* sollte als biologische Basistherapie zusätzlich durchgeführt werden → Seite 89.

Hepar sulfuris

Eitrig-schleimige Nasensekretion, verlegte Nasenatmung mit Krustenbildung. Auffallend ist die große Empfindlichkeit gegen Kälte und die Verschlimmerung durch trocken-kaltes Wetter.

Dosierung: D6, 3 × täglich 1 Tablette

Kalium jodatum

Verlegte Nasenatmung; Niesen, Augenschwellung und Tränensekretion.
Grünlich-gelbes Nasensekret, stark übel riechende, zähe Sekretion; hämmernde Stirnkopfschmerzen.

Dosierung: D6, 3 × täglich 1 Tablette

Hinweis: Bewährt zur Resorption, oft nach Hepar sulfuris indiziert.

Acidum silicicum (Silicea)

Langwierige, eitrige, wässrige oder zähe Nasensekretion, auch sistierend **(blander Verlauf); träge Reaktion**; übel riechende Ausscheidung.

Dosierung: D12, 2 × täglich 1 Tablette

Thuja occidentalis

Rezidivierende Infekte mit schleimig-eitriger Sekretion (Nase, Nebenhöhlen, Bronchien), grünlich und übel riechend. Asthmoide Bronchitis bei deutlicher Verschlechterung durch feucht-kalte Witterung.

Dosierung: D12, 2 × täglich 5 Tropfen

Hinweis: Als Zwischenmittel eignet sich Medorrhinum D30 (5 Globuli als Einmalgabe) in mehrwöchigen Abständen.

Allergische Atemwegserkrankungen *

Übersicht

Pollinosis, S. 76 – Asthma bronchiale, S. 78

Pollinosis J 30.1

Die allergisch bedingte Rhinitis (Pollinosis, Heuschnupfen) verläuft oft als Rhino-Konjunktivitis, zum Teil auch mit asthmoider Komponente unter Beeinträchtigung des Allgemeinbefindens.

Symptomatik	Arzneimittel
Reichlich wässriges Nasen- und Augensekret mit Niesanfällen	Galphimia glauca
Stark gereizte Konjunktiven	Euphrasia officinalis
Scharf brennendes Nasensekret	Sinapis nigra
Wässriges/dickflüssiges Nasensekret, Gaumenjucken	Schoenocaulon officinale
Starker Juckreiz	Arundo donax
Allergischer Formenkreis	Propolis
Basismittel	Acidum formicicum

Hinweis: Die *Eigenblut-Behandlung* sollte als biologische Basistherapie zusätzlich durchgeführt werden → Seite 89.

* Vgl. auch Kapitel »Pädiatrie«, Seite 397 ff.

Galphimia glauca

Starker Fließschnupfen mit gehäuftem Niesen; **Konjunktiven entzündlich gerötet**, tränend. Erschwertes Durchatmen, **asthmoide Komponente**.

Dosierung: D4, 3 – 4 × täglich 5 Tropfen

Euphrasia officinalis

Brennend heißes Tränensekret; Blepharospasmus mit Lichtscheu. Mildes wässriges Nasensekret.

Dosierung: D4, 3 – 4 × täglich 5 Tropfen

Sinapis nigra

Scharf brennendes Nasensekret mit wechselseitiger Nasenschleimhautschwellung; gehäuftes Niesen.
Hitze- und Brenngefühl an den Augen und im Rachenraum.

Dosierung: D6, 3 – 4 × täglich 5 Tropfen

Schoenocaulon officinale (Sabadilla)

Anfangs **wässriges, danach dickflüssigeres Nasensekret**, auch mit verlegter Nasenatmung. Gefühl von Brennen an Auge und Nase; **starker Juckreiz am Gaumen, Kreislauflabilität** (anamnestisch gehäufte Rhino-Sinusitiden).

Dosierung: D6, 3 – 4 × täglich 5 Tropfen

Arundo donax

Starker Juckreiz am Auge, in der Nase, im Gehörgang und im Rachenbereich. Fließschnupfen mit **Niesanfällen**.

Dosierung: D6, 3 – 4 × täglich 5 Tropfen

Propolis

Allergische Reaktionen an den Schleimhäuten mit Augentränen und wässrigem Nasensekret; **ekzematöse Hautbelastung** (Atopiker).

Dosierung: D4, 3 – 4 × täglich 5 Tropfen

Acidum formicicum

Als **Basismittel** bei allergischen Atemwegserkrankungen, auch zur präsaisonalen Prophylaxe (ca. 4 – 6 Wochen).
In Kombination mit einem Homöopathikum oder in Verbindung mit Eigenblut.

Dosierung: D12, 1 – 2 × wöchentlich 1 Ampulle i.v.
oder 1 –2 × täglich 5 Tropfen;
D200: 1 Ampulle i.v. als Einmalgabe

Asthma bronchiale J 45.9

Das Asthma bronchiale ist eine gesteigerte Reagibilität des Bronchialsystems gegenüber unterschiedlichen exogenen und endogenen Ursachen (Diagnostik!).
Die nachstehend genannten Homöopathika können im Intervall (nicht in der Akutsituation) über mehrere Wochen eingesetzt werden, z.B. in der Zeit nach einem Anfall und hier auch mit dem Versuch der Kupierung oder aber zur Einleitung einer längerfristigen homöopathischen-biologischen Behandlung.

Symptomatik	Arzneimittel
Anfallsweiser Husten beim Hinlegen	Aralia racemosa
Trockener Reizhusten mit Atemnot	Lobelia inflata
Spastische Bronchitis mit schwer löslichem Sputum	Grindelia robusta
Folge von Erkältung	Solanum dulcamara
Basismittel	Acidum formicicum

Hinweis: Die *Eigenblut-Behandlung* sollte als biologische Basistherapie zusätzlich durchgeführt werden → Seite 89.

Aralia racemosa

Anfallsweiser Husten abends beim Hinlegen, wobei nur wenig Schleim abgehustet werden kann. Fremdkörpergefühl im Kehlkopfbereich.
Große Empfindlichkeit gegen Kälte und Zugluft (anamnestisch auch Pollenallergie).

Dosierung: D6, 3 – 4 × täglich 5 Tropfen

Lobelia inflata

Trockener Reizhusten, der sich bis zum Asthma-Anfall steigern kann. Atemnot mit dem Gefühl, als ob der Brustkorb zusammengeschnürt sei.
Vagotone Begleitsymptome wie Blässe, kalter Schweiß und Angst.

Dosierung: D6, 3 – 4 × täglich 5 Tropfen

Grindelia robusta

Sich steigernde Hustenanfälle mit reichlichem, schwer löslichem Schleim (**Rasselgeräusche**). Atemnot im Liegen, Erstickungsgefühl.

Dosierung: D6, 3 – 4 × täglich 5 Tropfen

Solanum dulcamara (Dulcamara)

Rauer, bellender Husten mit Schleimauswurf; verlegte Nasenatmung. **Folge von feuchter Kälte, Durchnässung und Wetterwechsel** (von warm nach kalt) sowie nach Erkältungskrankheiten.

Dosierung: D6, 3 – 4 × täglich 5 Tropfen

Acidum formicicum

Bei bekannter allergischer Anamnese. Hinweisend sind auch eine starke Empfindlichkeit gegen Kälte und Nässe. Auch als **Basistherapie** in Kombination mit einem Homöopathikum oder in Verbindung mit Eigenblut.

Dosierung: D12, 1 – 2 × wöchentlich 1 Ampulle i.v.
oder 1 – 2 × täglich 5 Tropfen;
D200: 1 Ampulle i.v. als Einmalgabe

Sprachstörungen F 98.5

Sprachstörungen sind nach sorgfältiger Diagnostik (begleitende Hörstörung) logopädisch zu behandeln.
Wichtig ist, die Ätiologie (Causa = »Folge von ...«) einer Sprachstörung bei der homöopathischen Behandlung zu berücksichtigen, weil bevorzugt umfassend wirkende (personotrope) Homöopathika differenzialtherapeutisch in Frage kommen.

Symptomatik	Arzneimittel
Unruhezustände, Stottern	Amanita muscaria
Folgen von Schreck und Angst	Opium
Unkoordiniertes Bewegungsmuster, Vigilanzstörungen	Datura stramonium
Zustand nach apoplektischem Insult	Arnica montana

Amanita muscaria (Agaricus)

Stottern, Unruhezustände mit unkoordinierten Bewegungen, auch Grimassieren.
Kleinhirnaffektionen.

Dosierung: D12, 1 – 2 × täglich 1 Tablette
D30, 1 – 2 × wöchentlich 1 Tablette

Opium

Psychische und somatische Folgen von Schreck und Angst, Sprachstörungen wie Stottern; Ticks.

Dosierung: D12, 1 – 2 × täglich 5 Tropfen
D30, 1 – 2 × wöchentlich 5 Globuli

Datura stramonium (Stramonium)

Sprachstörungen, choreatische Bewegungen, Koordinationsstörungen, Vigilanzstörungen.

Dosierung: D12, 1 – 2 × täglich 5 Tropfen
D30, 1 – 2 × wöchentlich 5 Globuli

Arnica montana

Zustand nach apoplektischem Insult mit Benommenheit, Sprachstörungen; Schwindelgefühl. Plethorischer Typus.

Dosierung: D12, 1 – 2 × täglich 5 Tropfen
D30, 1 – 2 × wöchentlich 5 Globuli

Verletzungen und Operationsfolgen

Neben den sonst üblichen Interna und Externa können die folgenden Homöopathika eingesetzt werden:

Symptomatik	Arzneimittel
Hämatom, Wundheilungsstörung [div.]	Arnica montana
Nervenverletzungen; Commotio [S 06.0]	Hypericum perforatum
Frakturbehandlung [div.]	Calcium phosphoricum
Fistelbildung [div.]	Acidum silicicum
Arzneimittelunverträglichkeit	Strychnos nux vomica
Insektenstiche	Ledum palustre
Sonnenallergie [L 56.4]	Natrium chloratum
Verzögerte Rekonvaleszenz	Avena sativa
Zustand nach Blutverlusten	Chininum arsenicosum

Arnica montana

Allgemeines Wundheilmittel, insbesondere bei stumpfen, auch großflächigen Traumen mit ausgeprägten Hämatomen. Postoperative Blutungen. **Wundheilungsstörungen**.

Dosierung: D6, 3 × täglich 5 Tropfen
D30, 1 – 2 × wöchentlich 5 Tropfen

Hypericum perforatum

Commotio und deren Folgen wie Übelkeit, Schwindelgefühl, Kopfschmerzen. Nervenverletzungen mit neuralgiformen Schmerzen (»Nervenschmerzen«) und/oder Parästhesien.

Dosierung: D4, 3 – 4 × täglich 5 Tropfen

Calcium phosporicum

Bei Frakturen zur Anregung der Kallusbildung.

Dosierung: D6, 2 × täglich 1 Tablette

Acidum silicicum (Silicea)

Chronische **Entzündungsprozesse mit übel riechender Sekretion**; Fistelbildung.

Dosierung: D6, 2 × täglich 1 Tablette
D30, 1 – 2 × wöchentlich 5 Globuli

Strychnos nux vomica (Nux vomica)

Obstipation, auch infolge von Narkotika. **Unverträglichkeitsreaktionen von chemisch-synthetischen Arzneimitteln**. Anhaltendes Erbrechen, Magenschmerzen.

Dosierung: D4, D6, 3 – 4 × täglich 1 Tablette

Ledum palustre

Insektenstiche; auch bei beginnender Entzündung und starkem Juckreiz.

Dosierung: D6, 3 × täglich 5 Tropfen
D30, 1 – 2 × wöchentlich 5 Globuli (bei verzögert eintretender Besserung)

Natrium chloratum (Natrium muriaticum)

Sonnenunverträglichkeit und Folgen von zu starker Besonnung mit Hautrötung, Bildung von Pusteln; Juckreiz. Herpes labialis.

Dosierung: D12, 2 × täglich 1 Tablette

Avena sativa

In der **Rekonvaleszenz** zur Steigerung von Appetit und Hebung des Allgemeinbefindens.

Dosierung: D2, 2 × täglich 5 Tropfen

Chininum arsenicosum

Zustand nach **fieberhafter Erkrankung** oder Operation mit Blut- und Sekretverlust.

Dosierung: D6, 2 × täglich 1 Tablette

Tumorerkrankungen div.

Präkanzerosen, maligne Tumoren und Paraneoplasien bedürfen der konventionellen Diagnostik und Therapie. Begleitend sollte die biologische Krebstherapie trotz ihrer überwiegend empirischen Grundlagen eingesetzt werden.
Die genannten Homöopathika verstehen sich als zusätzliche Therapiemöglichkeit und zur Begleitbehandlung von Folgeerscheinungen.

Symptomatik	Arzneimittel
Karzinom-Schmerzen	Acidum arsenicosum
Unerträgliches Brennen, Jucken	Kalium arsenicosum
Blutige Sekrete	Kreosotum
Schleimhaut-Affektionen	Hydrastis canadensis
Zustand nach Radiotherapie	Cadmium sulfuricum
Lymphödem	Acidum hydrofluoricum
Knochenmetastasen	Strontium carbonicum
Anregung des Leberstoffwechsels	Lophophytum leandri
Übelkeit, Brechreiz	Strychnos nux vomica

Acidum arsenicosum (Arsenicum album)

Extrem unruhiger Patient mit deutlich reduziertem EZ und AZ; Todesangst. Starke **Schmerzzustände** mit nächtlicher Verschlechterung.

Dosierung: D12, 2 × täglich 5 Tropfen
D30, 1 – 2 × wöchentlich 5 Globuli

Kalium arsenicosum

Unerträgliches Brennen und Jucken der Haut; blutende Exkoriationen. Anamnestisch langjährige therapieresistente Hauterkrankungen.

Dosierung: D6, 2 × täglich 1 Tablette
D30, 1 – 2 × wöchentlich 5 Globuli

Kreosotum

Bei starken Blutungen, **blutigen Sekreten**, karzinomatösen und ulzerösen Prozessen; **übel riechende und dünnflüssige Sekrete**.

Dosierung: D6, 3 – 4 × täglich 5 Tropfen
Hinweis: Evtl. im Wechsel mit Hamamelis D3, Bellis perennis als Externum bei exulzerierenden, stinkenden Hautprozessen (1:10 mit Wasser verdünnt und als getränkte Mullkompresse auflegen).

Hydrastis canadensis

Bei kachektischen Karzinompatienten als Roborans (Versuch!). Affektionen der Schleimhäute nach Radio- und Chemotherapie.

Dosierung: D3, 3 × täglich 5 Tropfen
Hinweis: Im Wechsel mit Thuja occidentalis D4, 3 × täglich 5 Tropfen

Cadmium sulfuricum

Bei **Zustand nach Radiotherapie** zur Besserung des Allgemeinbefindens.

Dosierung: D12, 2 × täglich 1 Tablette

Acidum hydrofluoricum

Folgen von Röntgenbestrahlung, insbesondere Strahlungsschäden der Haut, sowie Lymphödeme.

Dosierung: D12, 2 × täglich 5 Tropfen

Strontium carbonicum

Bei **Knochenschmerzen** infolge von Metastasen.

Dosierung: D12, 1 – 2 × täglich 1 Tablette

Lophophytum leandri (Flor de Piedra)

Zur **Anregung des Leberstoffwechsels** im Sinne der »Entlastung und Toxinausscheidung« unter Chemotherapie.

Dosierung: D6, 2 – 3 × täglich 1 Tablette

Strychnos nux vomica (Nux vomica)

Übelkeit und Brechreiz infolge von Zytostatika-Therapie.

Dosierung: D4, 3 – 4 × täglich 1 Tablette

Hinweis: Das Arzneimittel kann auch im Wechsel mit **Apomorphinum-D3**-Tabletten gegeben werden.

Eigenblut-Behandlung

Als biologische Basistherapie kann die Behandlung mit Eigenblut bezeichnet werden. Sie ist insbesondere bei Schleimhauterkrankungen (Heuschnupfen, Asthma bronchiale) sowie bei Hauterkrankungen (Ekzem) und Folgezuständen von Infekten (z.B. Sinusitis) indiziert. Im Hinblick auf die empirischen Beobachtungen wird sie als eine unspezifische Umstimmungstherapie verstanden.
Dabei werden folgende Möglichkeiten genannt, die entsprechend dem Alter des Patienten eingesetzt werden können.

- Eigenblutnosode: Kapillar entnommenes Eigenblut (1 Tropfen) wird nach homöopathisch-pharmazeutischen Vorschriften weiterverarbeitet (potenziert) und als Dilution peroral appliziert (bevorzugt bei Kindern).
- Eigenblut: venös entnommenes Eigenblut (0,2 – 0,5 ml) wird allein oder zusammen mit einem Arzneimittel (s.u.) i.m. injiziert.

Eigenblutnosode

1 Tropfen Patientenblut
+
99 Tropfen Ethanol 36%:
gemischt und 10 × kräftig geschüttelt
→ C1 (= erste Centesimalpotenz).

1 Tropfen C1
+
99 Tropfen Ethanol 36%:
gemischt und 10 × kräftig geschüttelt
→ C2 (= zweite Centesimalpotenz)
usw.

Hinweis: Die Herstellung der benötigten Potenzen kann über die Apotheke als Rezeptur erfolgen, wobei der Ausgangsstoff die 1. Centesimalpotenz darstellt.

Übliche Arzneistärken (Potenzen) und deren **Dosierung** sind:

C5 → 3 × pro Woche morgens nüchtern 5 Tropfen,
C7 → 2 × pro Woche morgens nüchtern 5 Tropfen,
C9 → 2 × pro Woche morgens nüchtern 5 Tropfen,
C12 → 1 × pro Woche morgens nüchtern 5 Tropfen,
jeweils über 4 Wochen.

Eigenblut

Möglich ist die Behandlung mit Eigenblut (0,2 – 0,5 ml) zusammen mit 1 – 2 ml

Formica rufa D6 oder **D12**
im wöchentlichen Wechsel mit
Cortison D12 oder **D30**

als Mischinjektion i.m. über 10 Wochen.
Nach einer vierwöchigen Pause kann die Behandlung erneut durchgeführt werden.

Dermatologie und Allergologie

Erregerbedingte Hautkrankheiten 93
Allergische Erkrankungen 118
Psoriasis 136
Akne und akneähnliche Hautkrankheiten 139
Exanthemische und blasenbildende Hautkrankheiten 146
Benigne Tumoren und Nävi 147
Maligne Tumoren 152
Proktologische Erkrankungen 155
Phlebologische Erkrankungen und Beschwerden 159
Arterielle Erkrankungen und Beschwerden 163
Hautschäden und Hautverletzungen 166
Erkrankungen der Haare 168
Erkrankungen der Nägel 170
Externa 172
Konstitutionsmittel 174
Eigenblut-Behandlung 186

Erregerbedingte Hautkrankheiten

Übersicht

Bakterielle Hauterkrankungen, S. 93 – Impetigo contagiosa, S. 93 – Erysipel, S. 95 – Follikulitis, S. 97 – Furunkel, S. 98 – Karbunkel, S. 98 – Phlegmone, S. 100 – Superinfektionen, S. 102 – Nachbehandlung, S. 103 – Viruskrankheiten der Haut, S. 104 – Herpes simplex, S. 105 – Herpes zoster, S. 108 – Erkrankungen durch Papillomviren, S. 110 – Mykosen der Haut, S. 114 – Sexuell übertragene Krankheiten, S. 116

Je nach Erreger (Diagnostik!) ist eine freie Kombination von Homöotherapie oder konventioneller Therapie notwendig (z.B. Mykosen) oder aber eine homöopathische Behandlung ist prinzipiell nicht möglich (z.B. parasitäre Hauterkrankungen).
Erregerbedingte Hauterkrankungen, die einer homöopathischen Akut- oder Nachbehandlung zugänglich sind, werden im Anschluss besprochen (vgl. Seite 103).

Bakterielle Hauterkrankungen

Je nach therapeutischen Erfahrungen und Schwere des Krankheitsbildes (z.B. Phlegmone) ist zusätzlich zur Homöotherapie eine antibiotische Behandlung notwendig.

Impetigo contagiosa L 01.0

Vorwiegend im Kindesalter auftretende, ansteckende, oberflächliche Infektion der Haut; überwiegend kleinblasige Form durch β-hämolysierende Streptokokken, die großblasige Form zumeist durch Staphylococcus aureus hervorgerufen.

Symptomatik	Arzneimittel
Progrediente Entzündungs-symptomatik	Atropa belladonna
Ödematöse Schwellung	Apis mellifica
Kleinblasige Entzündung	Euphorbium
Bläschenbildung	Rhus toxicodendron
Blasenbildung	Lytta vesicatoria
Entzündung mit Lymphangitis	Mercurius solubilis

Hinweis: Als Externum hat sich **Echinacea-Salbe** bewährt.

Atropa belladonna (Belladonna)

Rötung und Überwärmung der Haut mit **progredienter Entzündungssymptomatik**; stechende Schmerzen bei großer Berührungsempfindlichkeit.

Dosierung: D6, anfangs bis stündlich 3 Tropfen oder 1 Tablette

Apis mellifica

Ödematöse Schwellung, Bildung von Quaddeln; hellrote bis blasse Hautfarbe. Gefühl von brennender Hitze mit großer Berührungsempfindlichkeit der betroffenen Hautfläche. Besserung durch Kälteanwendung.

Dosierung: D6, 3–4 × täglich 5 Tropfen

Euphorbium

Kleinblasige Entzündung mit gelbem Sekret bei auffallender Neigung zu Nekrotisierung, Juckreiz und intensiver Brennschmerz.

Dosierung: D6, 3–4 × täglich 5 Globuli

Rhus toxicodendron

Erysipelartige Schwellung mit Bildung von kleineren Bläschen. Geröteter Hof, wässrig-seröser Inhalt; Brennschmerz. Verschlechterung durch Kälte- und Wasseranwendung.

Dosierung: D12, 3 × täglich 5 Tropfen

Lytta vesicatoria (Cantharis)

Erythem mit Bildung von größeren Blasen und Übergang zu Pustelbildung.
Besserung durch Kälteanwendung, Verschlimmerung nach Reiben.

Dosierung: D6, 3–4 × täglich 5 Tropfen

Mercurius solubilis

Übel riechende Sekretion bei regionärer Lymphangitis; nächtlicher, übel riechender Schweiß; subfebrile Temperatur. Allgemeines Krankheits- und Schwächegefühl.

Dosierung: D12, 2 × täglich 1 Tablette

Erysipel A 46

Akute Infektion in den Lymphspalten des oberen Coriums durch β-hämolysierende Streptokokken der Gruppe A, seltener durch Staphylococcus aureus.
Das Krankheitsbild stellt eine Grenze für die Homöotherapie dar; eine Begleit- und Nachbehandlung ist sinnvoll (→ Seite 103).

Symptomatik	Arzneimittel
Beginnende Entzündungs-symptomatik	Atropa belladonna
Ödematöse Schwellung	Apis mellifica
Hoch entzündlicher Prozess mit Sepsis-Neigung	Lachesis mutus

Die *Eigenblut-Behandlung* sollte als biologische Basistherapie zusätzlich durchgeführt werden → Seite 89.

Atropa belladonna (Belladonna)

Rötung und Überwärmung der Haut mit **rasch progredienter Entzündungssymptomatik**; stechende Schmerzen bei großer Berührungsempfindlichkeit.

Dosierung: D6, anfangs bis stündlich 3 Tropfen oder 1 Tablette

Apis mellifica

Ödematöse Schwellung, hellrote bis blasse Hautfarbe. Gefühl von brennender Hitze mit großer Berührungsempfindlichkeit der betroffenen Hautareale.
Besserung durch Kälteanwendung.

Dosierung: D6, 3–4 × täglich 5 Tropfen

Lachesis mutus

Stark entzündlicher Prozess mit livider Hautverfärbung bei typischen Entzündungszeichen. Reduziertes Allgemeinbefinden mit Neigung zur Septikämie.

Dosierung: D12, 2–3 × täglich 5 Tropfen

Hinweis: Beim Erysipel hat sich folgende Mischinjektion i.v. bewährt (auch zusätzlich zum Antibiotikum):

▷ Initialtherapie:
Lachesis D12
Echinacea D4
Pyrogenium D30 aa

▷ Danach:
Lachesis D12
Echinacea D4
Mercurius solubilis D12 aa

2 × täglich bis zum Abklingen der Akutsymptomatik (maximal 10 Tage!)

Follikulitis L 73.9

Postulöse Infektion des Haarfollikels mit Staphylococcus aureus.

Symptomatik	Arzneimittel
Beginnende Entzündungssymptomatik	Atropa belladonna
Abszedierende Entzündung	Hepar sulfuris
Entzündung mit nässender, honiggelber Sekretion	Graphites

Hinweis: Zur externen Behandlung haben sich Kompressen mit verdünnter **Echinacea-Urtinktur** (1:1) und anschließendem Auftragen von **Calendula-Salbe** bewährt.

Atropa belladonna (Belladonna)

Rötung und Überwärmung der Haut mit **rasch progredienter Entzündungssymptomatik**; stechende Schmerzen bei großer Berührungsempfindlichkeit.

Dosierung: D6, anfangs bis stündlich 3 Tropfen
oder 1 Tablette

Hepar sulfuris

Abszedierende Entzündung, übel riechende Eiterbildung mit starken Schmerzen bei ausgeprägter Berührungsempfindlichkeit.
Bei schlechter Heilungstendenz. Zur Anregung der Granulation.

Dosierung: D6, 3–4 × täglich 1 Tablette
D12, 2 × täglich 1 Tablette (zur Abheilung)

Graphites

Nässende, honiggelbe Sekretion, sehr stark übel riechend. Bevorzugt in intertriginösen Bereichen lokalisiert (inguinal, perianal).

Dosierung: D6, 3–4 × täglich 1 Tablette

Furunkel, Karbunkel L 02.9

Tiefe bakterielle, abszedierende Entzündung, meist durch Staphylococcus aureus verursacht.
Die genannten Homöopathika sind bei entzündlichen Prozessen differenzialtherapeutisch zu berücksichtigen.

Symptomatik	Arzneimittel
Beginnende Entzündungssymptomatik	Atropa belladonna
Entzündungsprozess mit Eiterungstendenz	Mercurius solubilis
Abszedierende Entzündung	Hepar sulfuris
Abszessreifung	Myristica sebifera
Entzündungsprozess mit Sepsis-Neigung	Lachesis mutus
Abszessdränage	Calcium sulfuricum
Rezidivierende chronische Eiterung	Acidum silicicum

Hinweis: Je nach Lokalisation bewähren sich zur externen Behandlung Kompressen mit verdünnter **Echinacea-Urtinktur** (1:10) und anschließend Auftragen von **Calendula-Salbe**.

Atropa belladonna (Belladonna)

Rötung und Überwärmung der Haut mit **rasch progredienter Entzündungssymptomatik**; stechende Schmerzen bei großer Berührungsempfindlichkeit.

Dosierung: D6, anfangs bis stündlich 3 Tropfen
oder 1 Tablette

Mercurius solubilis

Übel riechende Sekretion bei **regionärer Lymphangitis**; nächtlicher, übel riechender Schweiß; auch subfebrile Temperaturen.
Allgemeines Krankheits- und Schwächegefühl.

Dosierung: D12, 2 × täglich 1 Tablette

Hepar sulfuris

Abszedierende Entzündung, übel riechende Eiterbildung mit starken Schmerzen bei ausgeprägter Berührungsempfindlichkeit.
Bei schlechter Heilungstendenz. Zur Anregung der Granulation.

Dosierung: D6, 3–4 × täglich 1 Tablette
D12, 2 × täglich 1 Tablette (zur Abheilung)

Myristica sebifera

Zur Beschleunigung der spontanen Abszessöffnung (»Homöopathisches Messer«).

Dosierung: D3, 4–5 × täglich 3 Tropfen (bis zur Eröffnung)

Calcium sulfuricum

Nach Eröffnung anhaltender Eiterabfluss, eher dickflüssig; keine Tendenz zur Granulation, Nachtschweiße.
Auch bewährt bei peritonsillären und periproktitischen Abszessen (nach Eröffnung).

Dosierung: D4, 3–4 × täglich 1 Tablette

Lachesis mutus

Stark entzündlicher Prozess mit livider Hautverfärbung bei typischen Entzündungszeichen. Reduziertes Allgemeinbefinden mit Neigung zur Septikämie.

Dosierung: D12, 2–3 × täglich 5 Tropfen

Acidum silicicum (Silicea)

Rezidivierende, eiternde Entzündungen bei geringer Virulenz; Neigung zur Fistelbildung, übel riechende Sekretion. Allgemeine Verschlechterung durch Kälte und Nässe.

Dosierung: D12, 1–2 × täglich 1 Tablette

Phlegmone L 03.9

Abszedierende Infektion mit diffuser Ausbreitung in tiefe Hautschichten und entlang der Faszien, Sehnen und Muskulatur.
Das Krankheitsbild stellt eine Grenze für die Homöopathie dar; eine Begleit- und Nachbehandlung ist sinnvoll.

Symptomatik	Arzneimittel
Beginnende Entzündungssymptomatik	Atropa belladonna
Entzündungsprozess mit Eiterungstendenz	Apis mellifica
Abszedierende Entzündung	Hepar sulfuris
Abszessreifung und -dränage	Calcium sulfuricum
Hoch akuter Eiterungs-Prozess	Lachesis mutus

Hinweis: Zur externen Behandlung haben sich Kompressen mit verdünnter **Echinacea-Urtinktur** (1:10) und Auftragen von **Calendula-Salbe** bewährt.

Atropa belladonna (Belladonna)

Rötung und Überwärmung der Haut mit **rasch progredienter Entzündungssymptomatik**; stechende Schmerzen bei großer Berührungsempfindlichkeit.

Dosierung: D6, anfangs bis stündlich 3 Tropfen oder 1 Tablette

Apis mellifica

Ödematöse Schwellung, Bildung von Quaddeln; hellrote bis blasse Hautfarbe. Gefühl von brennender Hitze mit großer Berührungsempfindlichkeit der betroffenen Hautfläche.
Besserung durch Kälteanwendung.

Dosierung: D6, 3–4 × täglich 5 Globuli

Hepar sulfuris

Abszedierende Entzündung, übel riechende Eiterbildung mit starken Schmerzen bei ausgeprägter Berührungsempfindlichkeit.
Bei schlechter Heilungstendenz. Zur Anregung der Granulation.

Dosierung: D6, 3–4 × täglich 1 Tablette
D12, 2 × täglich 1 Tablette (zur Abheilung).

Calcium sulfuricum

Nach Eröffnung anhaltender Eiterabfluss, eher dickflüssig; keine Tendenz zur Granulation, Nachtschweiße.
Auch bewährt bei peritonsillären und periproktitischen Abszessen (nach Eröffnung).
Rezidivprophylaxe.

Dosierung: D4, 3–4 × täglich 1 Tablette

Lachesis mutus

Stark entzündlicher Prozess mit livider Hautverfärbung bei typischen Entzündungszeichen. Reduziertes Allgemeinbefinden mit Neigung zur Septikämie.

Dosierung: D12, 2–3 × täglich 5 Tropfen

Hinweis: Zur Behandlung einer Phlegmone (auch zusätzlich zur Antibiotika-Therapie möglich) hat sich folgende Mischinjektion i.v. bewährt.

▷ Initialtherapie:
Lachesis D12
Echinacea D4
Pyrogenium D30 aa

▷ Danach:
Lachesis D12
Echinacea D4
Mercurius solubilis D12 aa

2 × täglich bis zum Abklingen der Akutsymptomatik (maximal 10 Tage!)

Superinfektionen L 98.9

Superinfektionen sind sekundär bakteriell infizierte Dermatosen.
Die Homöopathie orientiert sich an der Haut- und Allgemeinsymptomatik; vgl. insbesondere die unter → *Furunkel, Karbunkel* (Seite 98) und → *Impetigo contagiosa* (Seite 93) beschriebenen Homöopathika.

Nachbehandlung

Zur Ausheilung und Rezidivprophylaxe sollte eine homöopathische Nachbehandlung durchgeführt werden; insbesondere auch bei vorausgegangener Antibiotika-Therapie.

Symptomatik	Arzneimittel
Zustand nach einer Antibiotika-Therapie	Okoubaka
Unverträglichkeit einer Antibiotika-Therapie	Phosphorus
Neigung zu eitrigen Hautprozessen	Sulfur
Zustand nach Staphylokokken-Infektion	Staphylococcinum-Nosode
Zustand nach Streptokokken-Infektion	Streptococcinum-Nosode

Hinweis: Die *Eigenblut-Behandlung* sollte als biologische Basistherapie zusätzlich durchgeführt werden → Seite 89.

Okoubaka

Zur **Nachbehandlung nach einer antibiotischen Therapie**; auch bei Entwicklung exanthemischer und/oder enteritischer Symptome unter Antibiotika-Behandlung.

Dosierung: D3, 3 × täglich 1 Tablette

Phosphorus

Trocken-schuppendes Exanthem als **Folge einer Antibiotika-Therapie**; brennende Schmerzen.
Allgemeine Antibiotika-Unverträglichkeit, toxische Hepatopathie.

Dosierung: D12, 2 × täglich 5 Tropfen
D30, 5 Globuli als Einmalgabe
(und bedarfsweise Wiederholung)

Sulfur

Chronisch-rezidivierende Eiterungsprozesse der Haut; Neigung zu Entzündungen. Sekretionen und Ausscheidungen (Harn, Stuhl, Schweiß), übel riechend.
Allgemein wirkt das Hautbild schmutzig. Hepatopathie.

Dosierung: D12, 1 × täglich 1 Tablette
Cave: Sulfur kann, speziell in höheren Potenzen, zum Teil erhebliche Erstreaktionen auslösen (Exazerbation der Hautsymptomatik)

Staphylococcinum-Nosode

Zustand nach Staphylokokkeninfektion. Als Begleitbehandlung zusätzlich zum individuell gewählten Homöopathikum.

Dosierung: C12, 1–2 × wöchentlich 5 Globuli oder
C30, 1–3 Globuli als Einmalgabe

Streptococcinum-Nosode

Zustand nach Streptokokkeninfektion. Als Begleitbehandlung zusätzlich zum individuell gewählten Homöopathikum.

Dosierung: C12, 1–2 × wöchentlich 5 Globuli oder
C30, 1–3 Globuli als Einmalgabe

Viruskrankheiten der Haut*

Homöopathische Arzneimittel können zu Akutbehandlungen, aber auch zur Rezidivprophylaxe bei chronisch-rezidivierenden Krankheiten (Herpes labialis) eingesetzt werden.

* Die exanthemischen Erkrankungen im Kindesalter (Kinderkrankheiten) werden im Kapitel »Pädiatrie« besprochen.

Herpes simplex B 00.9

An Auswahlkriterien für das Homöopathikum sind neben der Individualsymptomatik auch Morphologie und Lokalisation und der anamnestisch eruierbare Auslöser wichtig.

Herpes labialis B 00.9

Symptomatik	Arzneimittel
Folge von Kälte und Nässe	Solanum dulcamara
Im Verlauf eines fieberhaften Infekts	Rhus toxicodendron
Durch intensive Sonnenbestrahlung	Natrium chloratum
Nach Verzehr von Fischspeisen	Sepia
Ausbruchstadium des Herpes	Clematis recta
Neigung zur Eiterbildung	Hepar sulfuris

Hinweis: Die *Eigenblut-Behandlung* sollte als biologische Basistherapie bei Rezidiven zusätzlich durchgeführt werden → Seite 89.

Solanum dulcamara (Dulcamara)

Herpes durch Erkältung und Durchnässung, als Folge von raschem Temperaturwechsel (von warm nach kalt).

Dosierung: D6, 3–4 × täglich 5 Tropfen

Rhus toxicodendron

Herpes im Verlauf eines fieberhaften Infekts, bei körperlicher Überanstrengung, Neigung zu Eiterbildung.

Dosierung: D12, 2–3 × täglich 5 Tropfen

Natrium chloratum

Herpes durch sehr intensive Sonnenbestrahlung, Aufenthalt am Meer; auch nach Verzehr von Meeresfrüchten. psychosomatische Reaktionsweise.

Dosierung: D12, 2–3 × täglich 1 Tablette
D30, 1–2 × wöchentlich 5 Globuli
(zur Rezidivprophylaxe)

Sepia

Die Herpesbläschen treten vor allem **nach Verzehr von Fischspeisen** auf. Als Grunderkrankung besteht häufig eine Hepatopathie und/oder eine hormonelle Dysregulation (Zustand nach Hysterektomie).

Dosierung: D12, 2 × täglich 1 Tablette
D30, 1–2 × wöchentlich 5 Globuli
(zur Rezidivprophylaxe)

Clematis recta

Eruptionsstadium mit aufschießenden Bläschen, die sich spontan öffnen, auch im Rahmen eines Urogenital-Infektes; **Krustenbildung**. Schmerzen.

Dosierung: D6, 3–4 × täglich 5 Tropfen

Hepar sulfuris

Herpes mit Pustelbildung (bakterielle Superinfektion) und nachfolgender Krustenbildung und Verschorfung.

Dosierung: D12, 2 × täglich 1 Tablette

Herpes genitalis A 60.0

Es sind differenzialtherapeutisch auch die unter → *Herpes labialis* (Seite 105) aufgeführten Homöopathika zu berücksichtigen.

Symptomatik	Arzneimittel
Herpes mit Lymphadenopathie	Buffo rana
Herpes am Skrotum	Croton tiglium

Hinweis: Die *Eigenblut-Behandlung* sollte als biologische Basistherapie bei Rezidiven zusätzlich durchgeführt werden → Seite 89.

Bufo rana

Juckende und brennende Bläschen im Genitalbereich mit Neigung zur Entzündung; inguinale Lymphadenopathie.

Dosierung: D6, 3 × täglich 1 Tablette

Croton tiglium

Herpes genitalis, überwiegend **am Skrotum** lokalisiert. Die Haut ist stark gerötet; Juckreiz, der sich nach Kratzen verschlimmert.

Dosierung: D6, 3 × täglich 5 Tropfen

Herpes-Rezidive (siehe jeweilige Indikation)

Bei rezidivierenden Herpes-Infektionen sind längerfristig personotrope Homöopathika notwendig. Die *Eigenblut-Behandlung* kann als biologische Basistherapie durchgeführt werden → Seite 89.

Folgende Konstitutionsmittel sind besonders häufig indiziert:

Natrium chloratum
Sepia
Sulfur
Thuja occidentalis
Psorinum-Nosode

Die Auswahl muss nach klassischen Kriterien erfolgen (u.a. umfassende Anamnese etc.) vgl. → *Konstitutionsmittel* (Seite 174).

Herpes zoster B 02.9

Der Herpes zoster ist eine Zweitinfektion mit dem Varizellen-Zoster-Virus. Die Wirkungsprofile der Homöopathika umfassen sowohl das akute Stadium wie auch die Zosterneuralgie, sodass sie zusammenfassend besprochen werden.

Symptomatik	Arzneimittel
Heftige Brennschmerzen	Acidum arsenicosum
Bläschen mit hellem Sekret	Daphne mezereum
Bläschen mit blutiger Sekretion, Interkostalschmerzen	Ranunculus bulbosus
Eitrige Herpesbläschen	Rhus toxicodendron
Zosterneuralgie	Luesinum-Nosode

Hinweis: Die *Eigenblut-Behandlung* sollte als biologische Basistherapie nach Abklingen der Akutsymptomatik durchgeführt werden → Seite 89.

Acidum arsenicosum (Arsenicum album)

Herpetiform angeordnete Bläschen mit heftigen Brennschmerzen bei nächtlicher Verschlechterung, Besserung durch Wärmeanwendung.
Reduzierter Allgemeinzustand, auffallende Begleitsymptome sind Angst und Unruhe.

Dosierung: D12, 2 × täglich 5 Tropfen
D30, 1–2 × wöchentlich 5 Globuli
(Zosterneuralgie)

Daphne mezereum (Mezereum)

Herpesbläschen mit hellem Sekret und Neigung zu Verkrustung nach spontaner Eröffnung.
Nach erfolgter Abheilung der Bläschen entwickeln sich starke Neuralgien; bevorzugte Lokalisationen sind Thorax- und Gesichtsbereich.

Dosierung: D6, D12, 2–3 × täglich 5 Tropfen

Ranunculus bulbosus

Herpesbläschen, auch mit blutig-serösem Inhalt. Insbesondere (linksseitig) Interkostalschmerzen, heftig brennend. Deutliche Verschlechterung bei Wetterwechsel sowie bei Berührung und Bewegung.

Dosierung: D6, D12, 2–3 × täglich 5 Tropfen

Rhus toxicodendron

Anfangs seröse, später auch eitrige Herpesbläschen. Brennende und stechende Schmerzen bei deutlicher Verschlechterung durch Kälte, Nässe und Wetterumschwung.
Häufig auch Neuritiden im betroffenen Segment.

Dosierung: D12, 2 × täglich 5 Tropfen
D30, 2–3 × wöchentlich 5 Globuli
(Zosterneuralgie)

Luesinum-Nosode

Erschöpfende, nächtliche Schmerz-Attacken vor allem bei älteren Menschen.

Dosierung: D30, 1–2 × wöchentlich 5 Globuli und seltener, je nach individueller Reaktion.

Hinweis: Im Akutstadium kann zusätzlich folgende **Mischinjektion** i.v. gegeben werden:

- ▷ Initialtherapie
  Lachesis D12
  Echinacea D4
  Pyrogenium D30
- ▷ Danach:
  Lachesis D12
  Echinacea D4
  Mercurius solubilis D12

2 × täglich bis zum Abklingen der Akut-Symptomatik (maximal 10 Tage!)

Bei schon bestehender Post-Zoster-Neuralgie ist die i.m.-Injektion von Potenzakkorden der **Nosoden Vaccininum** und **Variolinum** als Mischinjektion bewährt.

Erkrankungen durch Papillomviren D 26.0, D41.4 + D 14.1

Humane Papillomviren verursachen unter anderem Warzen und Kondylome; die Einteilung wird nach klinischen Gesichtspunkten vorgenommen.

Verrucae planae juveniles B 07

Es handelt sich um multiple, hautfarbene Papeln (»Flachwarzen«).
Im Hinblick auf die uniforme Lokalsymptomatik ist möglichst eine personotrope Homöopathie durchzuführen → Seite 26.

Besonders häufig indizierte Konstitutionsmittel sind:

Acidum silicicum (Silicea)
Barium carbonicum
Calcium carbonicum
Causticum
Sulfur

Hinweis: Die *Eigenblut-Behandlung* sollte als biologische Basistherapie zusätzlich durchgeführt werden → Seite 89.

Verrucae vulgares et plantares B 07

Verrucae vulgares (»vulgäre Warzen«) sind über das Hautniveau erhabene Effloreszenzen mit unterschiedlicher Konsistenz; Verrucae plantares (»Dornwarzen, Fußwarzen«) wölben sich von der Hautoberfläche kaum vor, sind häufig jedoch von einem Kallus bedeckt.

Symptomatik	Arzneimittel
Weiche, gezackte Warzen	Acidum nitricum
Weiche, große Warzen	Thuja occidentalis
Verhornte Warzen	Antimonium crudum
Hornige, rissige Warzen	Causticum

Hinweis: Die *Eigenblut-Behandlung* sollte als biologische Basistherapie zusätzlich durchgeführt werden → Seite 89.
Als Externum kann **Podophyllum** ∅ oder **Chelidonium** ∅ mittels Wattestäbchen aufgetupft werden; die umgebende Haut ist durch eine Fettsalbe zu schützen.

Acidum nitricum

Weiche Warzen mit gezackter Oberfläche, auch gestielt.

Dosierung: D12, 2 × täglich 5 Tropfen

Thuja occidentalis

Weiche, relativ große Warzen von dunkler Farbe, zumeist isoliert stehend; häufig juckend.

Dosierung: D12, 2 × täglich 5 Tropfen

Antimonium crudum

Verhornte, sehr harte Warzen, eher flach (**»Dornwarzen«**); **ausgeprägte Schwielen- und Hornhautbildung.**

Dosierung: D12, 2 × täglich 1 Tablette

Causticum

Hornige, rissige Warzen, oft an prominenter Stelle, dabei Gefahr der Verletzung.

Dosierung: D12, 2 × täglich 1 Tablette

Hinweis: In der Literatur werden für diesen Anwendungsbereich auch Höchstpotenzen (z.B. C1000) 3 Globuli als Einmalgabe empfohlen.

Condylomata acuminata A 63.0

Condylomata acuminata (Feigwarzen) sind spitze Kondylome und müssen differenzialdiagnostisch von den breiten Kondylomen der Lues II unterschieden werden.

Symptomatik	Arzneimittel
Leicht blutende Kondylome	Acidum nitricum
Weiche, fleischige Kondylome	Natrium sulfuricum
Kondylome bei seborrhoischer Haut	Thuja occidentalis

Hinweis: Die *Eigenblut-Behandlung* sollte als biologische Basistherapie zusätzlich durchgeführt werden → Seite 89.

Acidum nitricum

Weiche Warzen, gestielte Kondylome (»blumenkohlartig«), die bei Berührung leicht bluten; bevorzugte Lokalisation ist der Haut/Schleimhautübergang.

Dosierung: D6, D12, 2–3 × täglich 5 Tropfen

Natrium sulfuricum

Weiche, rote fleischig aussehende Feigwarzen, oft mit einem Fluor vaginalis verbunden. Allgemeine Verschlechterung durch Feuchtigkeit, wie z.B. bei nassem Wetter.

Dosierung: D12, 2 × täglich 1 Tablette
D30, 1–2 × wöchentlich 5 Tropfen

Thuja occidentalis

Kondylome bei insgesamt seborrhoischem Hautbefund. Dunkler Typus mit Neigung zu rezidivierenden Schleimhautinfekten.

Dosierung: D6, D12, 2–3 × täglich 5 Tropfen
D30, 1–2 × wöchentlich 5 Tropfen

Mykosen der Haut B 49

Die Pilze lassen sich in
- Dermatophyten
- Hefepilze
- Schimmelpilze

unterteilen, von denen jede mehrere Arten umfasst (Diagnostik!).
Eine primäre Therapie mit einem Antimykotikum ist je nach Lokalisation und Ausprägung (z.B. Onychomykose) oftmals unumgänglich; die Folge- und Langzeitbehandlung erfordert neben konsequenter Hygiene, diätetischen Maßnahmen und Symbioselenkung längerfristig eine personotrope Homöopathie.

Symptomatik	Arzneimittel
Entzündung im Haut/ Schleimhautübergang	Acidum nitricum
Chronifizierender Prozess	Acidum silicicum
Impetigenisierte Effloreszenzen	Natrium tetraboracicum
Ringförmige Ausbreitung auch im Genitalbereich	Sepia
Chronifizierende Hautprozesse	Sulfur
Juckreiz, übel riechende Sekretion	Psorinum-Nosode

Hinweis: Die *Eigenblut-Behandlung* sollte als biologische Basistherapie zusätzlich durchgeführt werden → Seite 89.

Acidum nitricum

Starke Entzündung, mazerierte Haut; bevorzugte Lokalisation sind **intertriginöse Bereiche** sowie Haut/Schleimhautübergänge.
Blutige, übel riechende Sekretion, stechende-schmerzhafte Empfindung; oft reaktionsträger Verlauf.

Dosierung: D12, 2 × täglich 5 Tropfen

Acidum silicicum (Silicea)

Pilzbefall mit chronischer Eiterungstendenz (Panaritium). Neigung zu eingewachsenen, deformierten Nägeln; auffallend ist der übel riechende kalte Fußschweiß. Reaktionsträge Eiterung.

Dosierung: D4, D6, D12, 2 × täglich 1 Tablette
(nach jeweils 4-wöchiger Therapie einwöchige Therapiepause mit anschließendem Potenzwechsel)

Natrium tetraboracicum (Borax)

Aphthöse Entzündungen; **Soor. Impetigenisierte Effloreszenzen perioral und perinasal**; schlecht heilende Hautpusteln, ekzematöses Hautbild.

Dosierung: D6, 2 × täglich 1 Tablette

Sepia

Ringförmige Ausbreitung, anfangs krustig, auch bräunlich-gelblich gefärbt, später schuppend, trocken-rissig. Juckende Empfindung bei deutlicher Verschlechterung im Winterhalbjahr sowie bei Wasseranwendung.
Bevorzugte Lokalisation **im Kopfbereich**, aber auch **interdigital** und im **Genitalbereich**.

Dosierung: D12, 2 × täglich 5 Tropfen
D30, 1–2 × wöchentlich 5 Globuli

Sulfur

Chronifizierende Eiterungsprozesse bei schmutzig wirkendem Hautbild; unterschiedliche Hauteffloreszenzen mit übel riechender Sekretion.

Dosierung: D12, 1 × täglich 1 Tablette (Reaktion beobachten!)

Psorinum-Nosode

Chronische Eiterungsprozesse an Haut und Nägeln, oft sehr stark juckend. Übel riechende Sekretion bei starken Schweißen.

Dosierung: D30, 1–2 × wöchentlich 5 Globuli und seltener, je nach Reaktion

Sexuell übertragene Krankheiten

Sexuell übertragene Krankheiten erfordern eine sorgfältige Diagnostik und eine gezielte antibiotische Therapie. Die Homöopathie eignet sich ausschließlich zur Nachbehandlung im Sinne einer Resistenzsteigerung sowie zur Therapie unerwünschter Wirkungen der konventionellen Behandlung.

Symptomatik	Arzneimittel
Nachbehandlung	Mercurius bijodatus
Übel riechender, dünnflüssiger Fluor	Sepia
Dick-schleimige Schleimhaut-Katarrhe	Thuja occidentalis

Hinweis: Vgl. auch → *Nachbehandlung bakterieller Hautkrankheiten*, Seite 103.
Die *Eigenblut-Behandlung* sollte als biologische Basistherapie zusätzlich durchgeführt werden → Seite 89.

Mercurius bijodatus

Zur Nachbehandlung bei antibiotisch behandelten sexuell übertragenen Krankheiten. Gelb-grüne Absonderungen, vermehrter Speichelfluss, schmerzhafte Lymphknotenschwellungen.

Dosierung: D6, 2 × täglich 1 Tablette

Hinweis: Das Mittel eignet sich zu Therapiebeginn (2 × 4 Wochen mit einwöchiger Therapiepause) auch als Umstimmungsmittel.

Sepia

Dünnflüssiger, übel riechender Fluor von gelb-grünlicher Farbe, vor allem prämenstruell; anstatt der Monatsblutung uncharakteristische Unterbauchschmerzen.
Senkungsbeschwerden.

Dosierung: D6, D12, 2 × täglich 5 Tropfen
D30, 1–2 × wöchentlich 5 Globuli

Thuja occidentalis

Zur allgemeinen Nachbehandlung.
Hinweisend sind die **Kondylome und Warzen**; allgemein besteht eine Neigung zu rezidivierenden Infekten der Atemwege sowie der ableitenden Harnwege.

Dosierung: D6, D12, 2 × täglich 5 Tropfen
D30, 1–2 × wöchentlich 5 Globuli

Hinweis: Als so genanntes Zwischenmittel eignet sich **Medorrhinum-Nosode** D30 (1 Ampulle s.c. in 4-wöchigen Abständen).

Allergische Erkrankungen

Übersicht

Urtikaria, S. 119 – Quincke-Ödem, S. 119 – Arzneimittelexanthem, S. 120 – Ekzemkrankheiten, S. 122 – Kontaktekzem, S. 122 – Nummuläres Ekzem, S. 125 – Dyshidrotisches Ekzem, S. 126 – Seborrhoisches Ekzem, S. 127 – Photoallergische Hautreaktionen, S. 129 – Endogenes Ekzem, S. 130 – Inhalationsallergien, S. 134

Eine Allergie ist eine erworbene spezifische Änderung der Reaktionsfähigkeit des Organismus gegenüber einer körperfremden Substanz infolge einer immunologischen Reaktion. Pseudoallergische Reaktionen zeigen klinisch die Symptome einer Allergie; sie sind jedoch nicht primär immunologisch ausgelöst.

Es sei ausdrücklich darauf hingewiesen, dass Krankheiten, wie z.B. der anaphylaktische Schock oder Reaktionen vom zytotoxischen Typ, keine Indikation für die Homöopathie sind, während deren Nachbehandlung mit personotropen Homöopathika durchaus sinnvoll ist. In der Regel können die Reaktionen vom Immunkomplex-Typ ebenfalls nur auf diese Weise behandelt werden, wobei auf die *Eigenblut-Behandlung* als biologische Basistherapie besonders hingewiesen sei → Seite 89.

Urtikaria, Quincke-Ödem L 50.0

Symptomatik	Arzneimittel
Urtikaria bei deutlicher Wärmeverschlechterung	Apis mellifica
Folge intensiver Sonnenbestrahlung L 56.3	Natrium chloratum
Folge von Kälteeinwirkung L 50.2	Solanum dulcamara
Urtikaria mit Brennschmerz	Urtica urens
Neigung zu allergischen Reaktionen	Acidum formicicum

Hinweis: Die *Eigenblut-Behandlung* sollte als biologische Basistherapie zusätzlich durchgeführt werden (im akuten Stadium: C5, 1 × täglich 3 Tropfen) → Seite 89.

Apis mellifica

Quaddelbildung, ödematöse Schwellung; hellrote bis blasse Hautfarbe, Gefühl von brennender Hitze mit deutlicher Berührungsempfindlichkeit des betroffenen Hautareals.
Besserung durch Kälteanwendung, bei Wärme deutliche Verschlechterung.

Dosierung: D6, 3–4 × täglich 5 Tropfen

Natrium chloratum

Urtikaria und »Frieselbildung« bei fettiger oder sehr trockener Haut, vor allem an der Stirn/Haargrenze. **Auslöser** sind zumeist **intensive Sonneneinstrahlung**, Aufenthalt am Meer sowie Verzehr von Meeresfrüchten; **Mallorca-Akne**.

Dosierung: D12, 2 × täglich 1 Tablette
D30, 5 Globuli als Einmalgabe (bedarfsweise Wiederholung)

Solanum dulcamara (Dulcamara)

Urtikaria durch Erkältung und Durchnässung als Folge von raschem Wetter- und Klimawechsel (von warm nach kalt).

Dosierung: D6, 3–4 × täglich 5 Tropfen

Urtica urens

Urtikaria mit starkem Brennschmerz, Jucken bei deutlicher Wärmeverschlechterung.

Dosierung: D4, 3–4 × täglich 5 Tropfen

Acidum formicicum

Akute Hautreaktion (z.B. Quincke-Ödem) bei bekannter allergischer Anamnese; allgemeine Empfindlichkeit gegen Kälte und Nässe.
Auch als **Basistherapie** in Kombination mit einem Homöopathikum oder in Verbindung mit Eigenblut.

Dosierung: D12, 1–2 × wöchentlich 1 Ampulle i.v.
oder 1–2 × täglich 5 Tropfen oral
D200: 1 Ampulle i.v. als Einmalgabe

Arzneimittelexanthem L 27.0

Arzneimittelinduzierte Hautveränderungen sind morphologisch oft nicht von Hauterkrankungen anderer Ätiologie zu unterscheiden (Anamnese!).

Symptomatik	Arzneimittel
Haut- und Darmsymptomatik	Okoubaka
Zustand nach Antibiotika-Therapie	Phosphorus
Dermatitis, akneforme Pusteln	Strychnos nux vomica

Hinweis: Die *Eigenblut-Behandlung* sollte als biologische Basistherapie zusätzlich durchgeführt werden (im akuten Stadium: C5, 1 × täglich 3 Tropfen) → Seite 89.

Okoubaka

Unverträglichkeit von chemisch-synthetischen Substanzen; dabei **Exanthementwicklung** und/oder **enteritische Symptome**.

Dosierung: D3, 3 × täglich 1 Tablette

Phosphorus

Trocken-schuppendes Exanthem als Folge einer Antibiotika-Therapie; brennende Schmerzen.

Dosierung: D12, 2 × täglich 5 Tropfen
D30, 5 Globuli als Einmalgabe (bedarfsweise Wiederholung)

Strychnos nux vomica (Nux vomica)

Polymorphe, arzneimittelinduzierte Exantheme; akneforme Pusteln.

Dosierung: D6, 3 × täglich 5 Tropfen

Ekzemkrankheiten

Die Ekzemkrankheiten lassen sich aufgrund ihres klinischen Bildes bestimmten Ekzemtypen, d.h. klinischen Indikationen zuordnen.
Aus Gründen der therapeutischen Übersicht ist eine gewisse Zuordnung von Homöopathika dabei möglich (Organotropie). Zur längerfristigen Behandlung ist die Anwendung von personotropen Homöopathika notwendig, vgl. → Seite 26.

Kontaktekzem L 25.9

Das allergische Kontaktekzem ist je nach akutem oder chronischem Stadium gemäß Erscheinungsbild zu behandeln. Bei toxisch bedingtem Kontaktekzem ist analog vorzugehen; vgl. auch → *Hautschäden und Hautverletzungen*, Seite 166.

Akutes Stadium L 30.9

Symptomatik	Arzneimittel
Hoch akute Entzündungssymptomatik	Atropa belladonna
Ödematöse Schwellung	Apis mellifica
Bläschenbildung	Rhus toxicodendron

Hinweis: Die *Eigenblut-Behandlung* sollte als biologische Basistherapie zusätzlich durchgeführt werden (im akuten Stadium: C5, 1 × täglich 3 Tropfen) → Seite 89.
Als Externum empfiehlt sich **Cardiospermum-Salbe.**

Atropa belladonna (Belladonna)

Rötung und Überwärmung der Haut mit hoch akuter Entzündungssymptomatik.

Dosierung: D6, anfangs bis stündlich 3 Tropfen

Apis mellifica

Ödematöse Schwellung, Bildung von Quaddeln; hellrote bis blasse Hautfarbe. Gefühl von brennender Hitze mit großer Berührungsempfindlichkeit der betroffenen Hautfläche.
Besserung durch Kälteanwendung.

Dosierung: D6, 3–4 × täglich 5 Tropfen

Rhus toxicodendron

Erysipelartige Schwellung mit Bildung von kleineren Bläschen. Geröteter Hof, wässrig-seröser Inhalt; Brennschmerzen.
Verschlechterung durch Kälte- und Wasseranwendung.

Dosierung: D12, 2–3 × täglich 5 Tropfen

Chronisches Stadium L 30.9

Die genannten Homöopathika eignen sich vor allem zur Initialtherapie.
Längerfristig sind **Konstitutionsmittel** → Seite 174 induziert.

Symptomatik	Arzneimittel
Trocken-ekzematöse Haut	Acidum nitricum
Schleimartige Sekretion	Calcium carbonicum
Tief gehende Hautrisse, Brennschmerz	Petroleum
Basisbehandlung	Acidum formicicum

Hinweis: Die *Eigenblut-Behandlung* sollte als biologische Basistherapie zusätzlich durchgeführt werden → Seite 89.
Als Externum empfiehlt sich **Cardiospermum-Salbe.**

Acidum nitricum

Sehr trockene, zu Rissen neigende ekzematöse Haut, schmerzhaft und leicht blutend; gelbliche Hautverfärbung, oft auch Schuppenbildung.
Deutliche Verschlechterung durch Wasseranwendung.

Dosierung: D12, 2 × täglich 5 Tropfen

Calcium carbonicum

Trockene Haut, auch mehlartige Schuppenbildung oder serös-eitrige Sekretionen. Allgemein eher pastöser Habitus mit schlaffer Haut. Neigung zu Atemwegskatarrhen mit Lymphadenopathie.

Dosierung: D12, 2 × täglich 1 Tablette

Petroleum

Sehr tief gehende Risse in den betroffenen Hautstellen, die **Haut wirkt insgesamt schmutzig**. Blutungstendenz und Brennschmerz der Risse. Verschlechterung durch Wasseranwendung und in Kälte.

Dosierung: D12, 2 × täglich 5 Tropfen

Acidum formicicum

Als **Basisbehandlung bei Dermatosen**; auch in Verbindung mit Eigenblut.

Dosierung: D12, 1–2 × wöchentlich 1 Ampulle i.v.
oder 1–2 × täglich 5 Tropfen oral
D200: 1 Ampulle i.v. als Einmalgabe

Nummuläres Ekzem L 30.0

Münzförmige Anordnung der Ekzemherde, die zu mikrobieller Besiedelung neigen.

Symptomatik	Arzneimittel
Mehlartige Schuppung oder schleimig-eitrige Sekretion	Calcium carbonicum
Ringförmige, trockene Exantheme	Sepia
Anfangs nässende, später stark schuppende Exantheme	Sulfur

Hinweis: Die *Eigenblut-Behandlung* sollte als biologische Basistherapie zusätzlich durchgeführt werden (im akuten Stadium: C5, 1 × täglich 3 Tropfen) → Seite 89.
Als Externum empfiehlt sich **Cardiospermum-Salbe.**

Calcium carbonicum

Trockene Haut, auch mehlartige Schuppenbildung oder schleimig-eitrige Sekretionen. Allgemein eher pastöser Habitus mit schlaffer Haut.
Neigung zu Atemwegskatarrhen mit Lymphadenopathie.

Dosierung: D12, 2 × täglich 1 Tablette

Sepia

Häufig ringförmige, meist sehr trockene Exantheme, auch mit Schuppen und Krusten besetzt. Deutliche Verschlechterung durch Wasser und im Winter. Oftmals hormonelle Dysfunktion.

Dosierung: D12, 2 × täglich 5 Tropfen
D30, 1–2 × wöchentlich 5 Globuli

Sulfur

Vorwiegend an den Streckseiten lokalisierte, **anfangs nässende, später stark schuppende und stark juckende Exantheme**; oft auch Brennschmerzen. Allgemein schmutzig wirkende Haut.

Dosierung: D12, 1 × täglich 1 Tablette
(Reaktion beobachten!)

Dyshidrotisches Ekzem L 30.1

Polyätiologisches Krankheitsbild mit juckenden Bläschen, die auch zu Blasen konfluieren können; die typische Lokalisation ist im Hand- und Fußbereich (Innenflächen).
Häufigste Differenzialdiagnose bei Eiterung: pustulöse Psoriasis der Hände und Füße.

Symptomatik	Arzneimittel
Bläschen, Krustenbildung	Daphne mezereum
Wasserhelle Bläschen, Pustelbildung	Rhus toxicodendron
Bläschen mit Eiterungstendenz	Psorinum-Nosode

Hinweis: Die *Eigenblut-Behandlung* sollte als biologische Basistherapie zusätzlich durchgeführt werden (im akuten Stadium: C5, 1 × täglich 3 Tropfen) → Seite 89.
Als Externum empfiehlt sich **Cardiospermum-Salbe.**

Daphne mezereum (Mezereum)

Mit heller Flüssigkeit gefüllte Bläschen, die sich öffnen und Krusten bilden. Juckreiz, brennende Schmerzen.

Dosierung: D6, 2 × täglich 5 Tropfen

Rhus toxicodendron

Kleine, anfänglich wasserklare Bläschen, Neigung zu Pustelbildung; starke Brennschmerzen.

Dosierung: D12, 2 × täglich 5 Tropfen

Psorinum-Nosode

Kleine Bläschen mit Eiterungstendenz bei extremem Juckreiz; starke Schweißbildung.
Chronischer Prozess.

Dosierung: D30, 1–2 × wöchentlich 5 Globuli und seltener, je nach Reaktion

Seborrhoisches Ekzem L 21.9

Dermatose der seborrhoischen Areale mit schuppenden Erythemen; sie ist häufig mit Pilzbesiedelung verbunden.

Symptomatik	Arzneimittel
Trocken-schuppende Haut	Calcium carbonicum
Fettige, großporige Haut	Graphites
Trockene und fettige Hautpartien	Natrium chloratum
Unreine Haut mit Eiterungsneigung	Sulfur
Seborrhoische Haut, Komedonen	Thuja occidentalis

Hinweis: Die *Eigenblut-Behandlung* sollte als biologische Basistherapie zusätzlich durchgeführt werden

(im akuten Stadium: C5, 1 × täglich 3 Tropfen) → Seite 89.
Als Externum empfiehlt sich **Cardiospermum-Salbe** bei entzündlicher Haut mit Juckreiz, **Mahonia-aquifolium-Salbe** ist bei trocken-schuppender Haut anzuraten.

Calcium carbonicum

Trocken-schuppige Haut bei leichter Hautrötung; Befall der Kopfhaut, Anamnestisch Milchschorf, atopischer Formenkreis und chronisch rezidivierende Atemwegskatarrhe.
Adipöser Typus.

Dosierung: D12, 2 × täglich 1 Tablette

Graphites

Eher fettige Haut, großporig, unrein mit **Eiterungsneigung und übel riechender Sekretion**; auch Befall der Kopfhaut.
Adynamischer Typ.

Dosierung: D12, 2 × täglich 1 Tablette

Natrium chloratum

Haut-Haar-Grenze besonders betroffen, **fettige und gleichzeitig sehr trockene Hautpartien**.
Anfängliche Verschlechterung vor allem am Meer und in der Sonne.

Dosierung: D12, 2 × täglich 1 Tablette

Sulfur

Allgemein sehr **unreine Haut mit Neigung zu Eiterungsprozessen**; auffallende Unverträglichkeit von Wasseranwendungen.

Dosierung: D12, 1 × täglich 1 Tablette
(Reaktion beachten!)

Thuja occidentalis

Überwiegend sehr **fettige Haut**, auch mit Neigung zu Komedonenbildung, **multiple Warzen**.
Anamnestisch bestehen chronisch-rezidivierende Schleimhautkatarrhe der Atemwege und der ableitenden Harnwege.

Dosierung: D12, 2 × täglich 5 Tropfen

Photoallergische Hautreaktionen L 59.9

Bei Allergiekontakt und zusätzlicher Lichtexposition tritt nach einigen Stunden die Hautreaktion auf, die anfangs als Erythem und Ödem, später mit Papulo-Vesikeln imponiert.

Symptomatik	Arzneimittel
Bläschen, Pusteln	Acidum hydrofluoricum
Urtikarielles Exanthem	Hypericum perforatum
Exanthem an Haut-Haar-Grenze	Natrium chloratum
Effloreszenzen mit prämenstrueller Verschlechterung	Pulsatilla pratensis

Hinweis: Die *Eigenblut-Behandlung* sollte als biologische Basistherapie zusätzlich durchgeführt werden (im akuten Stadium: C5, 1 × täglich 3 Tropfen) → Seite 89.
Als Externum empfiehlt sich **Cardiospermum-Salbe.**

Acidum hydrofluoricum

Bläschen und Pusteln mit Juckreiz; allgemein reduzierter Hautturgor. Nebenbefund: spröde und brüchige Nägel.

Dosierung: D12, 2 × täglich 5 Tropfen

Hypericum perforatum

Papulöses oder urtikarielles Exanthem; die Effloreszenzen können sehr formenreich sein.

Dosierung: D6, 2–3 × täglich 5 Tropfen

Natrium chloratum

Bläschenartiges Exanthem mit Neigung zu Pustelbildung, typischerweise an Haut-Haar-Grenze.
Charakteristischer Hinweis ist eine atopische Belastung mit Verschlechterung der Hautsymptomatik am Meer und nachfolgender Besserung.

Dosierung: D12, 2 × täglich 1 Tablette

Pulsatilla pratensis

Exanthem, auch **nässend, mit Bildung von Papeln und Pusteln**; urtikarielles Exanthem.
Prämenstruelle Verschlechterung; Regelanomalien. Ausgeprägte venöse Belastung (Venopathie).

Dosierung: D12, 2 × täglich 5 Tropfen

Endogenes Ekzem L 20.9

Das endogene Ekzem (atopische Dermatitis, Neurodermitis) ist die häufigste Ekzemkrankheit des Kindesalters auf der Basis einer Atopie (vgl. auch → *Inhalationsallergien*, Seite 134). Die genannten Homöopathika eignen sich zur Initialtherapie; längerfristig muss mit sorgfältig gewählten Konstitutionsmitteln behandelt werden; eine *Eigenblut-Behandlung* sollte zusätzlich durchgeführt werden.

Als weitere Basismaßnahmen seien Diätetik und Symbioselenkung sowie eine konsequente psychische Betreuung von Kind und Eltern genannt.
Aus Gründen der besseren Übersicht werden die Homöopathika einer überwiegend *trockenen Form* resp. *nässenden Form* des Ekzems zugeordnet.

Nässendes Ekzem L 30.8

Symptomatik	Arzneimittel
Nässendes Ekzem mit Krustenbildung	Daphne mezereum
Blutende Exkoriation, übel riechend	Kreosotum
Ekzem insbesondere am Kopf	Nerium oleander
Nässendes Ekzem mit katarrhalischen Erscheinungen	Vinca minor

Hinweis: Die *Eigenblut-Behandlung* sollte als biologische Basistherapie zusätzlich durchgeführt werden (im akuten Stadium: C5, 1 × täglich 3 Tropfen) → Seite 89.
Als Externum kann **Cardiospermum-Salbe** angewendet werden.

Daphne mezereum (Mezereum)

Stark juckendes, nässendes Ekzem mit Krustenbildung; schleimig-eitrige Sekretion; auch Bläschenbildung.
Verschlechterung durch Waschen und in Bettwärme.

Dosierung: D6, 3 × täglich 5 Tropfen

Kreosotum

Nässendes, **schorf-bildendes Ekzem**, sehr übel riechend. **Neigung zu blutenden Exkoriationen** (»kratzt sich wund«).

Dosierung: D12, 3–4 × täglich 5 Tropfen

Nerium oleander (Oleander)

Juckendes und nässendes Ekzem, insbesondere im Kopfbereich; auch Befall des Gehörganges.

Dosierung: D6, 2–3 × täglich 5 Tropfen

Vinca minor

Nässendes Ekzem, auch mit Bläschenbildung; generalisierter Juckreiz. Häufiges Begleitsymptom sind Entzündungen an Augen und Ohren.

Dosierung: D4, 3 × täglich 5 Tropfen

Trockenes Ekzem L 30.8

Symptomatik	Arzneimittel
Rissige, trocken-spröde Haut	Alumina
Exanthem am Haut-Schleimhaut-Übergang	Petroleum
Krustenbildung	Lycopodium
Anfangs nässendes, später trockenes Ekzem	Graphites

Hinweis: Die *Eigenblut-Behandlung* sollte als biologische Basistherapie zusätzlich durchgeführt werden (im akuten Stadium: C5, 1 × täglich 3 Tropfen) → Seite 89.
Als Externum empfiehlt sich **Mahonia-aquifolium-Salbe.**

Alumina

Rissige, trocken-spröde Haut; durch Kratzen leicht verletzbare Haut mit anschließendem Bluten.
Allgemein aufgesprungene Haut und Lippen; Obstipationsneigung.

Dosierung: D12, 1–2 × täglich 1 Tablette

Petroleum

Anfänglich **trocken-schrundiges, aber auch nässendes Ekzem**; Lokalisation insbesondere an Haut und Schleimhäuten. Schmerzhafte Risse an den Fingerspitzen; schlechte Heilungstendenz; Winterverschlechterung.

Dosierung: D12, 1–2 × täglich 5 Tropfen

Lycopodium

Trocken-krustiges Ekzem, tiefe Rissbildung mit deutlicher Verschlechterung durch Wasseranwendung. Eine typische Lokalisation ist die Hohlhand.
Hepatogene Belastung.

Dosierung: D12, 1–2 × täglich 1 Tablette

Graphites

Anfangs **übel riechendes, nässendes, gelblich gefärbtes Sekret**; später trocken-krustiges Ekzem mit Zeichen der Lichenifikation, auch mit Rissbildung und weißlich-dicken Schuppen.

Dosierung: D6, 2–3 × täglich 1 Tablette

Inhalationsallergien J 30.3

Die allergisch bedingten Atemwegserkrankungen wie Pollinosis (Rhinitis allergica) und Asthma bronchiale machen zur längerfristigen Behandlung eine personotrope Homöopathie notwendig*.
Die Initialtherapie der Pollinosis kann mit den folgenden Homöopathika durchgeführt werden.

Symptomatik	Arzneimittel
Reichlich wässriges Nasen- und Augensekret mit Niesanfällen	Galphimia glauca
Stark gereizte Konjunktiven	Euphrasia officinalis
Scharf brennendes Nasensekret	Sinapis nigra
Wässriges/dickflüssiges Nasensekret, Gaumenjucken	Schoenocaulon officinale
Allergischer Formenkreis	Propolis

Hinweis: Die *Eigenblut-Behandlung* sollte als biologische Basistherapie zusätzlich durchgeführt werden (im akuten Stadium: C5, 1 × täglich 3 Tropfen) → Seite 89.

Galphimia glauca

Starker Fließschnupfen mit gehäuftem Niesen; **Konjunktiven entzündlich gerötet**, Tränen. Erschwertes Durchatmen, **asthmoide Komponente**.

Dosierung: D4, 3–4 × täglich 5 Tropfen

* Vgl. auch Kapitel »Pädiatrie«, Seite 397 ff.

Euphrasia officinalis

Brennend heißes Tränensekret; Blepharospasmus mit Lichtscheu; mildes wässriges Nasensekret.

Dosierung: D4, 3–4 × täglich 5 Tropfen

Sinapis nigra

Scharf brennendes Nasensekret mit wechselseitiger Nasenschleimhautschwellung, gehäuftes Niesen.
Hitze- und Brenngefühl an den Augen und im Rachenraum.

Dosierung: D4, 3–4 × täglich 5 Tropfen

Schoenocaulon officinale (Sabadilla)

Anfangs wässriges, danach dickflüssiges Nasensekret, auch mit verlegter Nasenatmung. Gefühl von Brennen an Augen und Nase; **starker Juckreiz am Gaumen**.
Kreislauflabilität.
Anamnestisch gehäufte Rhino-Sinusitis; bewährt auch bei Hausstaubmilbenallergie.

Dosierung: D6, D12, 2–3 × täglich 5 Tropfen

Propolis

Allergische Reaktionen an den Schleimhäuten mit Augentränen und wässrigem Nasensekret; **ekzematöse Hautbelastung (Atopie)**.

Dosierung: D4, 3–4 × täglich 5 Tropfen

Psoriasis L 40.9

Die Psoriasis ist eine gutartige erbliche Dispositionskrankheit der Haut.
Sonderformen stellen die relativ seltene Psoriasis pustulosa (vgl. auch → die unter *Herpes* genannten Homöopathika, Seite 105) sowie die häufigere Psoriasis arthropathica* dar.

Die genannten Homöopathika eignen sich bevorzugt zur Initial- und Intervalltherapie; längerfristig müssen personotrope Homöopathika eingesetzt werden. Die *Eigenblut-Behandlung* sollte als biologische Basistherapie zusätzlich durchgeführt werden → Seite 89.

Symptomatik	Arzneimittel
Lokalisation an Armen und Beinen	Corallium rubrum
Starke Schuppenbildung, Verkrustung	Hydrocotyle asiatica
Entzündlich-schuppende Herde	Mahonia aquifolium
Entzündliche Papeln	Sarsaparilla
Externe Vorbehandlung	Sulfur
Basisbehandlung	Acidum formicicum

Hinweis: Zur externen Behandlung eignet sich **Mahonia-aquifolium-Salbe.**

* Vgl. auch Kapitel »Rheumatologie und Orthopädie«, Seite 199 ff.

Corallium rubrum

Psoriatiforme Plaques, eher purpurfarben mit bevorzugter Lokalisation an Armen und Beinen.

Dosierung: D4, 2 × täglich 1 Tablette

Hydrocotyle asiatica

Sehr starke Schuppenbildung und auch Verkrustung bei insgesamt sehr trockenem Hautbild.

Dosierung: D3, 2–3 × täglich 5 Tropfen

Mahonia aquifolium (Berberis aquifolium)

Typische entzündlich-schuppende Herde, vor allem auch im Gesicht und in behaarten Bereichen. Anamnestisch kann eine Belastung der Nieren bestehen.

Dosierung: D2, 2–3 × täglich 5 Tropfen
Mahonia-aquifolium-Salbe

Sarsaparilla

Entzündliche Papeln mit starkem Juckreiz; Schuppenbildung. Die menstruationsbedingte Verschlechterung der Plaques ist ein weiterer Hinweis.

Dosierung: D6, 2 × täglich 5 Tropfen

Sulfur

Zur Initialtherapie bei langjähriger Lokalbehandlung vor allem mit Kortikoiden.
Allgemein schmutzig wirkendes Hautbild bei Neigung zu Entzündungen. Hepatopathie.

Dosierung: D12, 1 × täglich 1 Tablette
D30, 1–2 × wöchentlich 5 Globuli
(Reaktion beobachten!)

Acidum formicicum

Zur **Basisbehandlung** auch in Verbindung mit Eigenblut. Besonders charakteristisch ist die stark gerötete Haut mit Brennschmerz. Psoriasis arthropathica.
Allgemeine Verschlechterung durch Feuchte und Nässe.

Dosierung: D12, 1–2 × wöchentlich 1 Ampulle i.v.
oder 1–2 × täglich 5 Tropfen oral
D200: 1 Ampulle i.v. je nach Reaktion wiederholen

Akne und akneähnliche Hautkrankheiten

Übersicht

Akne, S. 139 – Nachbehandlung, S. 142 – Rosacea, S. 143 – Periorale Dermatitis, S. 144

Akne L 70.9

Die Akne ist eine entzündliche Hauterkrankung besonders talgdrüsenreicher Hautregionen. Je nach Effloreszenzen lassen sich Acne comedonica, Acne papulo-pustulosa und die Acne conglobata unterscheiden.

Symptomatik	Arzneimittel
Komedonen-Akne L 70.7	Mahonia aquifolium
Seborrhoisches Hautbild, Pusteln	Selenium
Fettig-glänzende Gesichtshaut, Warzenbildung	Thuja occidentalis
Akne-Pusteln bei Mischhaut	Natrium chloratum
Akne juvenilis im Brust-Rücken-Bereich	Juglans regia
Akne bei prämenstrueller Verschlechterung	Pulsatilla pratensis
Verhärtete Akne-Knoten	Sulfur jodatum
Abgekapselte Akne-Knoten	Kalium bromatum

Als Externum empfiehlt es sich, einen mit **Calendula** ∅ (1:10) getränkten Wattebausch auf die betroffenen Hautstellen aufzulegen und anschließend **Echinacea-Salbe** oder **Hamamelis-Salbe** aufzutragen.
Bei Acne comedonica bewährt sich auch **Mahonia-aquifolium-Salbe.**

Hinweis: Die *Eigenblut-Behandlung* sollte als biologische Basistherapie zusätzlich durchgeführt werden → Seite 89.

Mahonia aquifolium (Berberis aquifolium)

Unreines Hautbild, seborrhoisch, sehr stark mit Komedonen durchsetzt; Pustelbildung, stark schuppende Hautareale.

Dosierung: D2, 2–3 × täglich 5 Tropfen

Selenium

Seborrhoisches Hautbild mit zahlreichen Komedonen, zur Eiterung neigende, vergrößerte Talgknoten. **Nagelveränderungen; Schweißneigung**. Prämenstruelle Verschlechterung der Symptomatik.
Androgenoider Typ.

Dosierung: D12, 1–2 × täglich 1 Tablette
D30, 1–2 × wöchentlich 5 Globuli

Thuja occidentalis

Seborrhö; auffällige Warzenbildung, (weich, bräunlich und erhaben).
Charakteristisch ist die **Neigung zu chronisch rezidivierenden Infekten** der Atemwege und der ableitenden Harnwege.

Dosierung: D12, 2 × täglich 5 Tropfen
D 30, 1–2 × wöchentlich 5 Globuli

Natrium chloratum

Komedonen und Pusteln vor allem an der Stirn-Haar-Grenze; eher Mischhaut; auch bei Mallorca-Akne.
Deutliche Verschlechterung durch Aufenthalt am Meer und in der Sonne, danach Besserung der Haut.

Dosierung: D12, 2 × täglich 1 Tablette
D30, 1–2 × wöchentlich 5 Globuli

Juglans regia

Entzündlich-pustulöses Hautbild (**Acne juvenilis**) vor allem im Gesicht sowie im Brust- und Rückenbereich.

Dosierung: D4, 2–3 × täglich 5 Tropfen

Pulsatilla pratensis

Pusteln und akneartige Effloreszenzen **bei prämenstrueller Verschlechterung**.
Hinweisend sind Regelanomalien sowie die Unverträglichkeit von fetten Speisen.

Dosierung: D12, 2 × täglich 5 Tropfen

Sulfur jodatum

Komedonen, Papeln und Pusteln; derbe, **zur Abkapselung neigende Akneknoten, Furunkel**.
Häufiges Begleitsymptom ist eine Obstipation.
Allgemein unreine, großporige, schmutzig wirkende Haut.

Dosierung: D6, 2 × täglich 1 Tablette

Kalium bromatum

Harte, abgekapselte Akneknoten mit bläulicher oder bräunlicher Verfärbung, oft stark juckend.
Bevorzugte Lokalisationen sind Gesicht, Brust- und Rückenbereich.

Dosierung: D6, 2 × täglich 1 Tablette

Nachbehandlung der Akne

Vor allem bei der Acne papulo-pustulosa und Acne conglobata bewährt sich eine Nachbehandlung der häufig kosmetisch störenden Narbenreste resp. der oft anhaltenden sichtbaren Hautveränderungen (Rötung).

Symptomatik	Arzneimittel
Langsam abklingende Entzündung	Arnica montana
Nachbehandlung eröffneter Pusteln	Ruta graveolens
Narbengewebe, Keloid	Acidum silicicum

Hinweis: Lokalmaßnahmen vgl. auch → *Akne*, Seite 139.

Arnica montana

Nur **langsam abklingende Entzündung** der Akne-Pusteln; immer wieder erneutes Auftreten von furunkelähnlichen Pusteln.

Dosierung: D12, 2 × täglich 5 Tropfen

Ruta graveolens

Zur beschleunigten Abheilung der spontan oder artifiziell eröffneten Akne-Pusteln. Wichtiges Arzneimittel zur Nachbehandlung schlecht abheilender Effloreszenzen.

Dosierung: D6, 2–3 × täglich 5 Tropfen

Acidum silicicum (Silicea)

Zur **Nachbehandlung von Narbengewebe**, auch bei Neigung zu **Keloid-Bildung**.
Typisch sind auch reaktionsträge Pusteln.

Dosierung: D6, 2 × täglich 1 Tablette

Hinweis: Als Zwischengabe kann Acidum hydrofluoricum D30, 1–2 × wöchentlich 5 Globuli eingesetzt werden.

Rosacea L 71.8

Gesichtsdermatose mit Papeln, Pusteln und Teleangiektasien auf entzündlicher Haut; auch Auftreten eines Rhinophyms. Bevorzugt in der 2. Lebenshälfte.

Symptomatik	Arzneimittel
Symmetrische Lokalisation, Teleangiektasien	Arnica montana
Papel- und Pustelbildung, Rhinophym	Aurum metallicum
Bläulich-rote Gesichtsfarbe, Zyanose	Lachesis mutus
Blau-rote, fleckige Hautverfärbung	Artemisia abrotanum

Hinweis: Die *Eigenblut-Behandlung* sollte als biologische Basistherapie zusätzlich durchgeführt werden → Seite 89.
Als Externum empfiehlt sich **Artemisia-abrotanum-Salbe.**

Arnica montana

Eher **symmetrische Lokalisation**, rötlich-violette Farbe; Teleangiektasien.
Vollblütiger, stämmiger Typus mit Hypertonie-Neigung.

Dosierung: D12, 2 × täglich 5 Tropfen
D30, 1–2 × wöchentlich 5 Globuli

Aurum metallicum

Gerötetes Gesicht, Neigung zu **Papel- und Pustelbildung**, auch keratotisches Hautbild. **Rhinophym**, auch bei Mitbeteiligung der Augen, übel riechende Sekretionen.
Habitus apoplecticus.

Dosierung: D6, D12, 1–2 × täglich 1 Tablette
D30, 1–2 × wöchentlich 5 Globuli

Lachesis mutus

Bläulich-rote Gesichtsfarbe, zyanotisch. Rhinophym; Alkoholabusus.
Pektanginöse Beschwerden; klimakterisches Syndrom.
Unverträglichkeit von Wärme und enganliegender Kleidung.

Dosierung: D12, 1–2 × täglich 1 Tablette
D30, 1–2 × wöchentlich 5 Globuli

Artemisia abrotanum (Abrotanum)

Blaurote, fleckige Hautverfärbung; Neigung zu Frostschäden.
Schlanke Statur trotz reichlichem Appetit; Lymphadenopathie.

Dosierung: D2, 2–3 × täglich 5 Tropfen

Periorale Dermatitis L 71.0

Die periorale Dermatitis ist eine entzündliche Dermatose unklarer Ätiologie, von der vor allem Frauen jüngeren und mittleren Alters betroffen sind.
Die Homöotherapie berücksichtigt vor allem die konstitutionellen Merkmale.

Symptomatik	Arzneimittel
Adynamischer, phlegmatischer Typ	Graphites
Psychosomatische Stigmatisierung	Natrium chloratum
Perimenopausale Symptomatik	Sepia

Hinweis: Die *Eigenblut-Behandlung* sollte als biologische Basistherapie zusätzlich durchgeführt werden → Seite 89.

Graphites

Trocken-entzündete Haut oder übel riechende, gelblich gefärbte Sekretion; Neigung zur Krustenbildung.
Adynamischer, phlegmatischer Typ.

Dosierung: D12, 1–2 × täglich 1 Tablette
D30, 1–2 × wöchentlich 5 Globuli

Natrium chloratum

Häufig entzündete Haut, auch mit Sekretion, die als scharf und salzig empfunden wird; schuppendes Erythem bei trockener Haut.
Psychosomatische Stigmatisierung (psychisches Trauma). Beeinflussung der Hautsymptomatik durch Aufenthalt am Meer und in der Sonne.

Dosierung: D12, 1–2 × täglich 1 Tablette
D30, 1–2 × wöchentlich 5 Globuli

Sepia

Herpetiformes Exanthem, auch papulös bei meist trockener Haut oder aber seborrhoisches Hautbild mit Pusteln.
Übel riechende Schweißsekretion.
Zustand nach Hysterektomie; perimenopausale Symptomatik.

Dosierung: D12, 1–2 × täglich 1 Tablette
D30, 1–2 × wöchentlich 5 Globuli

Exanthemische und Blasen bildende Hautkrankheiten R 21

Unter dem Begriff der exanthemischen Hautkrankheiten werden z.B. die Parapsoriasis-Gruppe oder der Lichen ruber zusammengefasst, deren Ätiologie weitgehend im Unklaren liegt. Zu den Blasen bildenden Hauterkrankungen gehören chronisch verlaufende Hautkrankheiten unterschiedlicher Genese wie z.B. die Pemphigus-Krankheiten oder die Dermatitis herpetiformis Duhring.
Der organotrope Therapieansatz zur Initial- und Intervalltherapie berücksichtigt bei der Arzneimittelwahl die Morphologie; je nach Effloreszenzen sind die in den anderen Kapiteln beschriebenen Homöopathika zu berücksichtigen. Längerfristig ist jedoch eine konstitutionelle Behandlung notwendig, die eine individuelle Arzneimittelwahl voraussetzt.
Folgende Arzneimittel werden dabei in der Praxis häufig angewandt:

Exanthemisch	Blasen bildend
Atropa belladonna	Apis mellifica
Lachesis mutus	Lytta vesicatoria
Okoubaka	Natrium chloratum
Phosphorus	Rhus toxicodendron
Strychnos nux vomica	Solanum dulcamara
Sulfur	Urtica urens

Hinweis: Die *Eigenblut-Behandlung* sollte als biologische Basistherapie zusätzlich durchgeführt werden → Seite 89.

Für eine mögliche Homöotherapie eines Lichen Vidal oder einer zirkumskripten Sklerodermie ist ein analoges Vorgehen notwendig.

Benigne Tumoren und Nävi

Übersicht

Seborrhoische Warzen, S. 147 – Fibrome, S. 148 – Zysten, S. 149 – Nävi, S. 150 – Hämangiome, S. 150

Benigne Tumoren entwickeln sich aus der Epidermis resp. den Hautanhangsgebilden; sie können in zahlreichen Formen auftreten.

Seborrhoische Warzen B 07

Hellbraune bis schwarze, breitbasige, epidermale Akanthose.

Symptomatik	Arzneimittel
Atrophische Haut, dunkle Warzen	Acidum arsenicosum
Dunkle, auch gezackte Warzen	Lycopodium
Multiple, dunkle Warzen	Thuja occidentalis

Acidum arsenicosum (Arsenicum album)

Schuppende, atrophische Haut mit dunkel-schwärzlichen Warzen, oft auch brennend-juckende Empfindung bei eher kühler Haut.

Dosierung: D12, 1–2 × täglich 5 Tropfen
D30, 1–2 × wöchentlich 5 Globuli

Lycopodium

Dunkle Warzen, auch gezackt aussehend bei eher dunklem Teint. Häufig besteht eine Hepatopathie; ekzematöse Belastung.

Dosierung: D12, 1–2 × täglich 1 Tablette
D30, 1–2 × wöchentlich 5 Globuli

Thuja occidentalis

Multiple Warzen, auch dunkle Alterswarzen; Seborrhö. Verdicktes Hautprofil (Orangenhaut).
Neigung zu rezidivierenden Infekten.

Dosierung: D12, 1–2 × täglich 5 Tropfen
D30, 1–2 × wöchentlich 5 Globuli

Fibrome D 23.9

Fibrome können als weich gestielte oder derbe Strukturen auftreten.
Die darunter subsummierten Keloide vgl. → *Hautschäden und Hautverletzungen*, Seite 166.

Symptomatik	Arzneimittel
Weiche, gestielte Fibrome	Acidum nitricum
Derbe Fibrome	Acidum silicicum

Acidum nitricum

Eher weiche, **gestielte fibromatöse Struktur** mit Neigung zur Blutung. Zumeist dunkle Verfärbung.

Dosierung: D12, 2 × täglich 5 Tropfen

Acidum silicicum (Silicea)

Überwiegend derbe, fibromatöse Struktur, hautfarben. Neigung zu chronischen Eiterungsprozessen (z.B. Fisteln).

Dosierung: D6, 2 × täglich 1 Tablette

Zysten L 72.0

Zysten haben einen Hohlraum und sind von einer epithelialen Zystenwand umgeben. Sie treten u.a. als Milien (stecknadelkopfgroße Zysten) oder als Atherom (Grützbeutel) auf.

Symptomatik	Arzneimittel
Pastöse Typen mit Lymphadenopathie	Calcium carbonicum
Milien	Delphinium staphisagria
Zur Resorption	Sulfur jodatum

Calcium carbonicum

Atherom bei eher **pastösen Menschen** mit Infektneigung der Atemwege; **Lymphadenopathie**. Kopfschweiße.

Dosierung: D6, D12, 1–2 × täglich 1 Tablette

Delphinium staphisagria (Staphisagria)

Bildung von **Milien** auch mit Entzündungsneigung. **Hohe Rezidivrate**.

Dosierung: D6, D12, 2 × täglich 5 Tropfen

Sulfur jodatum

Seborrhoische, furunkulöse Hautbelastung. Zur Resorption eines Atheroms.

Dosierung: D4, D6, 2 × täglich 1 Tablette

Nävi, Hämangiome D 22.9

Nävi (Muttermale) sind gutartige Fehlbildungen. Sie treten in unterschiedlichen Varianten auf.

Hinweis: Eine differenzialdiagnostische Abgrenzung zum Melanom ist notwendig!

Hämangiome (Blutschwämmchen) sind gutartige kapillare Gefäßneubildungen in der Haut; es kann zur spontanen Rückbildung kommen.
Die Homöotherapie orientiert sich vor allem auch an der Individualsymptomatik.

Symptomatik	Arzneimittel
Schlanke Statur, guter Appetit	Artemisia abrotanum
Überstreckbarkeit der Gelenke, Bindegewebsschwäche	Calcium fluoratum
Neigung zu Spontanhämatomen	Phosphorus
Ekzembelastung	Thuja

Artemisia abrotanum (Abrotanum)

Nävi, Hämangiome, bei **Kindern** mit großem Appetit und schlanker Statur **besonders bewährt**.

Dosierung: D2, 2–3 × täglich 5 Tropfen oder 5 Globuli

Calcium fluoratum

Nävi und Hämangiome. Allgemeine **Bindegewebsschwäche**, Überstreckbarkeit der Gelenke.

Dosierung: D6, D12, 2 × täglich 1 Tablette

Phosphorus

Hämangiome, Nävi; lichtempfindliche Haut. Auffallende Neigung zu Nasenbluten und Bildung von **Spontanhämatomen. Eher schlanke Statur**.

Dosierung: D12, 1–2 × täglich 5 Tropfen oder 5 Globuli
D30, 1–2 × wöchentlich 5 Globuli

Thuja

Hämangiome bei gleichzeitiger Ekzembelastung; rezidivierende Infekte.

Dosierung: D12, 1–2 × täglich 5 Tropfen
D30, 1–2 × wöchentlich 5 Globuli

Maligne Tumoren C 80

Präkanzerosen, maligne Tumoren und Paraneoplasien bedürfen der konventionellen Diagnostik und Therapie. Begleitend sollte die biologische Krebstherapie trotz ihrer überwiegend empirischen Grundlagen eingesetzt werden.
Die genannten Homöopathika verstehen sich als zusätzliche Therapiemöglichkeit und zur Begleitbehandlung von Folgeerscheinungen.

Symptomatik	Arzneimittel
Karzinom-Schmerzen	Acidum arsenicosum
Unerträgliches Brennen, Jucken	Kalium arsenicosum
Blutige Sekrete	Kreosotum
Schleimhaut-Affektionen	Hydrastis canadensis
Zustand nach Radiatio	Cadmium sulfuricum
Lymphödem	Acidum hydrofluoricum
Knochenmetastasen	Strontium carbonicum
Anregung des Leberstoffwechsels	Lophophytum leandri
Übelkeit, Brechreiz	Strychnos nux vomica

Acidum arsenicosum (Arsenicum album)

Extrem unruhiger Patient mit deutlich reduziertem EZ und AZ; Todesangst. Starke **Schmerzzustände** mit nächtlicher Verschlechterung.

Dosierung: D12, 2 × täglich 5 Tropfen
D30, 1–2 × wöchentlich 5 Globuli

Kalium arsenicosum

Unerträgliches Brennen und Jucken der Haut; blutende Exkoriationen. Anamnestisch langjährige therapieresistente Hauterkrankungen.

Dosierung: D6, 2 × täglich 1 Tablette
D30, 1–2 × wöchentlich 5 Globuli

Kreosotum

Bei starken Blutungen; **blutige, übel riechende und dünnflüssige Sekrete** bei karzinomatösen und ulzerösen Prozessen.

Dosierung: D6, 3–4 × täglich 5 Tropfen

Hinweis: Evtl. im Wechsel mit **Hamamelis D3**, **Bellis perennis** als Externum bei exulzerierenden, stinkenden Hautprozessen (1:10 mit Wasser verdünnt und als getränkte Mullkompresse auflegen).

Hydrastis canadensis

Bei kachektischen Karzinompatienten als Roborans (Versuch!). Affektionen der Schleimhäute nach Radio- und Chemotherapie.

Dosierung: D3, 3 × täglich 5 Tropfen

Hinweis: Im täglichen Wechel mit **Thuja occidentalis D4**, 3 × täglich 5 Tropfen.

Cadmium sulfuricum

Bei **Zustand nach Radiatio** zur Besserung des Allgemeinzustandes.

Dosierung: D12, 2 × täglich 1 Tablette

Acidum hydrofluoricum

Folgen von Röntgenbestrahlung, insbesondere Strahlungsschäden der Haut, sowie Lymphödeme.

Dosierung: D12, 2 × täglich 5 Tropfen.

Strontium carbonicum

Bei **Knochenschmerzen** infolge von Metastasen.

Dosierung: D12, 1–2 × täglich 1 Tablette

Lophophytum leandri (Flor de Piedra)

Zur **Anregung des Leberstoffwechsels** im Sinne der »Entlastung und Toxinausscheidung« unter Chemotherapie.

Dosierung: D6, 2–3 × täglich 1 Tablette

Strychnos nux vomica (Nux vomica)

Übelkeit und Brechreiz infolge von Zytostatika-Therapie.

Dosierung: D4, 3–4 × täglich 1 Tablette

Hinweis: Das Arzneimittel kann auch im Wechsel mit **Apomorphinum-D3**-Tabletten gegeben werden.

Proktologische Erkrankungen

Übersicht

Analekzem, S. 155 – Analfissur, S. 155 – Hämorrhoiden, S. 157 – Analthrombosen, S. 157

Analekzem, Analfissur L 30.9, K 60.2

Symptomatik	Arzneimittel
Fissura ani	Acidum nitricum
Fissura ani mit Hämorrhoiden	Krameria triandra
Analekzem	Alumina
Insuffizienz des Analsphinkters	Aloe
Abszedierender Prozess	Hepar sulfuris
Fistelnde Prozesse	Acidum silicicum
Pruritus ani, Hämorrhoiden	Sulfur

Hinweis: Neben analhygienischen und diätetischen Maßnahmen (weicher Stuhl) bewähren sich Sitzbäder mit **Eichenrindenextrakt**, anschließende Anwendung von **Paeonia- oder Hamamelis-Salbe.**

Acidum nitricum

Fissura ani mit starken **Splitterschmerzen**, die lange anhalten; Blutungsneigung, Hämorrhoiden.

Dosierung: D6, 2–3 × täglich 5 Tropfen

Krameria triandra (Ratanhia)

Fissura ani mit Hämorrhoiden; Brennen und Jucken am After, auch mit nässenden Schleimhautsekretionen.

Dosierung: D4, 3 × täglich 5 Tropfen

Alumina

Analekzem bei trockener und rissiger Haut; atonische Obstipation. Häufig chronifizierende Verläufe.

Dosierung: D12, 2 × täglich 1 Tablette

Aloe

Sphinkterschwäche mit unkontrollierbarem Stuhl- und Urinabgang. Blutende Hämorrhoiden.

Dosierung: D3, 2–3 × täglich 5 Tropfen

Hepar sulfuris

Abszedierende Entzündung, auch bei **paraproktitischen Abszessen**. Nach Eröffnung und Eiterabfluss auch zur Anregung der Granulation.

Dosierung: D12, 2–3 × täglich 1 Tablette

Acidum silicicum (Silicea)

Bei chronisch eiternden und fistelnden Prozessen, z.B. Analfisteln bei M. Crohn.

Dosierung: D6, D12, 2 × täglich 1 Tablette
D30, 1–2 × wöchentlich 1 Tablette

Sulfur

Pruritus ani: After schmerzhaft und wund, stark gerötet. Hämorrhoiden; obstipierter oder auch durchfälliger Stuhl. Ekzemneigung, Hepatopathie.

Dosierung: D12, 1 × täglich 1 Tablette
(Reaktion beobachten!)

Hämorrhoiden, Analthrombosen I 84.9, I 84.3

Hämorrhoidalleiden erfordern als Basistherapie eine ausgewogene Kost, da häufig eine Obstipation vorliegt.
Bei einer Analthrombose ist oftmals eine chirurgische Intervention notwendig.

Symptomatik	Arzneimittel
Hämorrhoidalleiden	Myrrhis odorata
Hämorrhoiden infolge Obstipation bei Reizmittelabusus	Strychnos nux vomica
Nässende, entzündlich gereizte Hämorrhoiden	Paeonia officinalis
Hämorrhoiden bei Hepatopathie	Silybum marianum
Analthrombose	Crotalus horridus

Hinweis: Vgl. die unter → *Phlebologische Erkrankungen und Beschwerden* genannten Homöopathika, Seite 159.

Myrrhis odorata

Hämorrhoidalleiden bei inneren und äußeren Hämorrhoiden.

Dosierung: D3, 3 × täglich 5 Tropfen
(10%ige Salbe als Rezeptur)

Strychnos nux vomica (Nux vomica)

Schmerzhafte Hämorrhoiden, nicht blutend.
Verschlechterung nach dem Stuhlgang; (spastische) **Obstipation bei Reizmittelabusus**.

Dosierung: D6, D 12, 2–3 × täglich 1 Tablette

Paeonia officinalis

Entzündlich gereizte Hämorrhoiden mit starker Berührungsempfindlichkeit; nässende Tendenz.
Schmerzen während und nach der Defäkation. **Analfissur** (nässend); Pruritus ani.

Dosierung: D3, 3 × täglich 5 Tropfen
(10%ige Salbe als Rezeptur)

Silybum marianum (Carduus marianus)

Hämorrhoiden bei Hepatopathie; Obstipation.

Dosierung: D3, 3 × täglich 1 Tablette

Crotalus horridus

Akute Analthrombose mit typischen Entzündungszeichen; dunkel-schwärzliche Verfärbung der Thrombose, Umgebung entzündlich geschwollen.

Dosierung: D12, anfangs 1 × täglich 1 Ampulle i.v. oder i.m., nach Abklingen des akuten Prozesses peroral D12, 2 × täglich 5 Tropfen
Bei starker Entzündung: **Crotalus horridus D12** und **Echinacea D4** als Mischinjektion i.v. oder i.m. gemäß obigem Dosierungsschema

Phlebologische Erkrankungen und Beschwerden

Übersicht

Phlebitis, S. 159 – Chronisch venöse Insuffizienz, S. 161

Erkrankungen des venösen Systems sind sehr häufig und bedürfen einer konsequenten Therapie. Die nachstehende Einteilung ist ein orientierender Anhaltspunkt.

Als Basisbehandlung sind physikalische Maßnahmen unumgänglich. Als Externa bewähren sich (vgl. → Seite 172):
- bei Varikose: **Sabdariffa-Salbe**
- bei Stauungsdermatose: **Cardiospermum-Salbe**
- beim Ulcus cruris varicosum: **Calendula-Salbe**

Phlebitis I 80.0

Entzündung der oberflächlichen Venen;
Differenzialdiagnose: Phlebothrombose (*Cave*)

Symptomatik	Arzneimittel
Beginnende Entzündungssymptomatik	Atropa belladonna
Akute Phlebitis	Lachesis mutus
Phlebitis nach Trauma	Arnica montana
Rezidivierende Phlebitiden	Hamamelis virginiana

Atropa belladonna (Belladonna)

Akute, plötzlich einsetzende Entzündung mit Rötung und Schwellung der betroffenen Venenabschnitte; starke Berührungsempfindlichkeit.

Dosierung: D6, anfangs stündlich 3 Tropfen

Lachesis mutus

Hoch akute Phlebitis mit Entzündungszeichen. Starke Schmerzempfindlichkeit bei deutlicher Wärmeunverträglichkeit.

Dosierung: D12, anfangs 1 × täglich 1 Ampulle i.v. oder i.m., nach Abklingen des hoch entzündlichen Stadiums peroral D12 (2 × täglich 5 Tropfen)
Bei starker Entzündung: **Lachesis D12** und **Echinacea D4** als Mischinjektion i.v. oder i.m. gemäß obigem Dosierungsschema

Arnica montana

Phlebitis infolge eines Traumas. Hauteinblutungen; Zerschlagenheitsgefühl, Ulcus cruris varicosum.

Dosierung: D6, D12, 2–3 × täglich 5 Tropfen
D30, 1–2 × wöchentlich 5 Globuli

Hamamelis virginiana

Schmerzhafte, berührungsempfindliche Varizen von dunkelbläulicher Farbe; **Neigung zu rezidivierenden Entzündungen**, Gefäßfragibilität.
Zerschlagenheitsgefühl am ganzen Körper.

Dosierung: D4, 3 × täglich 5 Tropfen

Hinweis: **Hamamelis-Tinktur** als Externum (1:10 verdünnt) zur Lokalbehandlung.

Chronisch venöse Insuffizienz I 87.2

Die organotropen Homöopathika erfassen in ihrem Wirkungsprofil sowohl die Varikose wie auch die Stauungsdermatose sowie das Ulcus cruris varicosum.

Symptomatik	Arzneimittel
Varikose, Hämorrhoidalleiden	Aesculus hippocastanum
Chronisch venöse Insuffizienz	Calcium fluoratum
Ulkus, Dermatose	Silybum marianum
Ulkus mit übel riechender Sekretion	Carbo vegetabilis
Therapieresistentes Ulkus, Dermatose	Sulfur

Aesculus hippocastanum

Venöse Belastung (konstitutionell) mit Bildung von Varizen und Hämorrhoiden. Neigung zu Ulcus cruris varicosum.
Schmerzhaft geschwollene Beine; Obstipation, LWS-Syndrom.

Dosierung: D4, D6, 2 × täglich 5 Tropfen, auch mit Zwischengabe von **Calcium fluoratum D30**, 1–2 × wöchentlich 5 Globuli

Calcium fluoratum

Es besteht eine konstitutionelle Bindegewebsschwäche. Venöse **Stauungen mit Varizenbildung**, Dermatose, auch Ulcus cruris varicosum. Deutliche Wärmeverschlechterung.

Dosierung: D6, D12, 1–2 × täglich 1 Tablette
D30, 1–2 × wöchentlich 5 Globuli
Als Zwischengabe bewährt sich **Acidum silicicum (Silicea)** D30, 1–2 × wöchentlich 5 Globuli

Silybum marianum (Carduus marianus)

Chronisch venöse Insuffizienz, auch Hämorrhoidalleiden. Ulcus cruris varicosum. Hepatogene Belastung, Neigung zu Obstipation.

Dosierung: D3, 3 × täglich 1 Tablette

Carbo vegetabilis

Ulcus cruris bei Varikose. **Bläulich-schwarzer Untergrund bei marmorierter Umgebung**; übel riechendes Sekret. Die Schmerzen werden als sehr brennend empfunden.
Kardiopulmonale Beschwerden bei starkem Meteorismus.

Dosierung: D12, 1–2 × täglich 5 Tropfen
D30, 1–2 × wöchentlich 5 Globuli

Sulfur

Ulcus cruris varicosum, Varikose; **allgemein schmutzig wirkendes Hautbild**. Neigung zu rauer schrundiger Haut; Eiterungstendenz.

Dosierung: D12, 1 × täglich 1 Tablette
(Reaktion beobachten)

Arterielle Erkrankungen und Beschwerden I 77.9

Die Einteilung in funktionelle und organische Gefäßkrankheiten lässt sich mit den Wirkungsprofilen der Homöopathika korrelieren (Organotropie); demnach sind massive Gefäßläsionen (z.B. Gangrän) eine Grenze für die Homöopathie.

Symptomatik	Arzneimittel
Mikroangiopathie	Artemisia abrotanum
Durchblutungsstörungen	Espeletia grandiflora
Raynaudsyndrom	Nicotiana tabacum
Claudicatio intermittens, Gangrän	Secale cornutum
Gangrän	Kreosotum
Gangrän mit Sepsisneigung	Lachesis mutus

Hinweis: Als Externa bewähren sich **Echinacea-Salbe, Artemisia-abrotanum-Salbe** und **Calendula-Salbe.**

Artemisia abrotanum (Abrotanum)

Mikroangiopathien mit Parästhesien, Schmerzen bei deutlicher Verschlechterung durch Kälte, Nässe und Nebel. Dekubitus-Prophylaxe.

Dosierung: D3, 3 × täglich 5 Tropfen

Espeletia grandiflora

Periphere Durchblutungsstörungen, Claudicatio intermittens, auch infolge von Nikotinabusus.

Dosierung: D3, 3 × täglich 5 Tropfen

Nicotiana tabacum (Tabacum)

Krämpfe und Schmerzen in den Muskeln, Parästhesien, Lähmungsgefühl, Kältegefühl am ganzen Körper, kaltschweißig; Angstzustände.

Dosierung: D6, 2–3 × täglich 5 Tropfen

Secale cornutum

Kribbeln, Taubheit, Brennschmerzen, Kältegefühl; Ohrensausen und Schwindelgefühl. **Versuch bei trockener Gangrän**. Diabetische Mikroangiopathie.

Dosierung: D4, D6 2–3 × täglich 1 Tablette

Kreosotum

Übel riechende, scharfe, blutige Sekretion bei sehr starken Schmerzen; Tendenz zu Ulzeration. **Feuchte Gangrän**.

Dosierung: D6, 2 × täglich 5 Tropfen

Lachesis mutus

Dunkler Ulkusrand, sehr starke Entzündungszeichen, übel riechendes, blutiges Sekret. Deutliche Unverträglichkeit von Wärme.

Dosierung: D12, 1 × täglich 1 Ampulle i.v. oder i.m. (oder 2 × täglich 5 Tropfen oral)

Hinweis: Bei feuchter Gangrän mit Sepsisneigung hat sich folgende Mischinjektion i.v. bewährt.

▷ Initialtherapie:
Lachesis D12
Echinacea D4
Pyrogenium D30

▷ Danach:
Lachesis D12
Echinacea D4
Mercurius solubilis D12

2 × täglich bis zum Abklingen der Akutsymptomatik (maximal 10 Tage!)

Hautschäden und Hautverletzungen

Hautschäden und Hautverletzungen können mechanisch bedingt sein; in der Folge bilden sich Blasen, Schwielen und Clavi (»Hühneraugen«).
Die Hautveränderungen durch Kälte und Hitze (Verbrennungswunde) lassen sich je nach Grad und Ausmaß homöopathisch behandeln; dies gilt auch für die Verbrennungsfolgen (Narbe; Keloid).

Symptomatik	Arzneimittel
Schwielenbildung, Clavus L 84	Antimonium crudum
Clavus, Narbengewebe, Keloid L 91.0	Causticum
Hautrötung L 53.9	Atropa belladonna
Blasenbildung R 23.8	Lytta vesicatoria
Narben, Keloid L 91.0	Graphites
Narbengewebe L 90.5	Acidum hydrofluoricum

Hinweis: Zur externen Behandlung → Seite 172.

Antimonium crudum

Sehr starke Schwielenbildung; Verhornung an Handflächen und Fußsohlen; Bildung von Clavi.

Dosierung: D12, 1–2 × täglich 1 Tablette
D30, 1–2 × wöchentlich 5 Globuli

Causticum

Schwielenbildung, Clavi.
Zustand nach Verbrennung mit **Keloidbildung**. Neigung zur **Gewebsschrumpfung**.

Dosierung: D6, 2 × täglich 1 Tablette

Atropa belladonna (Belladonna)

Hautrötung, Hitzegefühl; starker Brennschmerz.

Dosierung: D6, anfangs bis stündlich 3 Tropfen

Lytta vesicatoria (Cantharis)

Verbrennungen mit Blasenbildung; starke Schmerzen.

Dosierung: D6, anfangs bis stündlich 3 Tropfen

Graphites

Schmerzen, Beschwerden durch **Bildung von Narbengewebe; Keloid**.

Dosierung: D4, D6, 2 × täglich 1 Tablette

Hinweis: Die Narben können ein- bis dreimal in mehrwöchigen Abständen mit **Formicain** und **Calcium fluoratum D12** als Mischinjektion unterspritzt werden (Störfeldbehandlung).

Acidum hydrofluoricum

Bildung von **Narbengewebe**, welches sehr stark juckend ist. Neigung zu Hyperhydrosis.

Dosierung: 3 × täglich 5 Tropfen

Erkrankungen der Haare

Bei den Erkrankungen der Haare ist die Alopezie das am häufigsten vorkommende Erscheinungsbild; die möglichen Ursachen sind trotz subtiler Diagnostik häufig nicht feststellbar.
Längerfristig sind personotrope Homöopathika notwendig, wobei vor allem neben der Lokalisation der Alopezie auch die Causa (»Folge von ...«) eine differenzialtherapeutische Rolle spielt.
Eine milde, konsequente Haarpflege ist Voraussetzung für eine erfolgversprechende Therapie.

Symptomatik	Arzneimittel
Erschöpfungszustände	Acidum phosphoricum
Seborrhö	Selenium
Hormonumstellung	Sepia
Allgemeinerkrankungen	Thallium aceticum
Basisbehandlung	Acidum formicicum

Hinweis: Vgl. auch → *Mykosen der Haut*, Seite 114.

Acidum phosphoricum

Haarausfall und Grauwerden der Haare **infolge von psychischen und physischen Erschöpfungszuständen**, wie z.B. Kummer, Aufregung, Sorge, Überarbeitung.

Dosierung: D6, D12, 2 × täglich 5 Tropfen

Selenium

Haarausfall bei **seborrhoischem Kopfekzem**; unreine Gesichtshaut mit starker Komedonenbildung; Pusteln.

Dosierung: D6, D12, 2 × täglich 1 Tablette

Sepia

Haarausfall infolge von **Hormonumstellungen**, wie z.B. nach der Entbindung oder in der Menopause.
Auch bei Zustand nach Hysterektomie/Ovarektomie.

Dosierung: D12, 2 × täglich 1 Tablette
D30, 1–2 × wöchentlich 5 Globuli

Thallium aceticum

Haarausfall als Folge von **Allgemeinerkrankungen**.

Dosierung: D12, 1–2 × täglich 1 Tablette

Acidum formicicum

Zur **Basisbehandlung** der verschiedenen Alopezie-Formen; auch in Verbindung mit Eigenblut.

Dosierung: D12, 1–2 × täglich 1 Ampulle i.v. oder i.m.
(1–2 × täglich 5 Tropfen oral)
D200, 1 Ampulle i.v. oder i.m.
(Reaktion beobachten)

Erkrankungen der Nägel

Erkrankungen der Nägel und Nagelveränderungen können verschiedenste Ursachen haben (angeboren oder erworben); eine mikrobiologische und mykologische Diagnostik ist notwendig.

Symptomatik	Arzneimittel
Deformierte, brüchige Nägel	Acidum hydrofluoricum
Weiche Nägel, Paronychien, Panaritium	Acidum silicicum
Verdickte, wulstige Nägel	Antimonium crudum
Missgestaltete Nägel	Sepia
Basisbehandlung	Acidum formicicum

Hinweis: Vgl. auch → *Entzündliche Prozesse*, Seite 93.

Acidum hydrofluoricum

Deformierte, brüchige Nägel. Auch bei rezidivierenden Panaritien.

Dosierung: D12, 2 × täglich 5 Tropfen

Acidum silicicum (Silicea)

Gespaltene, deformierte, **sehr weiche Nägel**. Rezidivierende Paronychien und Panaritien. **Mykose**.

Dosierung: D4, D6, D12, 2 × täglich 1 Tablette

Antimonium crudum

Verdickte, brüchige Nägel. **Schwielenbildung**. Dornwarzen.

Dosierung: D6, D12, 2 × täglich 1 Tablette

Sepia

Mykosen; leicht abblätternde und spröde Nägel, die missgestaltet sind und gelblich aussehen.
Hormonelle Dysfunktion.

Dosierung: D12, 2 × täglich 1 Tablette
D30, 1–2 × wöchentlich 5 Globuli

Acidum formicicum

Zur **Basisbehandlung** bei Nagelmykosen, auch mit Eigenblut.

Dosierung: D12, 1–2 × wöchentlich 1 Ampulle i.v. oder 2 × täglich 5 Tropfen oral
D200, 1 Ampulle i.v. oder i.m. (je nach Reaktion)

Externa

Entsprechend dem homöopathischen Therapieansatz einer systemischen Wirkung hat die Applikation von Externa allenfalls einen adjuvanten Stellenwert. Zusätzlich zur peroralen oder parenteralen Anwendung des Homöopathikums kann eine Lokalbehandlung durchgeführt werden, wozu bevorzugt pflanzliche Homöopathika in Form von Salben oder Tinkturen eingesetzt werden. Dabei sind folgende **Anwendungs- und Dosierungshinweise** zu beachten:

- Salbe, Creme: 2–3 × täglich großflächig auf die Haut auftragen und leicht einmassieren (Locus dolendi); u.U. auch Salbenverband anlegen.
- Tinktur: Mit abgekochtem Wasser 1:10 verdünnt zu Umschlägen.

Hinweis: Auf eine mögliche Sensibilisierung gegen Inhaltsstoff und Salbengrundlage ist zu achten.

Arzneimittel	Arzneiform*	Anwendungsgebiet
Artemisia abrotanum (Abrotanum)	S	Perniones, Dekubitus-Neigung
Arnica montana	S, T	Hämatom, traumatisch bedingte Hautverletzung ohne Hautdefekt
Bellis perennis	T	Quetschungen, Verstauchung mit Hautblutung
Calendula officinalis	S, T	Verletzungen und Wunden mit Hautdefekt, Ulcus cruris varicosum
Cardiospermum halicacabum	S, C	Allergische Hauterkrankungen, Sonnenallergie
Echinacea angustifolia	S, T	Entzündliche Hautverletzungen, Ulcus cruris varicosum
Hamamelis virginiana	S, T	Phlebitis, leichte Hautverletzungen
Mahonia aquifolium	S	Trockene Hautausschläge, z.B. Schuppenflechte
Ledum palustre	T	Infizierte Stichwunden, z.B. Insektenstiche
Sabdariffa	S	Chronisch venöse Insuffizienz

* S = Salbe, C = Creme, T = Tinktur

Konstitutionsmittel

Konstitutionell wirkende Homöopathika erfassen »die Gesamtheit der Symptomatik« (psychisch-somatisch) und werden bevorzugt zur Langzeitbehandlung und von daher bei chronischen Erkrankungen eingesetzt; sie sind die Via regia einer homöopathischen Behandlung.
Das Konstitutionsmittel muss mittels einer umfassenden homöopathischen Anamnese bestimmt werden; scheinbar äußerliche Merkmale wie z.B. dick/dünn oder aber einzelne Symptome sind für die korrekte Arzneimittelwahl nicht ausreichend.
Die für dermatologische und allergologische Erkrankungen häufig angezeigten Konstitutionsmittel werden mit den relevanten psychischen und somatischen Merkmalen kurz charakterisiert*. Die mitteltypischen Modalitäten finden sich im Arzneimittelverzeichnis ab → Seite 579.

Hinweis: Bei besonders guter Übereinstimmung des Phänotyps (personotroper Bereich) hat sich die **Arzneistärke »Q VI« (LM VI)** bewährt;
Dosierung je nach Reaktion, wie z.B. 2–3 × wöchentlich 3 Globuli.
Die Anwendung kann über mehrere Monate unter Zwischenschaltung von 8–14-tägigen Therapiepausen erfolgen.

Acidum arsenicosum (Arsenicum album)

Große Angst, Ruhelosigkeit, sehr schreckhaft und überempfindlich gegen äußere Eindrücke.
Angst vor dem Alleinsein; ausgeprägte Ordnungsliebe, insgesamt sehr gewissenhaft. Konstitutionsmittel mit deutlicher Affinität zu chronifizierenden Haut- und Schleimhauterkrankungen, die typischerweise im Wechsel auftreten

* Vgl. *W. Gawlik:* Arzneimittelbild und Persönlichkeitsportrait, Hippokrates Verlag GmbH, Stuttgart 1999.

(Asthma bronchiale/Neurodermitis). Es können sämtliche Organbereiche entzündlich und degenerativ betroffen sein. Schmerzzustände werden als stark brennend empfunden, es besteht eine deutliche Verschlechterung um Mitternacht, Periodizität der Krankheitserscheinungen.

Dosierung: D12, 2 × täglich 5 Tropfen
D30, 1–2 × wöchentlich 5 Globuli

Acidum nitricum

Schwäche, innere Unruhe und ärgerliche Gereiztheit mit Zornausbrüchen bis hin zu Ausfälligkeiten. Beständiges Frieren und Frösteln bei mangelnder Eigenwärme, gleichzeitig jedoch Neigung zu Hitzewallungen und Schweißausbrüchen. Vor allem nachts treten starke und säuerlich riechende Schweiße auf. Chronische Entzündungen an den Schleimhäuten sowie im Haut- und Schleimhaut-Übergangsbereich. Befindensverschlechterung durch Nässe und Kälte sowie bei Wetterwechsel.

Dosierung: D12, 2 × täglich 5 Tropfen
D30, 1–2 × wöchentlich 5 Globuli

Acidum silicicum (Silicea)

Empfindsamer, niedergedrückter Mensch; mangelndes Selbstvertrauen; angstvolle Träume. Kinder sind eher zurückhaltend, introvertiert, ältere Menschen zeigen die Symptome der Arteriosklerose.
Blasse Hautfarbe, schlaffe Muskulatur. Rezidivierende Entzündungen der Haut und Schleimhaut mit übel riechender Sekretion bei Neigung zur Chronifizierung.
Verschlechterung durch Kälte und Nässe sowie Zugluft; Besserung durch Wärme.

Dosierung: D12, 2 × täglich 1 Tablette
D30, 1–2 × wöchentlich 5 Globuli

Alumina

Hastige, ängstliche, vorzeitig gealterte Menschen mit innerer Unruhe und Zittern, ständiger Bewegungsdrang. Mangel an Vitalität, Lebensschwäche.
Charakteristisch ist die Trockenheit der Haut und Schleimhaut mit Neigung zu Spasmen; trockene Katarrhe der Atemwege; krampfartige Gastro-Enteritiden; Obstipation und Analfissur.
Starke Hautbelastung, Dyskeratose und Ekzem bei schlechter Heilungstendenz.

Dosierung: D12, 2 × täglich 1 Tablette
D30, 1–2 × wöchentlich 5 Globuli

Antimonium crudum

Kleinkinder sind eher mürrisch, übel gelaunt bei Neigung zu Übergewicht.
Ältere Menschen sind eher reizbar, verdrießlich und interessenlos.
Gastrointestinale Erkrankungen, proliferierende, ekzematöse Hauterkrankungen mit Warzenbildung und Nagelwachstumsstörungen. Befindensverschlechterung durch Temperaturextreme.

Dosierung: D12, 2 × täglich 1 Tablette
D30, 1–2 × wöchentlich 5 Globuli

Arnica montana

Kräftiger, muskulöser Mensch mit dem typischen Aussehen »Blutfülle« und vermehrter Hautdurchblutung (»hoher Blutdruck«).
Deutliche Affinität zum arteriellen und venösen System.
Chronisch-venöse Insuffizienz.
Wichtiges Mittel, welches die Folgezustände von Unfällen, Verletzungen, Anstrengungen erfasst. Deutliche Verschlechterung durch Bewegung und Berührung.

Dosierung: D12, 2 × täglich 5 Tropfen
D30, 1–2 × wöchentlich 5 Globuli

Aurum metallicum

Geistig und körperlich wenig aktives Kind, aber auch widerspruchsvoll mit Zornausbrüchen. Retardierte Entwicklung. Im Erwachsenenalter: typischer Pykniker mit Phasen von Apathie und Betriebsamkeit. Habitus apoplecticus; depressive Verstimmung einerseits, Jähzorn und Wutanfälle andererseits.
Chronifizierende Erkrankungen von Herz und Kreislauf. Schleimhauterkrankungen der Atemwege. Hautleiden, vor allem Ekzem, Psoriasis.

Dosierung: D12, 2 × täglich 1 Tablette
D30, 1–2 × wöchentlich 5 Globuli

Barium carbonicum

Psychische und physische Entwicklungsverzögerung; ängstlich furchtsam. Unterfunktion inkretorischer Drüsen. Neigung zu Erkältungskrankheiten mit chronifizierenden Schleimhautkatarrhen, adenoide Wucherungen, Lymphadenopathie. Misstrauische ängstliche, kindische Greise mit arteriosklerosebedingten Beschwerden. Ausgeprägte Befindensverschlechterung durch Kälte und Nässe.

Dosierung: D12, 2 × täglich 1 Tablette
D30, 1–2 × wöchentlich 5 Globuli

Bromum

Heller, blonder Typ, heiteres Wesen. Auffallend ist das Unwohlsein und die Ängstlichkeit im Dunkeln. Klagt über Vergesslichkeit.
Chronische Lymphdrüsenschwellung, rezidivierende Atemwegsinfekte.
Starke Hautbelastung mit pustulösen Ausschlägen (Akne, Furunkulose).
Große Empfindsamkeit gegen Zugluft; Unverträglichkeit von Sonnenbestrahlung.

Dosierung: D12, 2 × täglich 1 Tablette
D30, 1–2 × wöchentlich 5 Globuli

Calcium carbonicum

Kinder sind träge, frostig mit wenig geistigen und körperlichen Energien. Adipös oder abgemagert mit aufgetriebenem Abdomen. Verspätetes Laufen- und Sprechenlernen. Bei Erwachsenen: depressive Stimmungslage, mangelnde Spannkraft, rasche Ermüdbarkeit.
Pastöses Gewebe bei Neigung zu verschleppten Krankheitszuständen mit Lymphadenopathie, chronifizierende Hauterkrankungen (Gneis, Neurodermitis); säuerlich riechende Kopfschweiße.
Verschlechterung durch feucht-kaltes Wetter.

Dosierung: D12, 2 × täglich 1 Tablette
D30, 1–2 × wöchentlich 5 Globuli

Calcium fluoratum

Überaktiver, oft aggressiver und hypomaner Mensch mit mangelnder Selbstdisziplin. Eher schwach entwickelte Muskulatur, schlaffe Bänder und primär überstreckbare Gelenke. Ausgeprägte Haut- und Schleimhautbelastungen, z.B. Ekzem, Bronchitis mit Lymphadenopathie.

Dosierung: D12, 2 × täglich 1 Tablette
D30, 1–2 × wöchentlich 5 Globuli

Calcium phosphoricum

Lebhafter, wendiger und agiler Mensch, häufig unentschlossen und ungeduldig, schreckhaft. Rezidivierende Atemwegsinfekte, Beschwerden am Stütz- und Bewegungsapparat. Bevorzugt werden pikante und geräucherte Speisen.
Große Empfindlichkeit gegen Kälte und Nässe.

Dosierung: D12, 2 × täglich 1 Tablette
D30, 1–2 × wöchentlich 5 Globuli

Causticum

Argwöhnisch, ängstlich, überempfindlich; benötigt Zuwendung. Kinder sind empfindsam, fürchten sich in der Dunkelheit.
Gehäufte Infekte der Atemwege; Dermatosen (Ekzem, Warzen, Hyperkeratosen).

Dosierung: D12, 2 × täglich 1 Tablette
D30, 1–2 × wöchentlich 5 Globuli

Delphinium staphisagria (Staphisagria)

Eher zurückhaltendes, auch hypochondrisches Verhalten; sexuell überbetont. Beschwerden und Erkrankungen infolge von psychischen Traumen wie Beleidigung, Demütigung, Kränkung; Bezug zu Übergängen der verschiedenen Lebensphasen (Pubertät, Klimakterium).
Erkrankungen infolge von Operationen und Verletzungen. Rezidivierende Entzündungen am Auge, Erkrankungen im Urogenitalbereich, chronische Hauterkrankungen.

Dosierung: D12, 2 × täglich 5 Tropfen
D30, 1–2 × wöchentlich 5 Globuli

Graphites

Mangelndes Selbstbewusstsein; apathisch, oft rasch ermüdbar. Adipöser Habitus; hormonale Insuffizienz mit der Physiognomie einer hypothyreoten Stoffwechsellage.
Rezidivierende Entzündungen am Auge (Blepharitis, Konjunktivitis, Hordeolum) und im Bereich der Atemwege. Dyspeptische Beschwerden mit Obstipation und Flatulenz. Ausgeprägte Neigung zu trocken-rissigen oder nässenden Ekzemen; rissige Nägel.

Dosierung: D12, 2 × täglich 1 Tablette
D30, 1–2 × wöchentlich 5 Globuli

Jodum

Ausgeprägte Ruhelosigkeit, große Reizbarkeit. Tätigkeitsdrang trotz geistiger und körperlicher Erschöpfung.
Ständiges Hitzegefühl, dabei feucht-kalte Extremitäten und Achselschweiß.
Rezidivierende Infekte der Atemwege mit Lymphadenopathie; Herz- und Kreislaufbeschwerden.
Entzündliche Prozesse der Haut, wie Acne vulgaris, Furunkel, papulo-pustulöses Hautbild.

Dosierung: D12, 2 × täglich 1 Tablette
D30, 1–2 × wöchentlich 5 Globuli

Lycopodium

Geistig sehr lebhafter, misstrauischer und zur Hypochondrie neigender Mensch. Vorgealtertes Aussehen, Hagerkeit am Oberkörper und meteoristisch aufgetriebenes Abdomen. Beschwerden im Magen-Darm-Bereich. Hepatopathie; venöse Belastung (Ulcus cruris varicosum). Ekzematöse Hautleiden.

Dosierung: D12, 2 × täglich 1 Tablette
D30, 1–2 × wöchentlich 5 Globuli

Magnesium carbonicum

Sprunghafter, nervös gereizter Mensch mit launischem Verhalten; er hat keine Widerstandskraft und keine Ausdauer. Kinder sind überängstlich und nervös; ständiges Schreien auch ohne geringsten Anlass. Rezidivierende Gastro-Enteritiden bei Unverträglichkeit von Milch und Milchspeisen. Trockene, schuppende, schorfige Haut bei Säuglingen und kleinen Kindern.
Erkrankungen und Beschwerden von Herz und Kreislauf sowie des Verdauungstraktes. Hautleiden (Ekzem) der Erwachsenen.

Dosierung: D12, 2 × täglich 1 Tablette
D30, 1–2 × wöchentlich 5 Globuli

Natrium chloratum

Verschlossener, abweisender, nachtragender Mensch; depressive Vestimmung, lehnt den Zuspruch ab (»stiller Kummer«), aber auch häufiges Weinen. Beschwerden als Folgezustand von psychischen Traumen.
Im somatischen Bereich treten Beschwerden infolge von Unverträglichkeit durch starke Sonnenbestrahlung und Aufenthalt am Meer auf. Auffallend ist das Verlangen nach würzig-scharfen Speisen und großes Durstgefühl; Appetit vermehrt, dabei jedoch keine Gewichtszunahme.
Sehr trockene Haut und Schleimhäute. Disposition zu atopischem Formenkreis.

Dosierung: D12, 2 × täglich 1 Tablette
D30, 1–2 × wöchentlich 5 Globuli

Phosphorus

Intelligenter, lebhafter, sensitiver Mensch; rasch erschöpfbar und müde, wobei auch nur kleine Ruhepausen erholsam wirken.
Überempfindlich gegen Sinneseindrücke jeglicher Art. Schwächezustand nach Erkrankungen und Blutverlusten, im Kindes- und Jugendalter, während der Gravidität und Stillzeit. Auffallend sind die schwer stillbaren Blutungen und die Hämatombildung auch nach geringfügigen Traumen. Schmerzzustände am Stütz- und Bewegungsapparat. Rezidivierende Atemwegserkrankungen.

Dosierung: D12, 2 × täglich 5 Tropfen
D30, 1–2 × wöchentlich 5 Globuli

Pulsatilla pratensis

Blonder, hellhäutiger, weichlicher Typ (feminin), schüchtern und sehr trostbedürftig. Häufiges Weinen, aber auch missmutig und depressiv. Labile Stimmungslage, wechselndes Temperament; auffällig ist der Wechsel der Symptomatik nach Art und Lokalisation. Regelanomalien, prämenstruelle Verschlechterung der Symptomatik.

Große Erkältungsneigung bei zähen, gelb-grünlichen Schleimabsonderungen. Venöse Belastungen, rheumatoide Schmerzen; ekzematöse Hauterkrankungen.

Dosierung: D12, 2 × täglich 5 Tropfen
D30, 1–2 × wöchentlich 5 Globuli

Selenium

Gedrückte Stimmungslage, schreckhaft, menschenscheu; große sexuelle Reizbarkeit. Funktionelle und organische Beschwerden der Geschlechtsorgane.
Seborrhoische, ekzematöse Hauterkrankungen.

Dosierung: D12, 2 × täglich 1 Tablette
D30, 1–2 × wöchentlich 5 Globuli

Sepia

Launenhafte und reizbare, »verbrauchte« Frauen. Rascher Stimmungswechsel, Gleichgültigkeit, Lebensüberdruss; entwickelt Hassgefühle gegen den Angehörigen unter Vernachlässigung ihrer Aufgaben.
Dunkle, pigmentreiche Haut, Hitzewallungen mit Frieren, übel riechender Schweiß. Gehäufte Migräneattacken; Cholezysto- und Hepatopathie. Regelanomalien. Chronische Hauterkrankungen wie Ekzem und Psoriasis.

Dosierung: D12, 2 × täglich 1 Tablette
D30, 1–2 × wöchentlich 5 Globuli

Strychnos nux vomica (Nux vomica)

Jähzorniger, streitbarer hypochondrischer Mensch infolge Überarbeitung. Großes Verlangen nach Reiz- und Genussmitteln, danach Befindensverschlechterung.
Beschwerden am Verdauungstrakt; rheumatoide Schmerzzustände.

Dosierung: D12, 2 × täglich 1 Tablette
D30, 1–2 × wöchentlich 5 Globuli

Sulfur

Gut genährter, bulliger Mensch; nörgelnd und unzufrieden, typisch ist das starke Hitzegefühl am gesamten Körper, auffallende Rötung der Körperöffnungen mit Brennschmerz sowie übel riechendem Körpergeruch (Typ I).
Schlanker, hagerer, blasser Mensch, der schnell ermüdet; Sonderling (Typ II).
Großer Appetit insbesondere nach gewürzten Speisen mit auffallender Müdigkeit nach dem Esen.
Die Haut ist rau, unrein, wirkt schmutzig, übler Körpergeruch. Venöse Belastung; Entzündungsneigung der Haut.

Dosierung: D12, 2 × täglich 1 Tablette
D30, 1–2 × wöchentlich 5 Globuli

Cave: Erstverschlimmerung!

Thuja occidentalis

Träger, unzufriedener Mensch, aber auch streitsüchtig und boshaft; fixe Ideen. Chronisch rezidivierende Schleimhautkatarrhe der Atemwege, des Magen-Darm-Traktes, des Urogenitalbereiches. Starke Hautbelastung mit proliferativen Prozessen wie Polypen, Papillome oder Warzen; seborrhoischer Hautstatus.
Typisch ist auch die Erstmanifestation der Exazerbation insbesondere von Hauterkrankungen durch Impfungen.

Dosierung: D12, 2 × täglich 1 Tablette
D30, 1–2 × wöchentlich 5 Globuli

Zincum metallicum

Bedrückter, müder, schweigsamer Mensch; innere Unruhe, Rastlosigkeit, vor allem auch nachts. Häufig treten Krankheitsbeschwerden als Folgezustände von »unterdrückten« Krankheitsausscheidungen auf (z.B. Sekret, Exanthem): Es bestehen deutliche psychosomatische Zusammenhänge.

Nosoden*

Nosoden werden als Zwischenmittel bei chronischen Krankheiten eingesetzt, auch um ein besseres Ansprechen der personotropen Homöopathika zu bewirken.

Tuberkulinum (Koch)

Schlanker, leicht erschöpfbarer Mensch; »unruhiger Geist«; ständiger Wechsel der Symptomatik. Große Anfälligkeit gegen Klimawechsel und Kälte. Hauterkrankungen wie z.B. Neurodermitis.

Dosierung: D30 im Abstand von 4 Wochen, insgesamt 3 × sowie abschließend
D200 1 × (jeweils 5 Globuli als Einmalgabe).
Alternativ: D200 in mehrmonatigen Abständen

Psorinum

Schlanker, frostiger Mensch, der psychisch stark belastet ist. Minderwertigkeitsgefühle. Atopischer Formenkreis, wechselweises Auftreten von Haut-(Ekzem) und Schleimhaut-(Asthma bronchiale) Erkrankungen.
Schmutzig wirkendes, seborrhoisches Hautbild. Juckreiz; übel riechende Schweiße.

Dosierung: D30, D200

Medorrhinum

Reizbarkeit, Überempfindlichkeit, neurotische Züge. Konzentrationsstörungen, Neigung zu Legasthenie.
Rezidivierende Entzündungen (Schleimhautkatarrhe) der Atemwege und des Urogenitaltraktes. Verschiedenste Hauterkrankungen wie Verrucae, Polypen, nässendes Ekzem mit stark übel riechender Sekretion.

Dosierung: D30, D200

* Vgl. G. Köhler: Lehrbuch der Homöopathie. Band I, 6. Aufl., Hippokrates Verlag GmbH, Stuttgart 1993.

Leser-Service

Beruf/Fachgebiet:

……………………………………

……………………………………

Bitte informieren Sie mich zukünftig regelmäßig über folgende Themen:

- ◯ Akupunktur
- ◯ Ernährung
- ◯ Homöopathie
- ◯ Naturheilverfahren
- ◯ Physiotherapie/Manuelle Therapie/Osteopathie
- ◯ Phytotherapie
- ◯ Schmerztherapie
- ◯ Veterinärmedizin/Ganzheitliche Tiermedizin
- ◯ Ihre CD-ROM-Produktion

◯ **Ja,** informieren Sie mich künftig auch per E-Mail

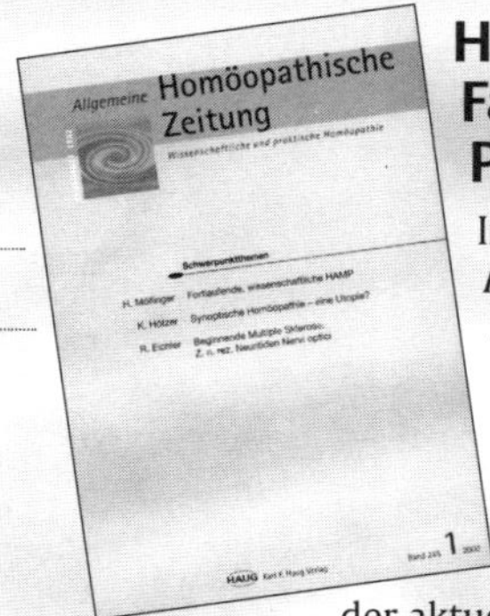

Homöopathische Fachinformation aus der Praxis für die Praxis!

Im deutschsprachigen Raum gilt die **Allgemeine Homöopathische Zeitung** als die homöopathische Institution. Sie bestimmt die gültigen Trends in der Homöopathie. Die Allgemeine Homöopathische Zeitung ist das ärztlich-wissenschaftliche Bindeglied zwischen der aktuellen klinischen Medizin und der Homöopathie.

Nutzen Sie Ihre Vorteile – 6mal pro Jahr!

- Praxisrelevante Beiträge zur Arzneimittelprüfung und Kasuistiken
- Internationale Referate
- Buchbesprechungen, Personalia
- Tagungsberichte und Kongresskalender

☐ **Ja,** bitte schicken Sie mir ein kostenloses Probeheft ***Allgemeine Homöopathische Zeitung***

Diese Karte habe ich entnommen aus ……………………………………

(Absender bitte umseitig eintragen)

Absender:

Bitte ausreichend freimachen

Please affix sufficient postage

Unterschrift

Name (möglichst Stempel)

Straße

PLZ, Ort

Datum

Printed in Germany 2001

1798

Antwort

Karl F. Haug Verlag
in MVH Medizinverlage Heidelberg
GmbH & Co. KG

Leserservice

Steiermärker Straße 3–5

70469 Stuttgart

Luesinum

Unruhiges, phasenweise aggressives Kind, auch boshaft, hinterlistig. Ältere, hager wirkende Menschen mit auffallenden psychischen Reaktionen.
Exantheme von bräunlich-roter Farbe (»Kupferflecken«); Alopezie.

Dosierung: D30, D200

Eigenblut-Behandlung

Vgl. hierzu Kapitel »HNO-Heilkunde und Allergologie«, Seite 89.

Rheumatologie und Orthopädie

Entzündliche rheumatische Erkrankungen 189
Degenerative Gelenk- und Wirbelsäulenerkrankungen 223
Extraartikulärer Rheumatismus 236
Orthopädische Erkrankungen 246
Traumatologie 251
Externa 255
Eigenblut-Behandlung 256

Bei rheumatischen und orthopädischen Erkrankungen ist auch die physikalische Therapie von großer Bedeutung.

Entzündliche rheumatische Erkrankungen

Übersicht

Chronische Polyarthritis (rheumatoide Arthritis), S. 190 – Juvenile chronische Arthritis, S. 199 – Arthritis psoriatica, S. 199 – Spondylitis ankylosans (Morbus Bechterew), S. 201 – Hydrops articulorum intermittens, S. 204 – Palindromer Rheumatismus, S. 204 – Mikrobiell bedingte Arthritiden, S. 205 – Reiter-Syndrom, S. 205 – Arthritis, S. 206 – Urethritis, S. 208 – Konjunktivitis, S. 209 – Hautveränderungen, S. 211 – Rheumatisches Fieber, S. 213 – Karditis, S. 215 – Chorea minor, S. 217 – Reaktive Arthritiden, S. 218 – Infektiöse Arthritiden, S. 219 – Konnektivitiden, S. 220 – Arthritis urica, S. 221

Die entzündlichen rheumatischen Erkrankungen lassen sich grob in drei verschiedene Gruppen einteilen; dabei unterscheidet man

- chronische Arthritiden und Spondylarthritiden unklarer Ätiologie
- mikrobiell bedingte Arthritiden als infektiös eitrige Arthritiden und als reaktive para-/postinfektiöse Arthritiden
- Konnektivitiden mit fakultativen Arthritiden und Synovitiden, auch als Kollagenosen bezeichnet.

Homöopathische Arzneimittel können bei der Behandlung entzündlicher rheumatischer Erkrankungen häufig nur adjuvant eingesetzt werden; das Ziel ist die Einsparung stärker wirksamer Medikamente. Situativ wird man dabei aufgrund der akut dominierenden Schmerz- und Entzündungssymptomatik organotrop und funktiotrop wirkende Homöopathika einsetzen; längerfristig ist die Anwendung des individuellen Konstitutionsmittels unumgänglich (vgl. Spezialliteratur).

Chronische Polyarthritis (rheumatoide Arthritis) M 06.9

Schmerzen und Entzündungszeichen finden sich meist symmetrisch und polytop in den Fingergrund- und Fingermittelgelenken; es können auch andere Gelenke befallen sein (z.B. Zehengelenke, Großgelenke).
Pathophysiologisch wie auch homöotherapeutisch ist zwischen dem akuten Schub, der Phase niederer Entzündungsaktivität sowie den Stadien II–IV (nach *Steinbrocker*) der chronischen Polyarthritis zu unterscheiden. Bezüglich häufiger auftretender extraartikulärer Manifestationen siehe Tabellen → Seite 208 ff.
Die *Eigenblut-Behandlung* sollte in der Phase niederer Entzündungsaktivität sowie in den Stadien II–IV als biologische Basistherapie zusätzlich durchgeführt werden → Seite 256.

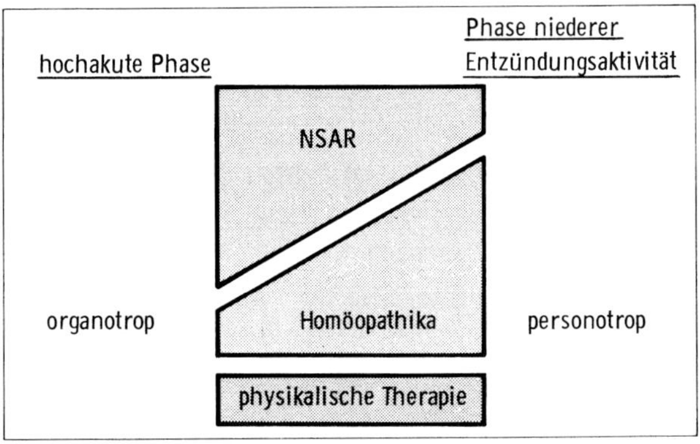

Abb. 1 Phasenabhängiges Behandlungskonzept der chronischen Polyarthritis

Hoch akute Phase M 13

Symptomatik	Arzneimittel
Plötzlich beginnende Entzündungssymptomatik, auch mit Allgemeinreaktion	Aconitum napellus
Brennende Schmerzen, starke Berührungsempfindlichkeit, Gelenkschwellung	Apis mellifica
Stechende Schmerzen, ausgeprägte Bewegungsverschlechterung	Bryonia cretica
Gelenkschmerzen mit Ergussbildung	Ledum palustre
Rheumatischer Schub infolge von Temperaturwechsel	Solanum dulcamara

Hinweis: Bei eintretender Besserung ist die Dosis entsprechend zu reduzieren (z.B. 3 × täglich 5 Tropfen); vgl. Dosierungsrichtlinien → Seite 27.
Bei sehr starker Schmerz- und Entzündungssymptomatik hat sich auch die tägliche Quaddelung der betroffenen Gelenke bewährt; bei Befundbesserung kann die Behandlung oral fortgesetzt werden.

Aconitum napellus

Plötzlich einsetzende Entzündungssymptomatik mit Schmerzen, auch mit **Fieber** und **Allgemeinreaktion**. Auslöser ist oft ein viraler Infekt.
Häufig zur Initialtherapie im ersten Behandlungsstadium eingesetzt.

Dosierung: D4, D6, anfangs bis zu stündlich 5 Tropfen

Apis mellifica

Überwärmung und **teigige Gelenkschwellung**, rötlich-livide Hautfärbung, **große Berührungsempfindlichkeit** mit brennenden Schmerzen.
Besserung durch Kälteapplikation.

Dosierung: D6, anfangs bis zu stündlich 5 Tropfen

Bryonia cretica

Hochakute Entzündung mit stechenden Schmerzen; ausgeprägte **Bewegungsverschlechterung**.
Besserung durch Kälteapplikation.

Dosierung: D4, D6, anfangs bis zu stündlich 5 Tropfen

Ledum palustre

Rheumatoide Schmerzen und Schwellungen; befallen sind vor allem die **kleinen Gelenke**, auch mit **Ergussbildung**.
Besserung durch Kälteapplikation, obwohl sonst eher kälteempfindlich.

Dosierung: D4, D6, anfangs bis zu stündlich 5 Tropfen

Solanum dulcamara (Dulcamara)

Rheumatoider Schub mit Schmerzen und Gelenkschwellungen **infolge von raschem Temperaturwechsel** (von warm nach kalt) oder **Unterkühlung** bzw. **Durchnässung**.
Deutliche Besserung durch Wärmeapplikation.

Dosierung: D4, D6, anfangs bis zu stündlich 5 Tropfen

Phase niederer Entzündungsaktivität

Symptomatik	Arzneimittel
Rheumatoide Schmerzen mit Verschlechterung durch Nässe und Kälte	Rhus toxicodendron
Gelenkschmerzen bei Wetterwechsel, »tief sitzende« Schmerzen	Rhododendron
Ziehende und reißende Gelenkschmerzen, häufiger Lokalisationswechsel	Colchicum autumnale
Springende Gelenkschmerzen	Lac caninum
Tendosynovitis mit Bewegungsstörungen	Ruta graveolens
Bursitis unterschiedlicher Lokalisation	Kalium chloratum

Rhus toxicodendron

Rheumatoide Schmerzen mit **Gefühl von Steifigkeit**; auslösend bzw. verschlimmernd sind **Durchnässung, Unterkühlung** sowie **traumatische Ereignisse** (Überanstrengungen etc.)
Beginnende **Tendovaginitis**. Verschlechterung in Ruhe sowie nachts, Besserung durch fortgesetzte Bewegung sowie durch Wärmeapplikation.

Dosierung: D12, 3 × täglich 5 Tropfen

Rhododendron

Schwellung und Überwärmung vor allem der kleinen Gelenke mit heftigen, ziehenden Schmerzen; ausgelöst oder deutlich verschlechtert **durch plötzlichen Wetterwechsel (Gewitter, Sturm, Regen)**. Auch **»tief sitzende«**

Schmerzen an Periost oder Aponeurosen. Schwäche, Schweregefühl und Parästhesien als mögliche Begleitsymptome ebenso wie ein übel riechender Urin.
Verschlechterung über Nacht bis zum Morgen mit Besserung durch Wärme.

Dosierung: D6, D12, 3 × täglich 5 Tropfen

Colchicum autumnale

Ziehende und reißende Gelenkschmerzen bei häufigem Lokalisationswechsel. **Gefühl von schmerzhafter Zerschlagenheit** und **Lähmigkeit, Parästhesien**.
Verschlechterung durch Kälte und Nässe sowie durch Bewegung und Berührung.

Dosierung: D6, D12, 3 × täglich 5 Tropfen

Lac caninum

Skelettschmerzen mit häufigem Wechsel der Lokalisation und der Körperseite (»Springen der Schmerzen«). Verschlechterung durch Berührung.

Dosierung: D6, 3 × täglich 5 Tropfen

Ruta graveolens

Tendosynovitis mit Verdickungen der Sehnen (elastisch-sulzig) und **beginnende Bewegungseinschränkung**.

Dosierung: D4, D6, 3 × täglich 5 Tropfen

Kalium chloratum

Bursitis unterschiedlicher Lokalisation (auch bei Baker-Zyste) versuchsweise **zur Resorption des Exsudats**.

Dosierung: D6, 2–3 × täglich 1 Tablette, auch im Wechsel mit Sulfur jodatum D6 (2–3 × täglich 1 Tablette)

Stadien II – IV

In den Stadien II – IV haben sich auch im Hinblick auf die extraartikulären Manifestationen vor allem konstitutionell wirkende Homöopathika bewährt (»Gesamtheit der Symptomatik«). Die genannten Konstitutionsmittel sind mit ihrer relevanten Personotropie kurz charakterisiert (vgl. Spezialliteratur).

Calcium carbonicum

Adipöser, phlegmatischer Typ ohne Eigeninitiative. Verspätete Entwicklung; mangelnde Spannkraft. Pastöses Gewebe bei Neigung zu verschleppten Krankheitszuständen, insbesondere der Atemwege, der Haut und der Gelenke mit Lymphknotenschwellungen. Neigung zu rezidivierenden Gastro-Enteritiden mit saurem Geruch. Unverträglichkeit von Kälte, von Milch; starke Kopfschweiße.

Dosierung: D12, 2 × täglich 1 Tablette,
D30, 1 – 2 × wöchentlich 1 Tablette

Calcium phosphoricum

Asthenischer, hochgeschossener Typ, sehr wendig, schreckhaft, unentschlossen und ungeduldig. Leicht erschöpfbar, Inappetenz; Kopfschmerzen (»Neurasthenie«).
Bevorzugt werden pikante und geräucherte Speisen. Große Empfindlichkeit gegen Kälte und Nässe.

Dosierung: D12, 2 × täglich 1 Tablette,
D30, 1 – 2 × wöchentlich 1 Tablette.

Calcium fluoratum

Hyperaktiver, oft aggressiver und hypomaner Typ. Eher schwach entwickelte Muskulatur, schlaffe Bänder und primär überstreckbare Gelenke.
Verschlechterung durch Druck und Berührung sowie durch Wärme.

Dosierung: D12, 2 × täglich 1 Tablette,
D30, 1 – 2 × wöchentlich 1 Tablette

Lycopodium

Vorgealterter Habitus, Hagerkeit am Oberkörper und meteoristisch aufgetriebenes Abdomen. Geistig sehr lebhaft, hypochondrisch, cholerisch. Nach wenigen Schlucken oder Bissen satt und müde, unleidliche Stimmung. Starke Beziehung zum Verdauungstrakt bei Hepatopathie (Blähungsdyspepsie, Flatulenz) mit ausgeprägter Abneigung gegen Beengung am Abdomen.
Verschlechterung am Morgen sowie durch Wärme.

Dosierung: D12, 2 × täglich 1 Tablette
D30, 1 – 2 × wöchentlich 1 Tablette

Sulfur

Egozentrischer, dominierender, aggressiver Typ, zumeist von kräftig-bulliger Statur. Hitzegefühl am gesamten Körper; Rötung der Körperöffnungen mit Brennschmerz; übel riechender Körpergeruch. Auffallend ist die raue, unreine, schmutzig wirkende Haut. Vikariation zwischen Gelenksbefall und viszeralem Befall.
Verschlechterung durch Nässe, Kälte und Wetterwechsel; Besserung durch trockenes, warmes Wetter sowie bei Bewegung in frischer Luft.

Dosierung: D12, 1 × täglich 1 Tablette
D30, 1 – 2 × wöchentlich 1 Tablette

CAVE: Sulfur in höheren Potenzen kann z.T. erhebliche Erstreaktionen auslösen!

Phosphorus

Sehr wendiger, lebhafter, auch geistig beweglicher Typ (Stillerscher Habitus); überempfindlich gegen Sinneseindrücke, große Schreckhaftigkeit. Rasche Erschöpfbarkeit, wobei kurze Ruhepausen erholsam wirken. Neigung zu spontanen Blutungen; allgemeines Hitzegefühl.
Schmerzen werden meist als stark brennend empfunden.

Verschlechterung abends und morgens sowie durch Kälte und bei Wetterwechsel.

Dosierung: D12, 2 × täglich 5 Tropfen,
D30, 1 – 2 × wöchentlich 5 Tropfen.

Causticum

Verschlossener, argwöhnischer, auch ängstlicher Typ. Fahle Hautfarbe, eher schlank bei geblähtem Abdomen. Angst und Unruhe nachts, fürchtet sich vor dem Alleinsein. Gehäufte Infekte der Atemwege, Neigung zu deformierenden Arthritiden und Paresen.
Auffallende Besserung bei feuchtem Wetter.

Dosierung: D12, 2 × täglich 1 Tablette
D30, 1 – 2 × wöchentlich 1 Tablette

Acidum silicicum (Silicea)

Zurückhaltender, introvertierter Typ mit Mängel an Vitalität. Körperlich schwach, blasse Hautfarbe, schlaffe Muskulatur, Bindegewebsschwäche. Chronisch rezidivierende Entzündung an Haut und Schleimhaut mit übel riechender Sekretion.
Verschlechterung durch Kälte und Nässe sowie Zugluft, Besserung durch Wärme.

Dosierung: D12, 2 × täglich 1 Tablette
D30, 1–2 × wöchentlich 1 Tablette

Natrium chloratum

Verschlossener, abweisender, wenig mitteilsamer Typ. Abneigung gegen Gesellschaft, lehnt Trost ab und ist pessimistisch. Beschwerden oftmals als Folge von Kummer und Ärger. Frühjahrs- und Herbstgipfel. Auffallende Trockenheit der Schleimhäute.
Besserung bei trockenem, warmem Wetter.

Dosierung: D12, 2 × täglich 1 Tablette
D30, 1 –2 × wöchentlich 1 Tablette

Kalium carbonicum

Gedunsener, adynamischer, wärmebedürftiger Patient. »Schwäche, Schweiße und Schmerzen« sind typische Hinweise.
Verschlechterung morgens beim Erwachen; Besserung durch Wärme und in Ruhe.

Dosierung: D12, 2 × täglich 1 Tablette
D30, 1 – 2 × wöchentlich 1 Tablette

Pulsatilla pratensis

Blonder, hellhäutiger, weichlicher Typ. Schüchtern, gekränkt und weinerlich mit missmutigen Phasen bei labiler Stimmungslage (»Hoch und Tief«). Auffälliger Wechsel der Symptomatik nach Art und Lokalisation. Beständiges Klagen über Frieren bei Hitzeunverträglichkeit. Enge Beziehung zur weiblichen Hormonachse.
Verschlechterung prämenstruell; abends und durch Wärme mit ausgeprägter Besserung im Freien.

Dosierung: D12, 2 × täglich 5 Tropfen,
D30, 1 – 2 × wöchentlich 5 Tropfen.

Thuja occidentalis

Träger, unzufriedener, indolenter Typ mit Phasen der Übereile. Frostig, feucht-klebrige Schweiße; starke Hautbelastung (Verrucae, Polypen, Papillome). Erkrankungen infolge von chronischen Infekten, Impfungen etc. (sog. fokusbedingte Krankheiten).
Verschlechterung durch Feuchtigkeit und Kälte; Besserung durch Ingangkommen von Sekretionen.

Dosierung: D12, 2 × täglich 5 Tropfen
D30, 1 – 2 × wöchentlich 5 Tropfen

Hinweis: Bei besonders guter Übereinstimmung des Phänotyps (personotroper Bereich) hat sich die Arzneistärke »LM VI« 1 × täglich 3 Tropfen bewährt. Die Anwendung kann über mehrere

Monate unter Zwischenschaltung von 8 – 14-tägigen Therapiepausen erfolgen.

Juvenile chronische Arthritis M 08.0

Poly- oder oligoartikuläre Arthritis, die vor dem 16. Lebensjahr beginnt. Sie wird in (derzeit) 5 verschiedene Typen eingeteilt.
Das *Still-Syndrom* gilt als Sonderform der chronischen Polyarthritis des frühen Kindesalters mit systemischem Beginn.
Im Wesentlichen werden die unter dem Kapitel → *Chronische Polyarthritis* besprochenen Homöopathika eingesetzt. Auch hier kann in Abhängigkeit der Entzündungsaktivität differenzialtherapeutisch vorgegangen werden, wobei im Hinblick auf die systemischen Manifestationen besonderer Wert auf die Anwendung konstitutionell wirkender Homöopathika gelegt wird.

- ▷ Hoch akute Phase → Seite 191
- ▷ Phase niederer Entzündungsaktivität → Seite 193
- ▷ Chronischer Prozess → Seite 190
- ▷ Viszerale Manifestationen → Seite 208

Hinweis: Die *Eigenblut-Behandlung* in Form der Eigenblutnosoden sollte als biologische Basistherapie zusätzlich durchgeführt werden (**nicht** in der hoch akuten Phase!) → Seite 256.

Arthritis psoriatica M 07

Entzündungszeichen an kleinen und großen Gelenken, wobei bevorzugt die Fingerendgelenke betroffen sind; häufiger Achsen-Skelettbefall (Ilio-Sakralarthritis), fakultativer Hautbefall als Psoriasis.

Symptomatik	Arzneimittel
Stechende Gelenkschmerzen, gerötete Haut mit Juckreiz	Acidum benzoicum
Gelenkschwellungen, Steinbildung; Ekzem	Berberis vulgaris
Gelenkschmerzen; entzündlich nässende Haut	Mercurius solubilis
Stechende Gelenkschmerzen, rhagadiformes Ekzem	Petroleum

Hinweis: Vgl. auch Konstitutionsmittel → Seite 174.
Die *Eigenblut-Behandlung* als biologische Basistherapie sollte zusätzlich durchgeführt werden → Seite 256.

Acidum benzoicum

Stechende Schmerzen mit Gelenkschwellungen; von oben nach unten **wandernde Schmerzen mit nächtlicher Verschlimmerung**. Betroffen sind auch die Achillessehne und das Fersenbein. **Juckende gerötete Haut**; stark **übel riechender Harn**.
Verschlechterung durch Kälte.

Dosierung: D4, D6, 3 × täglich 5 Tropfen

Berberis vulgaris

Gelenkschwellungen vor allem an der Wirbelsäule und an den Fingergelenken; Zerschlagenheitsgefühl. Neigung zur Steinbildung (Gallenblase, Nieren) **psoriatiformes Ekzem**. Verschlechterung durch Bewegung und Erschütterung. Besserung in Ruhe und durch Wärmeanwendung.

Dosierung: D4, D6, 3 × täglich 5 Tropfen

Mercurius solubilis

Rheumatoide Gelenkschmerzen unterschiedlicher Lokalisation, auch mit Kreuzschmerzen. **Schmutzig aussehende, entzündlich nässende Haut**; Neigung zu Diarrhöen. »Leberbelastung«.
Nächtliche übel riechende Schweiße bei allgemeiner Verschlechterung durch nasskaltes Wetter.

Dosierung: D12, 2 × täglich 1 Tablette

Petroleum

Stechende Gelenkschmerzen, auch an größeren Gelenken mit Steifigkeit und Muskelschmerzen. **Rhagadiformes Ekzem** bei leicht verletzbarer Haut mit deutlicher Verschlechterung im Winter.
Schwindelgefühl ist ein auffälliges Begleitsymptom.

Dosierung: D6, D12, 2 – 3 × täglich 5 Tropfen

Spondylitis ankylosans (Morbus Bechterew) M 45

Destruierende und proliferative Veränderungen an der Wirbelsäule und an den Iliosakralgelenken; tief sitzende Kreuzschmerzen, druck- und schmerzempfindliche Muskelinsertionsstellen sowie Fersenschmerzen.

Symptomatik	Arzneimittel
Heftige Schmerzen im LWS-Bereich und Iliosakralgelenk	Aesculus hippocastanum
Lumboischialgie mit LWS-Schmerzen	Gnaphalium polycephalum
Iliosakralgelenke- und Wirbelsäulen-Schmerzen	Harpagophytum procumbens
LWS-Schmerzen, Lumbago	Kalium carbonicum
Schmerzen im Iliosakral- und Lumbosakralbereich	Rhus toxicodendron
Nächtliche LWS-Schmerzen mit Ischialgien, Parästhesien	Strychnos nux vomica

Hinweis: Vgl. auch Konstitutionsmittel → Seite 174.
Die *Eigenblut-Behandlung* sollte als biologische Basistherapie zusätzlich durchgeführt werden → Seite 256.
Bei starken Schmerzen kann das Homöopathikum auch mit einem Lokalanästhetikum kombiniert als Quaddel-Therapie eingesetzt werden.

Aesculus hippocastanum

Heftige **Schmerzen im LWS-Bereich sowie im Iliosakralgelenk, anhaltend, tief sitzend** und **dumpf**; oft auch wandernde Schmerzen.
Verschlechterung nach dem Schlaf sowie durch Gehen und im Stehen.

Dosierung: D4, D6, 3 × täglich 5 Tropfen

Gnaphalium polycephalum

Lumboischialgie mit **starken LWS-Schmerzen**; in die Extremitäten ausstrahlende Schmerzen mit **Taubheitsgefühl** und **Ameisenlaufen**. Gehäuft Wadenkrämpfe.

Verschlechterung durch Liegen und Gehen sowie durch Kälte und Feuchtigkeit.

Dosierung: D4, D6, 3 × täglich 5 Tropfen

Harpagophytum procumbens

Schmerzen im Iliosakralgelenk sowie im Bereich der **BWS und LWS** mit Besserung in Ruhe und durch Wärme.

Dosierung: D4, D6, 3 × täglich 5 Tropfen
D6, D12, 1 – 2 × wöchentlich 1 Amp. i.v. (1 ml)

Kalium carbonicum

Schmerzen in der LWS von brennendem oder stechendem Charakter; **Lumbago** mit Ausstrahlung in die Oberschenkel. **Schwellungen der Gelenke**.
Typisch sind die Schweißneigung, die allgemeine Schwäche sowie die Neigung zu Lidödemen.
Verschlechterung nachts, nach dem Aufstehen sowie durch die Kälte und lokale Abkühlung mit Besserung durch Wärme.

Dosierung: D6, D12, 2 – 3 × täglich 1 Tablette

Rhus toxicodendron

Heftigste Schmerzen im Iliosakral- und Lumbosakralbereich mit dem Gefühl der Steifigkeit (**»wie eingerostet«**).
Verschlechterung durch Kälte und Nässe sowie bei Bewegungsbeginn mit allmählicher Besserung bei fortgesetzter Bewegung. Deutliche Besserung durch Massage und lokale Wärme.

Dosierung: D12, 2 – 3 × täglich 5 Tropfen

Strychnos nux vomica (Nux vomica)

Starke LWS-Schmerzen sowie Ischialgie vor allem **auch im Liegen**, so dass der Patient sich im Bett erst aufsetzen muss, ehe er sich umdrehen kann. **Taubheitsgefühl am Rücken**.
Verschlechterung nachts, durch geringste Zugluft, mit Besserung durch Wärme.

Dosierung: D4, D6, 2 – 3 × täglich 5 Tropfen

Hydrops articulorum intermittens M 25.4

Rezidivierende Gelenkergüsse ohne wesentliche Entzündungszeichen bei unklarer Genese; zumeist sind die Kniegelenke betroffen.
Die *Eigenblut-Behandlung* sollte als biologische Basistherapie zusätzlich durchgeführt werden → Seite 256.

Symptomatik	Arzneimittel
Gelenkerguss	Apis mellifica
Resorption	Kalium jodatum
Zur Prophylaxe	Acidum silicicum

Apis mellifica

Akuter Gelenkerguss mit Ödembildung; rötlich-livide Hautverfärbung; große Berührungsempfindlichkeit.

Dosierung: D6, anfangs bis zu stündlich 5 Tropfen

Kalium jodatum

Zur **Resorption des Gelenkergusses**.

Dosierung: D6, D12, 2 × täglich 1 Tablette

Acidum silicicum (Silicea)

Als **Prophylaktikum bei rezidivierenden Gelenkergüssen** sowie auch zur Resorption.

Dosierung: D6, D12, 1 – 2 × täglich 1 Tablette

Palindromer Rheumatismus M 12.3

Akut rezidivierende Arthritiden mit typischen Entzündungszeichen, oft nach wenigen Stunden spontan abklingend (DD:

Allergose). Es werden insbesondere die unter *Chronische Polyarthritis* genannten Homöopathika eingesetzt; zu beachten sind die Konstitutionsmittel → Seite 174. Die *Eigenblut-Behandlung* sollte als biologische Basistherapie zusätzlich durchgeführt werden → Seite 256.

Mikrobiell bedingte Arthritiden M 02.9

Reaktive Arthritiden und Synovitiden sind mikrobiell bedingte Erkrankungen, die während oder nach Infektionen auftreten können. Dabei unterscheidet man zwischen

- Para- und postinfektiösen Arthritiden (z.B. Reiter-Syndrom, rheumatisches Fieber, Yersinia-Arthritis etc.)
- Infektiösen Arthritiden (Erreger mit direktem Gelenkbefall). M 00.9

CAVE: Die Homöotherapie konkurriert nicht mit einer evtl. notwendigen antibiotischen Behandlung; Homöopathika können je nach Akuität und Stadium adjuvant eingesetzt werden, wobei prinzipiell die unter *Chronische Polyarthritis* vorgenommene Einteilung differenzialtherapeutisch zu beachten ist.

Reiter-Syndrom

Das Reiter-Syndrom mit seiner kompletten Trias – zumeist die akute Form – äußert sich mit einer Arthritis, Konjunktivitis, Urethritis; neben der Arthritis muss mindestens ein Symptom in engem zeitlichem Zusammenhang auftreten. Das inkomplette Reiter-Syndrom umfasst die Polyarthritis und Urethritis; Hautveränderungen können ebenfalls auftreten.
Die Auswahl des Homöopathikums richtet sich zunächst nach der dominierenden Symptomatik.
Die *Eigenblut-Behandlung* sollte als biologische Basistherapie zusätzlich durchgeführt werden → Seite 256.

Arthritis M 13.9

Symptomatik	Arzneimittel
Ziehende und reißende Gelenkschmerzen, auch Kreuzschmerzen	Colchicum autumnale
Gelenkschmerzen bei großer Kälte- u. Nässeempfindlichkeit	Natrium sulfuricum
Wandernde Gelenkschmerzen	Pulsatilla pratensis
Gelenkschmerzen bei Wetterwechsel, »tief sitzende« Schmerzen	Rhododendron
Gelenkschwellungen bei Berührungsempfindlichkeit	Actaea spicata

Colchicum autumnale

Ziehende und reißende Gelenkschmerzen bei häufigem Lokalisationswechsel; Schwellung und Überwärmung, auch Kreuzschmerzen. Gefühl von **Lähmigkeit** und **Schwäche**.
Häufig auch Enterokolitiden sowie Herzaffektionen (Schmerz, frequenter, unregelmäßiger Puls) als Begleitsymptome.
Verschlechterung durch Kälte und Nässe sowie durch Bewegung und Berührung.

Dosierung: D6, D12, 2 – 3 × täglich 5 Tropfen

Natrium sulfuricum

Ausgeprägte **Verschlechterung der Gelenkschmerzen durch Kälte und Nässe** bei großer **Kälteempfindlichkeit**; Schmerzen im **LWS-Bereich** und vor allem in den **Kniegelenken bei Lagewechsel**.
Besserung durch trockene Wärme und fortgesetzte Bewegung.
Auffallende Begleitsymptome sind morgendliche Diarrhöen sowie die melancholische, reizbare Stimmungslage.

Dosierung: D12, 2 × täglich 1 Tablette

Pulsatilla pratensis

Gelenkschmerzen mit Schwellungen bei häufigem Lokalisationswechsel (»wandernd«). Verschlechterung durch Wärmeanwendung sowie in Ruhe mit Besserung durch kalte Umschläge.
Mitbeteiligung der Augen (Konjunktivitis) und der **ableitenden Harnwege** (Urethritis) mit dick-gelblicher, auch übel riechender Sekretion.
Auffallend ist der rasche Stimmungswechsel des Patienten bei großem Wechsel der Symptomatik nach Art und Lokalisation.

Dosierung: D6, D12, 2 – 3 × täglich 5 Tropfen

Rhododendron

Schwellung und Überwärmung vor allem der kleinen Gelenke mit **heftigen, ziehenden Schmerzen**; ausgelöst oder deutlich verschlechtert **durch plötzlichen Wetterwechsel (Gewitter, Sturm, Regen)**. Auch **»tief sitzende« Schmerzen** an Periost oder Aponeurosen, Schwäche, Schweregefühl und Parästhesien als mögliche Begleitsymptome ebenso wie ein übel riechender Urin.
Verschlechterung über Nacht bis zum Morgen mit Besserung durch Wärme.

Dosierung: D6, D12, 2 – 3 × täglich 5 Tropfen

Actaea spicata

Schwellung und Schmerzen vor allem der kleinen Gelenke bei starker **Berührungsempfindlichkeit** mit Verschlechterung durch Bewegung; Schwächegefühl. **Auffallend kalte Hände**.

Dosierung: D3, D4, 3 × täglich 5 Tropfen

Urethritis N 34.2

Die Urethritis ist oftmals das erste Zeichen des Reiter-Syndroms.

Symptomatik	Arzneimittel
Dysurie und Pollakisurie	Lytta vesicatoria
Stechende Schmerzen, übel riechender Urin	Acidum nitricum
Dumpfe Schmerzen im Nierenlager	Chimaphila umbellata
Gehäufter Harndrang mit schleimiger Sekretion	Pareira brava
Trüb-schleimiger, blutiger Urin	Sabal serrulata

Lytta vesicatoria (Cantharis)

Brennende Schmerzen mit Dysurie und Pollakisurie; akute **hämorrhagische Zystitis** bei hyperämischer Urethrarötung.

Dosierung: D6, anfangs bis zu stündlich 3 Tropfen, bei eintretender Besserung 3 × täglich 5 Tropfen

Acidum nitricum

Stechende Schmerzen in der Urethra und am Genitale (»Splitterschmerz«) bei pathologischem Urinstatus; **übel riechender, dunkler Urin**.
Begleitsymptome sind übel riechende **Schweiße** sowie schmerzhafte **Gelenkschwellungen**.
Verschlechterung durch Nässe und Kälte.

Dosierung: D6, D12, 3 × täglich 5 Tropfen

Chimaphila umbellata

Verstärkter Harndrang mit Brennschmerz während und nach der Miktion; **dumpfe Schmerzen im Nierenlager**. Schleimiger Harn.

Dosierung: D3, D6, 3 × täglich 5 Tropfen

Pareira brava

Schmerzen im Genital- und Harnblasenbereich mit beständigem Harndrang. **Nachträufeln, Jucken in der Urethra**. Neigung zu Harnverhaltung.
Strenger Uringeruch, schleimige Sekretion.

Dosierung: D4, D6, 3 × täglich 5 Tropfen

Sabal serrulata

Harndrang und stechende Schmerzen beim Urinieren vor allem auch nachts. Blutiger, trüb-schleimiger Urin.

Dosierung: D2, D4, 3 × täglich 5 Tropfen

Konjunktivitis H 10.9

Als fakultatives Symptom des Reiter-Syndroms tritt die Konjunktivitis auf; gleichzeitig kann auch eine Iritis bestehen, so dass eine ophthalmologische Befundung unabdingbar wird. Dementsprechend können die Homöopathika auch zusätzlich angewendet werden. Diese erfassen in ihrem Wirkungsprofil auch Gelenkschwellungen sowie den Urinbefund.

Symptomatik	Arzneimittel
Akute Entzündung mit Ödem der Augenlider	Apis mellifica
Stechende Schmerzen mit Lichtempfindlichkeit	Atropa belladonna
Starke Schmerzen, Trockenheit der Schleimhäute	Bryonia cretica
Schwellung und Verklebung der Augenlider	Rhus toxicodendron

Apis mellifica

Akute Entzündung mit **ödematöser Schwellung der Augenlider**; **Fremdkörpergefühl**. Berührungsverschlechterung bei Besserung durch kühle Umschläge.

Dosierung: D6, anfangs bis zu stündlich 3 Tropfen, bei eintretender Besserung 3 × täglich 5 Tropfen

Atropa belladonna (Belladonna)

Stechende, brennende Schmerzen bei großer **Lichtempfindlichkeit; pulsierende Kopfschmerzen**, allgemeines Hitzegefühl.
Plötzlicher Beginn der Symptomatik.

Dosierung: D6, anfangs bis zu stündlich 3 Tropfen, bei eintretender Besserung 3 × täglich 5 Tropfen

Hinweis: Die beiden Homöopathika erfassen insbesondere das perakute Stadium der Entzündung.

Bryonia cretica

Anhaltende Schmerzen mit Wundheitsgefühl, **trockene Schleimhäute, »Kratzgefühl« bei jeder Augenbewegung.** Stechende Gelenkschmerzen!

Dosierung: D6, 3 × täglich 5 Tropfen.

Rhus toxicodendron

Rötung, Schwellung, Entzündung mit **Verklebung der Lidränder; jede Augenbewegung ist schmerzhaft**, starker Tränenfluss. Gelenkschwellungen mit anfänglicher Bewegungsverschlechterung.

Dosierung: D12, 2 × täglich 5 Tropfen

Hautveränderungen

Häufigere Hautveränderungen beim Reiter-Syndrom (Tetrade) sind die Balanitis N 48.1 sowie erosive Mundschleimhautveränderung; ebenso werden Hyperkeratosen und Nagelläsionen beobachtet.

Symptomatik	Arzneimittel
Blutungsneigung bei Fissuren	Acidum nitricum
Blasen- und Pustelbildung	Lytta vesicatoria
Nässende Bläschen, Juckreiz	Croton tiglium
Schleimhauterosionen	Mercurius solubilis
Schwielenbildung	Antimonium crudum
Nagelatrophie	Thuja occidentalis

Acidum nitricum

Hautentzündungen mit Blutungsneigung, Fissuren; so genannter **Splitterschmerz**. Betroffen ist insbesondere der **Übergang Haut/Schleimhaut**.

Dosierung: D12, 2 – 3 × täglich 5 Tropfen

Lytta vesicatoria (Cantharis)

Erythem mit Bildung von **Blasen und Pusteln**. Stark brennende und stechende Schmerzen.

Dosierung: D6, 2 – 3 × täglich 5 Tropfen

Croton tiglium

Entzündung mit **nässenden Bläschen**, heftiger **Juckreiz**.

Dosierung: D6, 2 – 3 × täglich 5 Tropfen

Mercurius solubilis

Schmerzhafte Entzündung an Haut und Schleimhaut mit Erosionsneigung; **Mitreaktion der Lymphknoten**. Übel riechende **Schweiß- und Sekretabsonderung**.

Dosierung: D12, 2 × täglich 1 Tablette

Antimonium crudum

Schmerzhafte **Schwielenbildung an Handflächen und Fußsohlen**; Verdickungen der Nägel.

Dosierung: D21, 2 × täglich 1 Tablette

Thuja occidentalis

Nagelatrophie, spröde und rissige Nägel bei insgesamt **seborrhoischem Hautbefund.**
Rezidivierende Entzündungen am Auge, am Urogenitaltrakt sowie **rheumatoide Gelenkschmerzen**. (Wichtiges Mittel beim Reiter-Syndrom).

Dosierung: D12, 2 × täglich 5 Tropfen,
D30, 1 – 2 × wöchentlich 5 Tropfen

Hinweis: Als Zwischenmittel beim Reiter-Syndrom eignet sich **Medorrhinum D30** (1 Ampulle s.c. im Abstand von 4 Wochen, insgesamt 3-mal) sowie abschließend D200 (1 × 1 Amp. s.c).

Rheumatisches Fieber I 00

Das rheumatische Fieber zählt zu den reaktiven Arthritiden und ist eine Zweiterkrankung nach einem vorausgegangenen Infekt mit β-hämolysierenden Streptokokken. Sowohl bei der Polyarthritis wie auch bei Manifestation am Herzen (Karditis) oder der Haut (Erythema anulare) sowie bei Chorea minor können Homöopathika adjuvant angewendet werden.

Symptomatik	Arzneimittel
Starke, plötzlich einsetzende Gelenkschwellung	Atropa belladonna
Starke Gelenkschmerzen, Allgemeinreaktion	Ferrum phosphoricum
Tief sitzende Gelenk- und Knochenschmerzen	Mercurius solubilis
Rezidivierende Tonsillitiden mit Gelenkschwellungen	Guaiacum
Einschießende Gelenkschmerzen, Tonsillitiden	Phytolacca americana

Hinweis: Vgl. auch die unter → *Chronische Polyarthritis* genannten Homöopathika, zur längerfristigen Behandlung insbesondere die Konstitutionsmittel.

Atropa belladonna (Belladonna)

Hochrote Rachenschleimhäute bei Tonsillitis. Schwellung und Rötung der Gelenke mit Hitzegefühl, oft schubweise und plötzlich auftretend; fiebrig-heißer Patient.
Verschlechterung durch Bewegung oder Druck.

Dosierung: D6, anfangs bis zu stündlich 1 Tablette, bei eintretender Besserung 3 × täglich 1 Tablette

Ferrum phosphoricum

Mäßiges Fieber, starke Schweiße, weicher Puls. Heftige Gelenkschmerzen bei nächtlicher Verschlechterung sowie durch Bewegung. **Reduziertes Allgemeinbefinden** bei rosigem Aussehen.

Dosierung: D6, D12, anfangs bis zu stündlich 1 Tablette, bei eintretender Besserung 3 × täglich 1 Tablette

Hinweis: **Ferrum phosphoricum** kann auch im Wechsel mit **Bryonia cretica** (→ Seite 210) eingesetzt werden.

Mercurius solubilis

Eher **subakuter Verlauf mit »tief sitzenden« Gelenk- und Knochenschmerzen**; subfebrile Temperaturen bei übel riechenden **nächtlichen Schweißen**; Besserung in Ruhe.

Dosierung: D12, 2 × täglich 1 Tablette

Guaiacum

Chronisch rezidivierende Rötung und Schwellung der Tonsillen mit Lymphadenopathie (Fokus). Gelenkschwellungen mit Gefühl von brennender Hitze. **Verkürzungs- und Spannungsgefühl in den Gelenken**; übler Körpergeruch.
Besserung durch Kälteapplikation und in Ruhe.

Dosierung: D6, D12, 3 × täglich 5 Tropfen

Phytolacca americana

Rezidivierende Tonsillitiden (Fokus) mit in die Ohren ausstrahlenden Schmerzen; subfebrile Temperaturen **bei allgemeiner Erschöpfung und Schwäche**.
Gelenkschwellungen mit einschießenden Schmerzen. Verschlechterung nachts, durch Kälte und Nässe.

Dosierung: D4, D6, 3 × täglich 5 Tropfen

Karditis I 51.8

Die Homöopathika eignen sich insbesondere zur Nachbehandlung der akuten Karditis.
Die genannten Homöopathika erfassen ebenfalls die Gelenksymptomatik.

Symptomatik	Arzneimittel
Tachyarrhythmie mit Herzsensationen	Aconitum napellus
Stechende Schmerzen, unregelmäßiger Puls	Colchicum autumnale
Bradykardie, Beklemmungsgefühl	Kalmia latifolia
Stechende Schmerzen, Schwächezustände	Kalium carbonicum
Herzunruhe, Erstickungsgefühl mit Schweißausbrüchen	Lachesis mutus

Hinweis: Als zusätzliche Therapiemaßnahme bei akuter Karditis kann folgende Mischinjektion i.v. eingesetzt werden:

▷ Initialtherapie:
Lachesis D12
Echinacea D4
Pyrogenium D30 aa

▷ Danach:
Lachesis D12
Echinacea D4
Spigelia D6 aa
2 × tägl. 1 Amp. (längstens 10 Tage).

Aconitum napellus

Anfallsweise Tachyarrhythmien und Herzsensationen bei hartem Puls, insbesondere **abends und nachts**, wobei der Patient **Todesängste** empfindet.

Dosierung: D12, 3 × täglich 5 Tropfen, bei akuten Beschwerden bis zu ½-stündlich 3 Tropfen

Colchicum autumnale

Unregelmäßiger Puls mit Neigung zu Kollaps, stenokardische Beschwerden.
Häufige Begleitsymptome sind eine Enteritis, Ekelgefühl beim Geruch oder Anblick von Speisen.
Ausgeprägte Kälteverschlechterung.

Dosierung: D6, D12, 2–3 × täglich 5 Tropfen

Kalmia latifolia

Bradykardie, Herzschmerzen, Angst- und Beklemmungsgefühl; allgemeine Schwäche.
Verschlechterung der Herzbeschwerden beim Liegen auf der linken Körperseite.

Dosierung: D4, D6, 3 × täglich 5 Tropfen

Kalium carbonicum

Tachyarrythmie, Atemnot, Herzschmerzen bis zum Rücken ausstrahlend. Schwächegefühl, Schweißneigung; Lidödeme.
Verschlechterung am frühen Morgen, Besserung durch Wärme.

Dosierung: D6, D12, 3 × täglich 1 Tablette

Lachesis mutus

Herzunruhe bei unregelmäßigem Puls, pektanginösen Beschwerden. Erwacht aus dem Schlaf mit Erstickungsgefühl. Hitzewallungen mit Bangigkeit und Schweißausbrüchen.

Deutliche Verschlechterung nach dem Schlaf bei Unverträglichkeit von Wärme; große Berührungsempfindlichkeit (Hals, Abdomen).

Dosierung: D12, 2 × täglich 5 Tropfen

Chorea minor I 02.9

Symptomatik	Arzneimittel
Zuckungen im Gesichtsbereich	Amanita muscaria
Unmotiviertes Verhalten, Aggressionen	Datura stramonium
Motorische Unruhe mit Tremor	Tarantula hispanica
Unruhe der Extremitäten	Zincum metallicum

Amanita muscaria (Agaricus)

Zuckungen vor allem **im Gesichtsbereich** sowie an **Augen und Lidern**; heftiges, fahriges und ruheloses Wesen. Lähmungsartige Schwäche.

Dosierung: D12, 2 × täglich 1 Tablette
D30, 1 – 2 × wöchentlich 1 Tablette

Datura stramonium (Stramonium)

Unmotiviertes Verhalten, Aggressionen; Vigilanzstörungen, Sprachverlust, Stottern. **Koordinationsstörungen**. Typisches Begleitsymptom ist der Pavor nocturnus.

Dosierung: D12, 2 × täglich 5 Tropfen
D30, 1 – 2 × wöchentlich 5 Tropfen

Tarantula hispanica

Starke **motorische Unruhe mit Tremor**, Zuckungen und Muskelkrämpfen. Oft auch manische Erregung und obszönes Verhalten.

Dosierung: D12, 2 × täglich 5 Tropfen
D30, 1 – 2 × wöchentlich 5 Tropfen

Zincum metallicum

Große Unruhe, vor allem der Extremitäten. Überreiztes Nerven-Sinnesorgan, große Geräuschempfindlichkeit. Deutliche Verschlechterung bei Nacht.

Dosierung: D12, 2 × täglich 1 Tablette
D30, 1 – 2 × wöchentlich 1 Tablette

Reaktive Arthritiden M 02.9

Neben der Yersinia-Arthritis werden in den letzten Jahren häufiger reaktive Arthritiden nach mikrobiell bedingten Enteritiden beobachtet.
Zur Darmsanierung eignen sich nachstehende Homöopathika (auf die Möglichkeiten der mikrobiologischen Therapie sei ebenfalls hingewiesen).
Die *Eigenblut-Behandlung* sollte als biologische Basistherapie zusätzlich durchgeführt werden → Seite 256.

Symptomatik	Arzneimittel
Zustand nach Gastroenteritis	Okoubaka
Schwächezustand, Schwindelgefühl	Cinchona succirubra
Magen-Darm-Beschwerden, Flatulenz	Ferrum metallicum
Unspezifische Magen-Darm-Beschwerden	Sulfur

Hinweis: Vgl. auch die unter → *Chronische Polyarthritis* genannten Homöopathika.

Okoubaka

Zustand nach Enteritis und Gastroenteritis mit Stuhlunregelmäßigkeiten, Flatulenz, Meteorismus und Inappetenz.

Dosierung: D3, 3 × täglich 1 Tablette

Cinchona succirubra (China)

Schwächezustand mit Schwindelneigung, starke Schweißabsonderung. Abdomen meteoristisch gebläht, häufiges Aufstoßen. Gelenkschmerzen mit Verschlechterung selbst durch leichte Berührung.

Dosierung: D6, D12, 3 × täglich 5 Tropfen

Ferrum metallicum

Zumeist **jüngere, geschwächte Patienten** (erethischer Typ). **Magen-Darmbeschwerden** mit Schmerzen und Flatulenz, oft auch wässrige Diarrhöen.
Nächtliche Verschlechterung.

Dosierung: D12, 3 × täglich 1 Tablette

Sulfur

Zustand nach Infekt mit unspezifischen Beschwerden und Störungen der Organfunktionen: unregelmäßiger, inkonsistenter Stuhl, morgendliche Diarrhö; juckender, geröteter Anus.
Nächtlicher Brennschmerz und Hitzegefühl, vor allem an Handflächen und Fußsohlen. Gelenkschmerzen. Verschlechterung morgens, durch Bettwärme.

Dosierung: D12, 1 × täglich 1 Tablette

CAVE: Anfängliche Verschlechterung der Symptomatik ist möglich (Erstverschlimmerung).

Infektiöse Arthritiden M 00.9

Neben der frühzeitigen Diagnose ist bei den infektiös-septischen Arthritiden die gezielte antibiotische Therapie unumgänglich!
Als zusätzliche Behandlung kann folgende Mischinjektion i.v. appliziert werden:

▷ Initialtherapie:
Lachesis D12
Echinacea D4
Pyrogenium D30 aa

▷ Danach:
Lachesis D12
Echinacea D4
Mercurius solubilis D12 aa
2 × täglich 1 Amp. (über längstens 10 Tage).

Bezüglich der Gelenksymptomatik vgl. die unter → *Chronische Polyarthritis* genannten Homöopathika.

Konnektivitiden M 35.9

Die Konnektivitiden sind systemische entzündliche Bindegewebserkrankungen (Kollagenosen) mit Arthritiden und Synovitiden.*
Im Wesentlichen gehören dazu

- Systemischer Lupus erythematodes (SLE)
- Progressive systemische Sklerose (Sklerodermie)
- Mixed connective tissue disease (Sharp-Syndrom; Mischkollagenose)
- Nekrotisierende Vaskulitiden (Polymyalgia rheumatica; Panarteriitis nosoda)
- Polymyositis- und Dermatomyositis-Syndrom

Zur Behandlung von akuten Schüben bei Konnektivitiden können Homöopathika adjuvant eingesetzt werden. Im Hinblick auf die Chronizität dieser Krankheitsbilder ist insbesondere eine Langzeitbehandlung mit konstitutionell wirkenden Homöopathika sowie eine intermittierende Therapie mit Nosoden notwendig (vgl. Spezialliteratur).
Neben den unter → *Chronische Polyarthritis* genannten Homöopathika sollte insbesondere eine *Eigenblut-Behandlung* (→ Seite 256) durchgeführt werden.

* Klassifikation und Zuordnung werden in der Literatur noch unterschiedlich diskutiert.

Arthritis urica M 10.0

Anfallsartige Schmerzen mit Rötung und Schwellung nur eines Gelenks (zumeist Großzehengrundgelenk = Podagra). Je nach Symptomatik unterscheidet auch die Homöotherapie zwischen einer Behandlung im akuten Gichtanfall und im beschwerdefreien Intervall. Die Senkung einer Hyperurikämie mit Homöopathika ist zusammen mit diätetischen Maßnahmen oftmals möglich.

Akuter Gichtanfall M 10.0

Symptomatik	Arzneimittel
Plötzlich einsetzende Schmerzen und Entzündung	Atropa belladonna
Gelenkschwellung mit großer Berührungsempfindlichkeit	Apis mellifica
Überwärmung, Schwellung, dunkle Rötung	Colchicum autumnale

Hinweis: Vgl. auch die unter → *Chronische Polyarthritis (hoch akute Phase)* genannten Homöopathika.

Atropa belladonna (Belladonna)

Plötzlich einsetzende Schmerzen, oft auch **anfallsweise auftretend**. Stark gerötetes, überwärmtes Gelenk mit großer Berührungsempfindlichkeit.

Dosierung: D6, anfangs bis zu stündlich 1 Tablette, bei eintretender Besserung 3 × täglich 1 Tablette

Apis mellifica

Teigige, rötlich-livide Gelenkschwellung mit brennenden Schmerzen, Berührungsempfindlichkeit.
Besserung durch lokale Kälteanwendung.

Dosierung: D6, anfangs bis zu stündlich 3 Tropfen, bei eintretender Besserung 3 × täglich 5 Tropfen

Colchicum autumnale

Überwärmung, Schwellung, dunkle Rötung des Gelenks mit lähmungsartiger Schwäche der Extremität, oft auch Parästhesien.
Auffallende Begleitsymptome sind die Wetterfühligkeit sowie eine starke Geruchsempfindlichkeit.

Dosierung: D6, anfangs bis zu stündlich 3 Tropfen, bei eintretender Besserung 3 × täglich 5 Tropfen

Intervallbehandlung

Symptomatik	Arzneimittel
Rezidivierende Gichtanfälle	Acidum benzoicum
Hyperurikämie, Hepatopathie	Adlumia fungosa
Hyperurikämie	Perilla ocymoides

Acidum benzoicum

Anamnestisch bekannte Gichtanfälle, uncharakteristische Gelenkschmerzen, **Gichttophie**.

Dosierung: D4, 3 × täglich 5 Tropfen

Adlumia fungosa

Hyperurikämie, Hepatopathie mit erhöhten Transaminasen, Fettstoffwechselstörung.

Dosierung: D3, 3 × täglich 5 Tropfen

Perilla ocymoides

Zur **Senkung erhöhter Harnsäurewerte**.

Dosierung: D3, 3 × täglich 5 Tropfen

Degenerative Gelenk- und Wirbelsäulenerkrankungen

Übersicht

Arthrosen der Extremitätengelenke, S. 223 – Klimakterische Arthropathien, S. 227 – Degenerative Wirbelsäulenerkrankungen, S. 229 – Zervikalsyndrom, S. 229 – Thorakalsyndrom, S. 229 – LWS-Syndrom, S. 231 – Lumbago, S. 231 – Ischialgie, S. 231 – Kokzygodynie, S. 231 – Osteoporose, S. 234

Unter der Bezeichnung des degenerativen Rheumatismus durch Alterungs- und Verschleißerscheinungen versteht man

- Arthrosen der Extremitätengelenke
- Degenerative Wirbelsäulenprozesse

Die Indikationsstellung für ein bestimmtes Therapieregime – konservativ oder chirurgisch – hat aus grundsätzlichen Erwägungen zu erfolgen. Eine Behandlung mit homöopathischen Arzneimitteln bringt erfahrungsgemäß befriedigende Erfolge (Schmerz, Schwellung etc.), ohne dass grobpathologisch-morphologische Befunde (Knorpel, Knochen etc.) entscheidend beeinflusst werden können. Als Basistherapie bei degenerativen Gelenk- und Wirbelsäulenerkrankungen kann **Formica rufa D6** oder **D12** eingesetzt werden (1–2 × wöchentlich 1 Amp. i.m. oder als Quaddel).

Arthrosen der Extremitätengelenke M 19.9

Bewegungsschmerz mit typischem Anlauf- und Ermüdungsschmerz sowie Funktionseinschränkung ohne systemische Entzündungszeichen sind charakteristisch; die aktivierte Arthrose zeigt lokale Entzündungszeichen.

Symptomatik	Arzneimittel
Hüftgelenks- und Rückenschmerzen mit Schwächegefühl	Kalium carbonicum
Stechende Schmerzen in Hüft- und Kniegelenken	Sarsaparilla
Aktivierte Arthrose	Filipendula ulmaria
Rheumatoide Gelenkschmerzen mit Gefühl der Steifigkeit	Rhus toxicodendron
Gelenkschmerzen bei Wetterwechsel, »tief sitzende« Schmerzen	Rhododendron
Hüft- und Kniegelenkschmerzen	Harpagophytum procumbens
Kniegelenkschmerzen	Ichthyolum
Hand- und Fingergelenkschmerzen bei starker Berührungsempfindlichkeit	Actaea spicata
Gelenkschmerzen, Bewegungseinschränkung, Deformierung	Causticum

Hinweis: Differenzialtherapeutisch sind insbesondere bei der aktivierten Arthrose auch die unter → *Chronische Polyarthritis* genannten Homöopathika zu beachten.

Das Homöopathikum kann zu Behandlungsbeginn und bei starken Schmerzen auch als Quaddeltherapie am Locus dolendi eingesetzt werden (2 – 3 × wöchentlich; eine Kombination mit einem Lokalanästhetikum ist möglich).

Kalium carbonicum

Hüftgelenks- und Rückenschmerzen von brennendem oder stechendem Charakter; **Lumbago** mit Ausstrahlung in die Oberschenkel. Gefühl, als müssten Beine und Rücken »ihren Dienst versagen«.
Typisch sind die allgemeine **Schwäche**, die Adynamie sowie die Neigung zu **Schweißen** oder **Ödembildung**.
Verschlechterung nachts, nach dem Aufstehen sowie durch Kälte und lokale Abkühlung, mit Besserung nach Wärme.

Dosierung: D6, D12, 2 – 3 × täglich 1 Tablette

Sarsaparilla (Smilax officinalis)

Stechende Schmerzen zumeist in den großen Gelenken, auch mit **Überwärmung und Schwellung**.
Verschlechterung nachts, in Bewegung sowie durch feuchtes Wetter.

Dosierung: D6, 3 × täglich 5 Tropfen

Filipendula ulmaria (Spiraea ulmaria)

Aktivierte Arthrose mit reißenden Schmerzen.
Typisches Begleitsymptom sind die starken Schweiße. Verschlechterung durch Feuchtigkeit.

Dosierung: D3, D6, 3 – 4 × täglich 5 Tropfen

Rhus toxicodendron

Rheumatoide **Gelenkschmerzen mit dem Gefühl der Steifigkeit**; auslösend bzw. verschlimmernd sind **Durchnässung, Unterkühlung sowie traumatische Ereignisse** (Überanstrengung etc.).
Verschlechterung in Ruhe sowie nachts, mit Besserung durch fortgesetzte Bewegung sowie durch Wärmeapplikation.

Dosierung: D12, 2 – 3 × täglich 5 Tropfen

Rhododendron

Schwellung und Rötung der Gelenke mit heftigen, ziehenden Schmerzen; Schwäche und Schweregefühl sowie Ameisenlaufen. Auch **»tief sitzende« Schmerzen an Periost oder Aponeurosen**.
Auffallendes Begleitsymptom ist ein übel riechender Urin mit Schmerzen in der Harnröhre bei gehäuftem Wasserlassen.
Verschlechterung über Nacht bis zum Morgen sowie durch Wetterwechsel, Nässe und vor Gewitter.

Dosierung: D6, D12, 3 × täglich 5 Tropfen

Harpagophytum procumbens

Gelenkschmerzen, insbesondere der **Hüft- und Kniegelenke**.

Dosierung: D4, D6, 3 × täglich 5 Tropfen

Ichthyolum

Gelenkschmerzen und Bewegungseinschränkung, vor allem **bei Gonarthrose**.

Dosierung: D3, D4, 3 × täglich 5 Tropfen

Actaea spicata

Starke Schmerzen mit Schwellung und Schwächegefühl, besonders an **Hand- und Fingergelenken**; starke **Berührungsempfindlichkeit**.
Verschlechterung nachts und durch Bewegung.

Dosierung: D3, D4, 3 × täglich 5 Tropfen

Causticum

Schmerz, Bewegungseinschränkung, Deformierung. Gefühl von Anspannung und Verkürzung an Sehnen und Muskeln, auch anfallsweise auftretende Schmerzen.
Verschlechterung bei kaltem, trockenem Wetter, mit Besserung bei Regen.

Dosierung: D4, D6, 3 × täglich 1 Tablette

Klimakterische Arthropathien M 25.9

Eine Reihe von Homöopathika zeigt eine enge Wechselbeziehung zu den Arthropathien (beginnende Arthrose) des klimakterischen Syndroms. Ebenso besteht eine Affinität zum phleboarthrotischen Symptomenkomplex.

Symptomatik	Arzneimittel
Gelenk- und Wirbelsäulenschmerzen, Varikosis	Aristolochia clematitis
Schmerzen an den kleinen Gelenken	Caulophyllum
Wandernde Schmerzen an Gelenken und Wirbelsäule	Pulsatilla pratensis
Gelenkschmerzen mit Neuralgien und Ischialgien	Lachesis mutus
Gelenk- und Kreuzschmerzen mit Deszensusbeschwerden	Sepia

Aristolochia clematitis

Gelenk- und Wirbelsäulenschmerzen bei ausgeprägter venöser Belastung. Allgemein besteht ein Frieren und Frösteln bei Kälte- und Nässeverschlechterung.
Besserung durch Wärme und in Bewegung.

Dosierung: D12, 2 × täglich 5 Tropfen

Caulophyllum

Schmerzen vor allem **an den kleinen Gelenken**; Gelenksteifigkeit und -schwellung; wandernde Schmerzen. Verschlechterung durch Kälte und Besserung in der Wärme.

Dosierung: D4, D6, 3 × täglich 5 Tropfen

Pulsatilla pratensis

Wandernde Schmerzen an Gelenken und der Wirbelsäule mit häufigem Wechsel von Lokalisation und Intensität der Beschwerden.
Gelenkschmerzen verschlechtern sich beim Herabhängenlassen der Extremität. Venöse Belastung. – Labile Stimmungslage.
Verschlechterung durch Wärme und in Ruhe, Besserung an der frischen Luft sowie bei fortgesetzter Bewegung.

Dosierung: D12, 2 × täglich 5 Tropfen

Lachesis mutus

Gelenkschmerzen bei rezidivierenden Neuralgien und Ischialgien. Starke **vasomotorische Beschwerden** mit Beengungsgefühl an Hals und Abdomen. Rezidivierende Phlebitiden. Wechselnde Stimmungslage.
Ausgeprägte Verschlechterung durch Wärme; Befindensbesserung bei Blutungseintritt sowie bei Schweißabsonderung.

Dosierung: D12, 2 × täglich 5 Tropfen
D30, 1 – 2 × wöchentlich 5 Tropfen oder
1 Amp. i.v., i.m.

Sepia

Gelenk- und Kreuzschmerzen bei Deszensusbeschwerden. Venöse Stauung; Obstipation. Übel riechende Schweißabsonderung. Gereizte Stimmung; lebensüberdrüssig, gleichgültig.
Verschlechterung nachts, durch Kälte.

Dosierung: D6, D12, 2 × täglich 5 Tropfen

Degenerative Wirbelsäulen-erkrankungen

Degenerative Veränderungen der Wirbelsäule werden in vertebrale (lokale), pseudo-radikuläre und in radikuläre Syndrome eingeteilt. Eine Aufschlüsselung je nach Lokalisation eignet sich auch zur Darstellung der Homöotherapie, wobei sich die Arzneimittelwahl insbesondere am Schmerzbild orientiert.

Zervikal- und Thorakalsyndrom M 54.2, M 54.1

Symptomatik	Arzneimittel
Akute, plötzlich einsetzende Schmerzen	Atropa belladonna
Verspannungen der Nackenmuskulatur mit Kopfschmerzen	Actaea racemosa
HWS-Syndrom	Lachnanthes tinctoria
Nackensteifigkeit mit dumpfen Kopfschmerzen	Gelsemium sempervirens
Muskelverspannungen im Thoraxbereich	Ranunculus bulbosus

Hinweis: Das Homöopathikum kann zu Behandlungsbeginn und bei starken Schmerzen auch als Quaddeltherapie am Locus dolendi eingesetzt werden (2–3 × wöchentlich; eine Kombination mit einem Lokalanästhetikum ist möglich).

Atropa belladonna (Belladonna)

Akute, sehr plötzlich einsetzende Schmerzen, auch kommend und gehend. Auslöser und deutlich verschlechternd ist Zugluft und Kälte.

Dosierung: D6, anfangs bis zu stündlich 1 Tablette, bei eintretender Besserung 3 × täglich 1 Tablette

Actaea racemosa (Cimicifuga)

Migräneartige Kopfschmerzen, auch mit **Sehstörungen** und **Schwindelgefühl, Verspannungen der Nackenmuskulatur**; große Wetterempfindlichkeit.
Verschlechterung durch nasskaltes Wetter mit Besserung durch Wärmeanwendung.

Dosierung: D6, anfangs bis zu stündlich 3 Tropfen, bei eintretender Besserung 3 × täglich 3 Tropfen

Lachnanthes tinctoria

Nackensteifigkeit und Schmerzen mit Bewegungsverschlechterung. Kältegefühl oder kalte Schweiße im Nacken-Schulterbereich.

Dosierung: D4, 3 × täglich 5 Tropfen

Gelsemium sempervirens

Schmerzen und Steifigkeit im Nacken mit dumpfen Kopfschmerzen. Allgemeine **Müdigkeit** und **Benommenheit**; druckempfindliche Halswirbelkörper.
Verschlechterung durch Bewegung oder Erschütterung.

Dosierung: D6, D12, 3 × täglich 5 Tropfen

Ranunculus bulbosus

Schmerzen an der BWS und im thorakalen Bereich, ziehend und reißend, auch **atmungsabhängig**.
Verschlechterung durch Temperaturwechsel und bei Bewegung.

Dosierung: D6, 3 × täglich 5 Tropfen

LWS-Syndrom, Lumbago, Ischialgie, Kokzygodynie M 54.1, M 54.5, M 54.3, M 53.3

Symptomatik	Arzneimittel
Stechende Schmerzen, ausgeprägte Bewegungsverschlechterung	Bryonia cretica
Nächtliche LWS-Schmerzen mit Ischialgien	Strychnos nux vomica
Folgen von Durchnässung und Unterkühlung	Rhus toxicodendron
Wirbelsäulenschmerzen	Gaultheria procumbens
Schmerzen im LWS- und Sakralbereich	Aesculus hippocastanum
Kokzygodynie	Castor equi
Einschießende, ischialgiforme Schmerzen	Citrullus colocynthis
Lumboischialgie mit starken Parästhesien	Gnaphalium polycephalum
LWS-Schmerzen, Ischialgie	Tellurium

Hinweis: Vgl. auch die unter → *Extraartikulärer Rheumatismus* genannten Homöopathika.

Die Arzneimittel können zu Behandlungsbeginn und bei starken Schmerzen auch als Quaddeltherapie am Locus dolendi eingesetzt werden (2 – 3 × wöchentlich; Kombination mit einem Lokalanästhetikum ist möglich).

Bryonia cretica

Stechende Schmerzen mit starken **Muskelverspannungen, Verschlimmerung durch jegliche Bewegung.**
Zumeist Folge von Unterkühlung. Besserung durch Ruhigstellung und Gegendruck auf den schmerzenden Bereich.

Dosierung: D3, D4, anfangs bis zu stündlich 3 Tropfen, bei eintretender Besserung 3 × täglich 5 Tropfen

Strychnos nux vomica (Nux vomica)

Starke Schmerzen, kann sich im Bett erst umdrehen, nachdem er sich aufgerichtet hat (**»als wolle das Kreuz brechen«**). Schmerzen in die Beine ausstrahlend. Verschlechterung nachts, durch geringste Zugluft, mit Besserung durch Wärme.

Dosierung: D4, D6, anfangs bis zu stündlich 3 Tropfen, bei eintretender Besserung 3 × täglich 5 Tropfen
Hinweis: Bei Lumbago können beide Arzneimittel auch im Wechsel eingesetzt werden.

Rhus toxicodendron

Folgen von Überanstrengung oder Zerrung, auch **durch** thermische Einflüsse (**Kälte, Nässe**).
Besserung durch lokale Wärme und Massage.

Dosierung: D12, anfangs bis zu stündlich 3 Tropfen, bei eintretender Besserung 2 × täglich 5 Tropfen

Gaultheria procumbens

Schmerzen von **der gesamten Wirbelsäule** ausgehend, auch **ischialgiforme Schmerzen**.

Dosierung: D3, anfangs bis zu stündlich 5 Tropfen, bei eintretender Besserung 3 × täglich 5 Tropfen

Aesculus hippocastanum

Wandernde, tief sitzende **Schmerzen im Lumbal- und Sakral-Bereich**.
Verschlechterung nach dem Schlaf sowie durch Gehen und im Stehen.

Dosierung: D4, D6, anfangs bis zu stündlich 5 Tropfen, bei eintretender Besserung 3 × täglich 5 Tropfen

Castor equi

Schmerzen am Steißbein, auch nichttraumatischer Ätiologie.

Dosierung: D4, D6, 3 × täglich 1 Tablette

Citrullus colocynthis (Colocynthis)

Einschießende Schmerzen, Ischialgie; oft auch periodisch auftretend mit Parästhesien. **Druckempfindlichkeit** im Verlauf **des Nervus ischiadicus**.
Verschlechterung nachts sowie durch Bewegung und Erschütterung. Besserung durch Wärme.

Dosierung: D6, D12, 3 × täglich 5 Tropfen

Gnaphalium polycephalum

Lumboischialgie mit ausgeprägten Parästhesien. Besserung in Ruhe.

Dosierung: D4, D6, 3 × täglich 5 Tropfen

Tellurium

Schmerzen an der LWS und im Verlauf des **Nervus ischiadicus; osteoporotische Begleitkomponente**.
Verschlechterung durch stoßweise Erschütterung wie Husten oder Niesen.

Dosierung: D6, D12, 2 × täglich 1 Tablette

Osteoporose M 81.9

Die Mineralisationsminderung des knöchernen Skeletts ruft teilweise akute Schmerzzustände hervor. Die Homöopathika eignen sich auch für eine längerfristige Behandlung, vor allem zur Schmerzlinderung; ihre Anwendung erfolgt aber nicht im Sinne einer oralen Kalzium-Substitution.

Symptomatik	Arzneimittel
Osteoporotische Schmerzen	Calcium carbonicum
Neigung zu pathologischen Frakturen	Calcium fluoratum
Osteoporotische Schmerzen; Zustand nach Fraktur	Calcium phosphoricum
Knochen- und Gelenkschmerzen	Strontium carbonicum
Osteoporose	Acidum silicicum

Hinweis: Die Arzneimittel können auch als Quaddeltherapie in Kombination mit einem Lokalanästhetikum eingesetzt werden (2 – 3 × wöchentlich).

Calcium carbonicum

Ostoeporotische Schmerzen, Knochen- und Gelenkschmerzen. Phänotypisch eher pastöse, träge Patienten.

Dosierung: D12, 2 × täglich 1 Tablette

Calcium fluoratum

Osteoporotische Schmerzen; **Neigung zu Frakturen**, Versuch auch **bei Knochenschmerzen durch Metastasen**. Phänotypisch hastig, fahrig wirkende Patienten mit Bindegewebsschwäche (»eingesunkenes Aussehen«).

Dosierung: D12, 2 × täglich 1 Tablette

Calcium phosphoricum

Osteoporotische Schmerzen, Zustand nach Fraktur, metastatisch bedingte Knochenschmerzen.
Phänotypisch eher venöse, schwache leicht ermüdende Patienten.

Dosierung: D12, 2 × täglich 1 Tablette

Strontium carbonicum

Osteoporotische Schmerzen, Knochen- und Gelenkschmerzen. Phänotypisch arteriosklerotische Patienten mit Hypertonieneigung und psychischer Verstimmung.

Dosierung: D12, 2 × täglich 1 Tablette

Acidum silicicum (Silicea)

Osteoporotische Schmerzen. Phänotypisch eher schwacher, depressiver, »starrer« Patient.

Dosierung: D12, 2 × täglich 1 Tablette

Hinweis: Acidum silicicum D30, 1 × wöchentlich 1 Tabl. auch als Zwischengabe zusätzlich zu den oben genannten Homöopathika.

Extraartikulärer Rheumatismus

Übersicht

Myopathien, S. 236 – Tendopathien, S. 238 – Bursopathien, S. 240 – Periarthropathien, S. 242 – Neuropathien, S. 243

Unter dem Begriff des extraartikulären Rheumatismus (Weichteilrheumatismus) werden eine Vielzahl unterschiedlichster Erkrankungen subsummiert. Klinisch-therapeutisch hat es sich bewährt, dass zur Definition Schmerzphänomene den anatomischen Weichteilsubstraten zugeordnet werden.

Myopathien G 72.9

Zumeist handelt es sich um reaktive Myosen und Myalgien bei funktioneller Überbeanspruchung oder Wirbelsäulenfehlhaltung.

Symptomatik	Arzneimittel
Folgen von thermischen Einflüssen	Aconitum napellus
Muskuläre, schmerzhafte Verspannungen	Acidum sarcolacticum
Zustand nach Trauma und Überlastung	Arnica montana
Weichteilrheumatische Schmerzen	Cardiospermum halicacabum
Muskelschmerzen und -schwäche	Causticum
Muskelatrophie und Paresen	Plumbum metallicum

Hinweis: Die genannten Homöopathika können auch zusammen mit einem Lokalanästhetikum als Quaddeltherapie angewendet werden.

Aconitum napellus

Plötzlich einsetzende starke Muskelschmerzen und Verspannungen, oft auch mit Schmerzen in den Gelenken. **Folge von thermischen Einflüssen** wie z.B. trockene Kälte, kalter Wind.

Dosierung: D6, anfangs bis zu stündlich 3 Tropfen, bei eintretender Besserung 2 × täglich 5 Tropfen

Acidum sarcolacticum

Schmerzhaftigkeit und Schwäche der Muskulatur, oft verbunden mit muskulären Verspannungen.
Bewährt auch beim »Muskelkater«.

Dosierung: D6, anfangs bis zu stündlich 3 Tropfen, bei eintretender Besserung 3 × täglich 5 Tropfen

Arnica montana

Zerschlagenheitsgefühl an der Muskulatur mit starken Schmerzen; die geringste Berührung schmerzt. Oftmals bei **Zustand nach Trauma resp. Überlastung**.

Dosierung: D12, 2 – 3 × täglich 5 Tropfen

Cardiospermum halicacabum

Weichteilrheumatische Schmerzen; Hartspann, große Druckschmerzhaftigkeit.

Dosierung: D3, anfangs bis zu stündlich 3 Tropfen, bei eintretender Besserung 3 × täglich 5 Tropfen

Causticum

Muskelschmerzen bei allgemeinem Schwächegefühl; auch **infolge von Systemerkrankungen**. Neigung zu **Gelenkversteifung**.

Dosierung: D6, D12, 2 × täglich 1 Tablette

Plumbum metallicum

Atrophie und Paresen der Muskulatur sowie Tremor; neuralgiforme Schmerzen als häufiges Begleitsymptom.

Dosierung: D12, 2 × täglich 1 Tablette

Tendopathien M 77.9

Erkrankungen der Sehnen, Sehnenscheiden und Sehneninsertionsstellen lassen sich mit folgenden Homöopathika behandeln.

Symptomatik	Arzneimittel
Rez. Tendopathien; Dupuytren-Kontraktur	Acidum hydrofluoricum
Akute Entzündung mit Bewegungsverschlechterung	Bryonia cretica
Folgen von Verzerrung, Überanstrengung	Rhus toxicodendron
Tendopathien mit beginnender Exsudation	Ruta graveolens
Zur Resorption	Sulfur jodatum

Hinweis: Bei starken Schmerzen kann das Homöopathikum auch mit einem Lokalanästhetikum kombiniert als Quaddeltherapie eingesetzt werden. Vgl. auch die unter → *Periarthropathien* und → *Neuropathien* genannten Homöopathika.

Acidum hydrofluoricum

Chronisch rezidivierende Tendopathie mit Bewegungseinschränkung und -schmerzen.
Versuch bei **Dupuytrenscher Kontraktur**.

Dosierung: D12, 2 × täglich 5 Tropfen

Hinweis: Zwischengaben von **Acidum silicicum (Silicea)** D30, 1 – 2 × wöchentlich 5 Tropfen haben sich bewährt.

Bryonia cretica

Starke Schmerzhaftigkeit bei akuter Entzündung. Schmerzen bei der geringsten Bewegung.

Dosierung: D4, D6, anfangs bis zu stündlich 3 Tropfen, bei eintretender Besserung 3 × täglich 5 Tropfen

Rhus toxicodendron

Tendovaginitis und Insertionstendopathie, auch **infolge von Überanstrengung, Verzerrung, Unterkühlung**.

Dosierung: D12, 2 – 3 × täglich 5 Tropfen

Ruta graveolens

Tendopathien mit subakutem Verlauf bei typischer Schmerzsymptomatik, **beginnende Exsudation**.

Dosierung: D4, D6, 3 × täglich 5 Tropfen

Sulfur jodatum

Bei **chronischer Tendovaginitis** mit Neigung zu **Verklebung und Verwachsung zum Versuch der Resorption**.

Dosierung: D6, 2 × täglich 1 Tablette

Bursopathien M 71.9

Die Homöopathika werden unabhängig von der Lokalisation der Bursopathie gemäß ihrer Symptomatik eingesetzt.

Symptomatik	Arzneimittel
Hoch akute Entzündung im Anfangsstadium	Atropa belladonna
Entzündung mit teigig-ödematöser Schwellung	Apis mellifica
Zustand nach chirurgischer Intervention	Arnica montana
Zur Resorption	Kalium chloratum
Bursitis praepatellaris	Calcium phosphoricum
Ganglion	Acidum silicicum
Zur Resorption eines Ganglions	Acidum benzoicum

Hinweis: Bei akuter Bursitis hat sich auch folgende Mischinjektion i.v. bewährt:

- ▷ Initialtherapie:
  Lachesis D12,
  Echinacea D4,
  Pyrogenium D30 aa
- ▷ Danach:
  Lachesis D12
  Echinacea D4
  Mercurius solubilis D12 aa

2 × täglich 1 Amp. bis zum Abklingen der Akutsymptomatik (längstens 10 Tage!).

Atropa belladonna (Belladonna)

Hoch akute, über wenige Stunden sich entwickelnde Entzündung mit Rötung und Überwärmung; pulsierender Schmerz.

Dosierung: D6, anfangs bis zu stündlich 1 Tablette, bei eintretender Besserung 3 × täglich 1 Tablette

Apis mellifica

Akute Entzündung mit ödematöser Schwellung und Bewegungseinschränkung.

Dosierung: D6, anfangs bis zu stündlich 3 Tropfen, bei eintretender Besserung 3 × täglich 5 Tropfen

Arnica montana

Traumatische Ätiologie; auch **Zustand nach chirurgischer Intervention**.

Dosierung: D6, D12, 3 × täglich 5 Tropfen

Kalium chloratum

Bei chronischer Bursitis zur Resorption.

Dosierung: D6, D12, 2 × täglich 1 Tablette

Calcium phosphoricum

Bewährt bei **Bursitis praepatellaris** (n. W. Quilisch).

Dosierung: D6, D12, 2 × täglich 1 Tablette

Acidum silicicum (Silicea)

Beim **Ganglion** insbesondere **auf dem Handgelenksrücken**.

Dosierung: D4, D6, 2 × täglich 1 Tablette

Hinweis: Als Zwischenmittel eignet sich Calcium fluoratum D30 (1 – 2 × wöchentlich 5 Tropfen)

Acidum benzoicum

Versuch der Resorption beim Ganglion unterschiedlichster Lokalisation.

Dosierung: D3, D4, 2 × täglich 5 Tropfen

Periarthropathien M 77.9

Die Periarthropathien (Schulter-, Ellbogen-, Hüftgelenk; »Schultersteife, Tennisellbogen«) können mit folgenden homöopathischen Arzneimitteln behandelt werden, wobei anfangs und bei starken Schmerzen das jeweilige Homöopathikum auch zusammen mit einem Lokalanästhetikum als Quaddeltherapie angewendet werden kann.

Symptomatik	Arzneimittel
Traumatische Ätiologie	Arnica montana
Schmerzhafte, ödematöse Schwellung	Apis mellifica
Beginnende Gelenkversteifung	Causticum
Schrumpfungsneigung der Sehnen und Bänder	Guaiacum
Schmerzen an den Sehnenansätzen	Kalium bichromicum

Hinweis: Vgl. auch die unter → *Tendopathien* genannten Arzneimittel.

Arnica montana

Traumatisch bedingte Periarthropathien; auch mit ausgeprägten Weichteilschwellungen.

Dosierung: D6, 3 × täglich 5 Tropfen

Apis mellifica

Stechende brennende Schmerzen mit Bewegungseinschränkung; **rötlich-livide ödematöse Schwellung**. Besserung durch Kälteanwendung.

Dosierung: D6, anfangs bis zu stündlich 3 Tropfen, bei eintretender Besserung 3 × täglich 5 Tropfen

Causticum

Beginnende Gelenkversteifung, Schwächegefühl der Extremität. Gefühl von **Anspannung und Verkürzung der Sehnen** und Muskeln.
Verschlechterung durch trockene Kälte.

Dosierung: D6, 2 × täglich 1 Tablette

Guaiacum

Schrumpfungsneigung der Sehnen und Bänder mit Bewegungseinschränkung; stechende Schmerzen.
Verschlechterung durch Bewegung und Wärme.

Dosierung: D6, 2 × täglich 5 Tropfen

Kalium bichromicum

Schmerzen an Sehnenansätzen, plötzlich kommend und gehend; Knochenschmerzen.
Verschlechterung durch Bewegung und in feuchter Kälte.

Dosierung: D6, 2 × täglich 1 Tablette

Neuropathien G 62.9

Unter dem Begriff der Neuropathien werden Neuritiden und Neuralgien unterschiedlichster Ätiologie subsummiert; dazu gehören auch die in der Praxis häufigen Engpass-Syndrome (z.B. Karpaltunnelsyndrom, Brachialgia paresthetica nocturna).

Symptomatik	Arzneimittel
Wandernde, dumpfe Schmerzen	Aesculus hippocastanum
Nächtliche Parästhesien, Schultersteife	Hedera helix
Parästhesien mit trophischen Störungen	Secale cornutum
Nächtliche Neuralgien	Acidum arsenicosum
Traumatische Nervenläsion	Hypericum perforatum
Paresen	Causticum
Postinfektiöse Paresen	Gelsemium sempervirens

Hinweis: Das Homöopathikum kann auch mit einem Lokalanästhetikum kombiniert als Quaddeltherapie eingesetzt werden. Vgl. auch die unter → *Periarthropathien* und → *Tendopathien* genannten Homöopathika.
Vgl. auch unter → *Degenerative Wirbelsäulenerkrankungen.*

Aesculus hippocastanum

Wandernde, dumpfe Schmerzen im Schulter-Arm-Bereich, Lähmungsgefühl.
Verschlechterung durch Bewegung und in Kälte.

Dosierung: D6, 3 × täglich 5 Tropfen

Hedera helix

Nächtliche Parästhesien und Bewegungseinschränkung von Schulter und oberer Extremität.
Besserung durch Massieren und Schütteln.

Dosierung: D6, 3 × täglich 5 Tropfen

Secale cornutum

Parästhesien der Extremitäten **mit beginnenden trophischen Störungen.**
Versuch auch beim Morbus Sudeck.

Dosierung: D4, D6, 3 × täglich 5 Tropfen

Acidum arsenicosum (Arsenicum album)

Neuralgiforme Schmerzen und Parästhesien mit nächtlicher Verschlechterung (z.B. Versuch auch bei medikamentös oder stoffwechselbedingter Polyneuropathie).

Dosierung: D12, 2 × täglich 5 Tropfen

Hypericum perforatum

Traumatische Nervenläsion (direkt oder indirekt) bei unterschiedlicher Lokalisation.

Dosierung: D6, 3 × täglich 5 Tropfen

Causticum

Paresen unabhängig der Ätiologie und Lokalisation.
Verschlechterung durch trockene Kälte.

Dosierung: D6, 2 × täglich 1 Tablette

Gelsemium sempervirens

Postinfektiöse Paresen unterschiedlicher Lokalisation.

Dosierung: D12, 2 × täglich 5 Tropfen

Hinweis: Bei lange zurückliegenden Ereignissen ist ein Versuch mit Einzelgaben von D30 und D200 (jeweils in mehrwöchigen Abständen) oder mit LM-Potenzen (z.B. LM VI, 1 × täglich 3 Tropfen) angezeigt.

Orthopädische Erkrankungen

Übersicht

Morbus Scheuerman, S. 246 – Aseptische Knochennekrosen, S. 246 – Osteomyelitis, S. 248

Morbus Scheuermann M 42.0

Morbus Scheuermann ist eine häufige Erkrankung zumeist der Brustwirbelsäule im Wachstumsalter als fixierte kyphotische Fehlhaltung.
Im Wesentlichen werden folgende Homöopathika eingesetzt, wobei ihre Auswahl sich insbesondere an personotropen Kriterien orientiert (vgl. Seitenangabe).

Calcium carbonicum	→ Seite 178
Calcium fluoratum	→ Seite 178
Calcium phosphoricum	→ Seite 178
Phosphorus	→ Seite 181
Acidum silicicum	→ Seite 175

Aseptische Knochennekrosen M 87.9

Aseptische Knochennekrosen (Osteochondrosen) sind eine Gruppe von Skeletterkrankungen, die bei unterschiedlicher Lokalisierung vorwiegend am wachsenden Skelett auftreten. Neben den individuellen Konstitutionsmitteln (vgl. Seite 195) kann bei Beachtung des Phänotyps die Homöotherapie wie folgt begonnen werden (Initialtherapie über 6–8 Wochen):

Calcium carbonicum

Adipöser, phlegmatischer Typ ohne Eigeninitiative. Verspätete Entwicklung; mangelnde Spannkraft. Pastöses Gewebe

bei Neigung zu verschleppten Krankheitszuständen, insbesondere der Atemwege, der Haut und der Gelenke; Lymphknotenschwellung. Neigung zu rezidivierenden Gastro-Enteritiden mit saurem Geruch.
Unverträglichkeit von Kälte, von Milch; starke Kopfschweiße.

Dosierung: D12, 2 × täglich 1 Tablette

Calcium fluoratum

Hyperaktiver, oft aggressiver und hypomaner Typ. Eher schwach entwickelte Muskulatur, schlaffe Bänder und primär überstreckbare Gelenke.
Verschlechterung durch Druck und Berührung sowie durch Wärme.

Dosierung: D12, 2 × täglich 1 Tablette

Calcium phosphoricum

Asthenischer, hochgeschossener Typ, sehr wendig, schreckhaft, unentschlossen und ungeduldig. Leicht erschöpfbar, Inappetenz; Kopfschmerzen (»Neurasthenie«). Bevorzugt werden pikante und geräucherte Speisen. Große Empfindlichkeit gegen Kälte und Nässe.

Dosierung: D12, 2 × täglich 1 Tablette

Hinweis: Als Zwischenmittel eignet sich bei den genannten Homöopathika **Tuberkulinum Koch D30** (1 Amp. s.c. im Abstand von 4 Wochen, insgesamt 3-mal) sowie abschließend D200 (1 Amp. s.c. 1mal).
Außerdem haben sich Einzelgaben von **Acidum silicicum (Silicea) D30** bewährt (1 × wöchentlich 5 Tropfen).
Die *Eigenblut-Behandlung* sollte als biologische Basistherapie zusätzlich durchgeführt werden → Seite 256

Osteomyelitis M 86.9

Insbesondere die chronischen Formen (primär und sekundär) der Osteomyelitis können mit Homöopathika behandelt werden; bei akuten Formen adjuvant resp. zu Behandlungsbeginn eignet sich folgende Mischinjektion i.v.:

▷ Initialtherapie:
Lachesis D12
Echinacea D4
Pyrogenium D30 aa

▷ Danach:
Lachesis D12
Echinacea D4
Mercurius solubilis D12 aa

2 × täglich 1 Amp. (längstens 10 Tage).

Symptomatik	Arzneimittel
Chronische Osteomyelitis	Acidum hydrofluoricum
Chronische Osteomyelitis, Fistelbildung	Calcium fluoratum
Osteomyelitis, Gelenkbefall	Kalium jodatum
Chronische Osteomyelitis, Knochenschmerzen	Aurum metallicum
Brennende Schmerzen	Phosphorus

Hinweis: Die *Eigenblut-Behandlung* sollte als biologische Basistherapie zusätzlich durchgeführt werden → Seite 256.

Acidum hydrofluoricum

Chronische Osteomyelitis bei typischem Lokalbefund; **Fistelbildung, beständige Sekretion**, die übel riechend und wund machend ist.

Dosierung: D12, 2 × täglich 5 Tropfen

Calcium fluoratum

Bei **chronischer Osteomyelitis** als Komplementärmittel zu Acidum hydrofluoricum.

Dosierung: D6, D12, 2 × täglich 1 Tablette

Hinweis: Zunächst über 4 Wochen **Acidum hydrofluoricum**, danach **Calcium fluoratum**; auch mit Zwischengaben von **Acidum silicicum (Silicea) D30** 1 – 2 × wöchentlich 5 Tropfen oder 1 Amp. i.v.

Kalium jodatum

Große Schmerzhaftigkeit bei subakuter Osteomyelitis, auch mit **Gelenkbefall**.
Verschlechterung nachts und bei feuchter Witterung.

Dosierung: D6, 2 × täglich 1 Tablette

Aurum metallicum

Knochenschmerzen bei langjähriger Osteomyelitis mit Verschlechterung durch kaltes Wetter.
Phänotypisch: Habitus apoplecticus mit Depressionen.

Dosierung: D12, 2 × täglich 1 Tablette
D30, 1 – 2 × wöchentlich 1 Tablette

Phosphorus

Brennende Schmerzen, allgemeines Schwächegefühl auffallende Blutungsneigung; **chronische Osteomyelitis**. Phänotypisch: lebhafter Patient mit Überempfindlichkeit gegen Sinneseindrücke.

Dosierung: D12, 2 × täglich 5 Tropfen
D30, 1 – 2 × wöchentlich 5 Tropfen

Hinweis: Als Zwischenmittel eignet sich **Luesinum D30** (1 Amp. s.c. im Abstand von 4 Wochen, insgesamt 3mal) sowie abschließend D200 (1 Amp. s.c. 1-mal).

Traumatologie

Neben der chirurgischen Versorgung (einschl. Tetanusschutz!) sind Homöopathika eine sinnvolle Therapieerweiterung, da sie ex juvantibus analgetisch, antiphlogistisch und resorptionsfördernd wirken.

Symptomatik	Arzneimittel
Großflächige Weichteilschwellung	Arnica montana
Distorsion mit Bänderzerrung und Kapseldehnung T 14.3	Ruta graveolens
Zustand nach Verrenkung, Verhebung T 14.3	Rhus toxicodendron
Schlecht heilende Fraktur	Acidum silicicum
Zur Kallusbildung	Calcium fluoratum
Zur Kallusbildung	Calcium phosphoricum
Bänderschwäche M 24.2	Acidum phosphoricum
Verwachsungsbeschwerden	Graphites
Amputationsschmerzen	Allium cepa
HWS-Schleudertrauma, traumatische Neuralgien S 13.5	Hypericum perforatum
Verzögerte Rekonvaleszenz	Avena sativa
Zustand nach Blutverlusten	Chininum arsenicosum

Arnica montana

Großflächige Weichteilverletzung mit Hämatombildung; Muskelfaserriss. Allgemeines Wundmittel. Postoperative Blutungen; auch bei Wundheilungsstörungen.

Dosierung: D6, 3 – 4 × täglich 5 Tropfen

Hinweis: Arnica kann auch prophylaktisch eingesetzt werden (z.B. 5 Tage präoperativ).

Ruta graveolens

Zustand nach **Distorsion mit Bänderzerrung** und Kapseldehnung; Hämatombildung.

Dosierung: D4, D6, 3 – 4 × täglich 5 Tropfen

Rhus toxicodendron

Zerrungen und Dehnung infolge von **Verrenkung, Verhebung** etc.

Dosierung: D12, 2 × täglich 5 Tropfen

Acidum silicicum (Silicea)

Zustand nach schlecht heilender Fraktur, auch bei **Fistelbildung**.

Dosierung: D12, 2 × täglich 1 Tablette
D30, 1 – 2 × wöchentlich 1 Tablette

Calcium fluoratum

Zur Anregung der Kallusbildung.

Dosierung: D12, 2 × täglich 1 Tablette

Calcium phophoricum

Zur Anregung der Kallusbildung.

Dosierung: D12, 2 × täglich 1 Tablette

Hinweis: Beide zuletzt genannten Arzneimittel können auch im Wechsel eingenommen werden.

Acidum phosphoricum

Bei rezidivierenden Bandrupturen bzw. Distorsionen wegen **Bänderschwäche (»Schlottergelenke«)**

Dosierung: D6, D12, 2 täglich 5 Tropfen

Graphites

Schmerzen und Beschwerden nach Operation (Verwachsungen). **Narbenkeloid.**

Dosierung: D4, D6, 2 × täglich 1 Tablette

Hinweis: Die Narben können auch 1 – 3 × in mehrwöchigen Abständen mit **Formicain** und **Calcium fluoratum D12** als Mischampulle unterspritzt werden **(»Störfeldbehandlung«)**

Allium cepa

Neuralgiforme **Schmerzen im Amputationsstumpf**.

Dosierung: D4, D6, 3 × täglich 5 Tropfen

Hypericum perforatum

Verletzung von Nervengewebe; auch bei Commotio cerebri sowie **nach HWS-Schleudertrauma.** Neuralgiforme Schmerzen (»Nervenschmerzen«) mit **Parästhesien** infolge von Lagerung und Immobilisation.

Dosierung: D4, D6, 2 – 3 × täglich 5 Tropfen

Hinweis: Bei frischen Traumen kann Hypericum perforatum auch im Wechsel mit **Arnica montana** eingesetzt werden. Bei länger zurückliegenden Verletzungen haben sich höhere Potenzen (D30, D200) in seltenen Gaben bewährt (mehrwöchiger Abstand).

Avena sativa

In der **Rekonvaleszenz** zur Steigerung von Appetit und Hebung des Allgemeinbefindens.

Dosierung: Urtinktur 3 – 4 × täglich 5 Tropfen

Chininum arsenicosum

Zustand nach starken **Blut- und Sekretverlusten**, Wundheilungsfieber; verzögerte Rekonvaleszenz.

Dosierung: D6, 2 × täglich 1 Tablette

Externa

Zur Anwendung vgl. Kapitel → »Dermatologie und Allergologie«, Seite 91.

Arzneimittel	Arzneiform*	Anwendungsgebiet
Arnica montana	S, T	Hämatom, Weichteilschwellung ohne Hautdefekt, Muskelläsion
Calendula officinalis	S, T	Verletzungen mit Hautdefekt
Echinacea angustifolia	S, T	Entzündliche Traumen
Hamamelis virginiana	S, T	phleboarthrotisches Syndrom
Harpagophytum procumbens	S	Arthrosen, Spondylarthrosen
Hypericum perforatum	T	Neuropathie
Ruta graveolens	T	Distorsion, Tendopathie
Sabdariffa	S	phleboarthrotisches Syndrom

* S = Salbe T = Tinktur

Eigenblut-Behandlung

Vgl. hierzu Kapitel → »HNO-Heilkunde und Allergologie«, Seite 31.

Gynäkologie und Geburtshilfe

Störungen der Ovarialfunktion 259
Rhythmusanomalien der Menstruation 262
Weitere Anomalien der Menstruation 269
Prämenstruelles Syndrom 278
Klimakterium 280
Senium 284
Sterilität und Infertilität 285
Pubertas tarda 288
Anorexia nervosa 290
Beschwerden und Erkrankungen der Vulva 291
Beschwerden und Erkrankungen der Vagina 296
Beschwerden und Erkrankungen des Uterus 298
Beschwerden und Erkrankungen der Adnexe 303
Beschwerden und Erkrankungen der weiblichen Brust 306
Laktationsstörungen 310
Lageveränderung des Genitale 312
Tumoren 314
Verletzungen und Operationsfolgen 319
Gynäkologisch-urologische Erkrankungen 321
Proktologische Erkrankungen 324
Phlebologische Erkrankungen und Beschwerden ... 327
Orthopädische Erkrankungen und Beschwerden ... 329
Schwangerschaft und Geburtshilfe 335
Sexualstörungen 350
Eigenblut-Behandlung 353

Eine exakte Indikationsstellung auf dem Hintergrund diagnostischer und klinischer Erfahrungen ist im Hinblick auf konservatives Vorgehen oder chirurgische Intervention unumgänglich.
Während der Menstruation wird die Arzneigabe im Allgemeinen ausgesetzt.

Störungen der Ovarialfunktion

Amenorrhö N 91.2

Die Amenorrhö (primäre und sekundäre) erfordert immer eine exakte Diagnostik. Homöopathika werden bei der Amenorrhö unter konstitutionellen Aspekten über längere Zeit und in höheren Potenzen eingesetzt; die erhobenen somatischen Befunde verstehen sich als weiterführende Hinweise zur Präzisierung der Arzneimittelwahl.

Symptomatik	Arzneimittel
Ängstlich depressive oder mürrisch gereizte Patientin, zurückhaltend	Aristolochia clematitis
Hypothyreoter Phänotyp	Graphites
Weiche, betont weibliche Patientin mit labiler Stimmungslage	Pulsatilla pratensis
Unruhig ängstliche Patientin; psychisches Trauma	Aconitum napellus
Gereizte, lebensüberdrüssige Patientin mit dunklem Kolorit	Sepia
Übernervöse, migränebelastete Patientin	Cyclamen

Aristolochia clematitis

Depressive Verstimmung und Angstgefühl, aber auch gereizte und mürrische Stimmung; insgesamt eher zurückhaltend und menschenscheu. Es besteht allgemein ein Frieren und Frösteln bei deutlicher Kälte- und Nässeverschlechterung der Symptome; Neigung zu Raynaud-Syndrom.
Ausgeprägte venöse Belastung im Sinne einer **Varikosis,**

chronisch-venösen Insuffizienz und – im späteren Lebensalter – **Ulcus cruris varicosum**. Dermatologische Indikationen sind unter anderem die **Pubertätsakne** sowie ekzematöse Hautbefunde prämenstruell und im Zusammenhang mit der Menopause. **Chronisch-rezidivierende Harnwegsinfekte** (Pyelitis, Zystitis, »Reizblase«) sind häufig.

Dosierung: C12, 2 × täglich 5 Tropfen
D30, 1–2 × wöchentlich 5 Tropfen

Cyclamen

Übernervöse, unentschlossene Patientin mit starker Belastung durch Migräneattacken und Sehstörungen (Migraine accompagnée).
Allergische Belastung im Sinne der Rhinitis allergica, vasomotorische Rhinitis. **Mastodynie** und **Regelanomalien**, Amenorrhö auch im Wechsel mit Menorrhagie und Dysmenorrhoea membranacea; Blutung dunkel und verlängert bei klumpiger Konsistenz.

Dosierung: D12, 2 × täglich 5 Tropfen
D30, 1–2 × wöchentlich 5 Tropfen

Graphites

Hormonale Insuffizienz mit der Physiognomie einer hypothyreoten Stoffwechsellage; depressive Stimmung, Apathie und Indolenz. Adipöser Habitus bei Neigung zu trockenen Hautaffektionen und Obstipation (»alles kommt zu spät«).
Rezidivierende Entzündungen am Auge (**Blepharo-Konjunktivitis, Hordeolum**) sowie im Bereich der oberen Atemwege (**Rhinitis, Sinusitis**). Dyspeptische Beschwerden sowie **anamnestisch Ulcera duodeni et ventriculi**. Flatulenz, atonische **Obstipation** und **Hämorrhoidalleiden**. Dermatologisch belastende Disposition, klinisch manifest als **Acne vulgaris** und **Ekzem**.

Dosierung: D12, 2 × täglich 1 Tablette
D30, 1–2 × wöchentlich 5 Tropfen

Pulsatilla pratensis

Blonde, hellhäutige, weiche und betont weibliche Patientin; labile Stimmungslage (»hoch und tief«), wechselndes Temperament und auffälliger Wechsel der Symptomatik nach Art und Lokalisation. Beständiges Klagen über Frieren und Frösteln bei Hitzeunverträglichkeit. Prämenstruelle Verschlechterung der Symptomatik.
Rezidivierende **Schleimhautkatarrhe** mit **gelb-grünen Sekreten** von zäher Konsistenz (Rhinitis, Sinusitis, Bronchitis); deutliche **Fettunverträglichkeit** mit Neigung zu wechselnder Stuhlkonsistenz (Hepato- und Cholezystopathie). Rezidivierende **Infekte der ableitenden Harnwege** (Zystitis, Harninkontinenz) sowie ausgeprägt **venöse Belastung** (rezidivierende Phlebitiden). **Rheumatoide Muskel- und Gelenkschmerzen**. Urtikarielles **Exanthem**.

Dosierung: D12, 2 × täglich 5 Tropfen
D30, 1–2 × wöchentlich 5 Tropfen

Aconitum napellus

Unruhige, ängstliche Patientin; Neigung zu Ohnmachten und nächtlichen Anfällen von **Herzjagen**. Amenorrhö als Folge von Schrecksituationen und Angstzuständen (**psychisches Trauma**).

Dosierung: D12, 2 × täglich 5 Tropfen
D30, 5 Globuli als Einmalgabe
(situativ wiederholen)

Sepia

Reizbare und launenhafte Stimmung, Lebensüberdruss und Gleichgültigkeit. Dunkles Kolorit, pigmentreiche Haut.
Häufige **Migräneattacken**; **Hepato- und Cholezystopathie** mit Neigung zu **Obstipation** und **Hämorrhoidalleiden**. Uro-Genitalentzündungen, ausgeprägtes **Prolapsgefühl**. Chronifizierende Dermatitiden (**Ekzem**) und **Psoriasis**.

Dosierung: D12, 2 × täglich 1 Tablette
D30, 1–2 × wöchentlich 1 Tablette

Rhythmusanomalien der Menstruation N 92.6

Übersicht

Polymenorrhö, S. 262 – Oligomenorrhö, S. 264 – Metrorrhagie, S. 265 – Ovulationsblutung, S. 267

Unter dem Begriff der Rhythmusanomalien werden Menstruationsblutungen subsummiert, die nicht als Eumenorrhö auftreten.

Polymenorrhö N 92.1

Der Zyklus ist verkürzt und unterschreitet 25 Tage.

Symptomatik	Arzneimittel
Die Blutung ist	
zu früh, stark, hellrot, heiß	Atropa belladonna
zu früh, verstärkt, dunkel, klumpig	Bovista
zu früh, stark, verlängert	Calcium carbonicum
zu früh, verstärkt, verlängert, dunkel, klumpig	Kalium carbonicum
zu früh, verlängert, hellrot, wässrig	Ferrum metallicum

Atropa belladonna (Belladonna)

Die Blutung setzt **zu früh ein** und **ist sehr stark**, jedoch von üblicher Dauer. Das Blut ist (häufig) von **hellroter** Farbe und

üblem Geruch; oft verbunden mit **dysmenorrhoischen Beschwerden** (»Drang nach unten«).
Die Blutung wird als **heiß** empfunden.

Dosierung: D4, anfangs bis zu stündlich 1 Tablette (bei Blutungseintritt);
während des Zyklus D6 oder D12, 2–3 × täglich 1 Tablette

Bovista (Lycoperdon bovista)

Die Regel ist zu **früh** und **verstärkt**. Das Blut hat eine **dunkel-schwärzliche** Farbe und ist von **klumpiger Konsistenz**.
Schmerzhafte Blutung mit Drängen nach unten sowie mit Schmerzen in der LWS.
Diarrhö vor und während der Menses; **Fluor vaginalis** tritt vor und nach den Menses auf.

Dosierung: D3, anfangs bis zu stündlich 1 Tablette (bei Blutungseintritt);
während des Zyklus D6, 2–3 × täglich 1 Tablette

Calcium carbonicum (Conchae)

Die Regel ist **zu früh und sehr stark**; **sie dauert zu lange**. Klumpige Konsistenz. Oft auch **Zwischenblutungen** oder Zustand nach sekundärer Amenorrhö.
Fluor vaginalis zwischen den Menses.
Personotrope Beziehung zum pastösen Menschen mit lymphatischer Belastung (»Lymphatismus«); Neigung zu verschleppten Krankheitszuständen (torpide Reaktion).

Dosierung: D6, D12, 2 × täglich 1 Tablette
D30, 1–2 × wöchentlich 1 Tablette

Kalium carbonicum

Regel **zu früh** und zu **lange dauernd**, dabei **sehr stark**. Das Blut **ist dunkel** und übel riechend, von **klumpiger Konsistenz.**

Es bestehen anhaltende **Kreuzschmerzen**, auch unabhängig von der Blutungsdauer.
Personotrope Beziehung zum geschwächten Menschen mit Neigung zu Schweißen und Ödemen.

Dosierung: D6, D12, 2 × täglich 1 Tablette
D30, 1–2 × wöchentlich 1 Tablette

Ferrum metallicum

Regel **zu früh, verstärkt** und **lange dauernd**; **hellrote Farbe** und (überwiegend) von **wässriger Konsistenz**.
Personotrope Beziehung zum blassen, sensiblen Menschen (heller Typus) mit vasomotorischer Labilität; Erethismus.
Intermittierendes Auftreten der Regelblutung.

Dosierung: D6, D12, 2 × täglich 1 Tablette
D30, 1–2 × wöchentlich 1 Tablette

Oligomenorrhö M 91.5

Der Zyklus ist verlängert und überschreitet 35 Tage; die Oligomenorrhö tritt besonders häufig in den ersten Jahren der Geschlechtsreife sowie in der präklimakterischen Lebensphase auf.

Symptomatik	Arzneimittel
Die Blutung ist	
zu spät, abgeschwächt, zum Teil ausbleibend	Conium maculatum
zu spät, sehr schwach	Natrium chloratum
zu spät, allmählich beginnend, dunkel, klumpig	Viburnum opulus

Hinweis: Differenzialtherapeutisch sind auch die unter → *Amenorrhö*, Seite 259 genannten Homöopathika zu berücksichtigen.

Conium maculatum

Die Regel ist **zu spät** und von **schwacher Blutungsstärke** oder aber auch **ausbleibend**. Das Blut hat eine **dunkle Farbe**. Prämenstruelles Spannungsgefühl der Mammae sowie scharfer Fluor vaginalis.
Zu **Beginn der präklimakterischen Lebensphase** beim vorzeitig alternden Menschen mit Schwindel und Vergesslichkeit. Sexuell unbefriedigte Patientin.

Dosierung: D6, D12, 2 × täglich 5 Tropfen
D30, 1–2 × wöchentlich 5 Tropfen

Natrium chloratum (Natrium muriaticum)

Regel **zu spät** und **sehr schwach**; Fluor vaginalis von wässrig-schleimiger Konsistenz, **Trockenheit der Vagina**. Introvertierter, depressiver Typus mit Abneigung gegen Kohabitation. Rezidivierender Herpes labialis und chronisches Ekzem mit Verschlimmerung am Meer sind weitere Hinweise.

Dosierung: D12, 2 × täglich 1 Tablette
D30, 1–2 × wöchentlich 1 Tablette

Viburnum opulus

Regel **zu spät** oder nur **allmählich beginnend**. **Blut von klumpiger und/oder membranöser Konsistenz**, dunkle Farbe, schwach fließend. Sehr **starke krampfartige Schmerzen**, die in die Oberschenkel ausstrahlen.

Dosierung: D3, 3 × täglich 5 Tropfen; akut: bis zu stündlich 5 Tropfen

Metrorrhagie N 92.1

Es handelt sich um funktionelle Zwischenblutungen, die ohne erkennbaren Zusammenhang mit dem Zyklus auftreten.

Symptomatik	Arzneimittel
Die Blutung ist	
unregelmäßig, lang dauernd, dunkel	Hamamelis virginiana
verfrüht, unregelmäßig, sehr stark, dunkel, klumpig	Cinchona succirubra
unregelmäßig, sehr stark, anfallsweiser Blutfluss, hellrot	Juniperus sabina

Hinweis: Differenzialtherapeutisch sind auch die unter → *Polymenorrhö*, Seite 262 und → *Hypermenorrhö*, Seite 271 genannten Homöopathika zu beachten.

Hamamelis virginiana

Blutung **unregelmäßig** und **lang dauernd**; das Blut **hat eine dunkle Farbe**; dysmenorrhoische Beschwerden mit Schmerzen im LWS-Bereich und im Abdomen. Oft Ovulationsblutung und Mittelschmerz.

Dosierung: D2, D4, D6, bei Blutungseintritt bis zu stündlich 5 Tropfen; während des Zyklus 2–3 × täglich 5 Tropfen

Cinchona succirubra (China)

Blutung **ist verfrüht** oder **unregelmäßig** und **sehr stark**. Das **Blut ist dunkel und klumpig**. Postmenstrueller Schwächezustand; nervös-erschöpfte Patientinnen.

Dosierung: D4, D6, D12, 2–3 × täglich 1 Tablette

Juniperus sabina (Sabina)

Blutung **unregelmäßig** bei insgesamt **sehr starkem, jedoch anfallsweisen Blutfluss**. Das Blut ist **hellrot, flüssig oder klumpig**.

Deutliche Verschlechterung bei Bewegung mit Schmerzen im LWS-Bereich.

Dosierung: D4, D6, bei Blutungseintritt bis zu stündlich 5 Tropfen; während des Zyklus 2–3 × täglich 5 Tropfen

Ovulationsblutung N 92.3

Die Ovulationsblutung (Mittelblutung) tritt als leichte Blutung oft in Verbindung mit dem »Mittelschmerz« zur Zeit des Eisprungs auf.

Symptomatik	Arzneimittel
Die Blutung ist	
unregelmäßig, stark, dunkel	Bovista
unregelmäßig, lang anhaltend, dunkel	Hamamelis virginiana
schwach, langsam einsetzend, verlängert	Sepia

Hinweis: Differenzialtherapeutisch sind auch die unter → *Menorrhagie*, Seite 269 genannten Homöopathika zu beachten; die Differenzialtherapie orientiert sich insbesondere an der Menstruation.

Bovista (Lycoperdon bovista)

Unregelmäßige und starke Blutung; das Blut hat eine **dunkle Farbe und der Blutfluss ist besonders nachts vorhanden**; ziehende Schmerzen.

Dosierung: D3, D6, bei Blutungseintritt bis zu stündl. 1 Tablette; während des Zyklus 2–3 × täglich 1 Tablette

Hamamelis virginiana

Lang anhaltende Blutung bei eher unregelmäßigem Zyklus. Das Blut hat eine **dunkle Farbe**. Die Mittelblutung ist mit Schmerzen verbunden.

Dosierung: D3, D6, bei Blutungseintritt bis zu stündl. 5 Tropfen; während des Zyklus 2–3 × täglich 5 Tropfen

Sepia

Blutung **schwach und langsam einsetzend**, dabei insgesamt **verlängert**. Nach unten drängender Schmerz, **Prolapsgefühl**.
Personotrope Beziehung zu launenhaften, reizbaren Patientinnen mit raschem Stimmungswechsel; dunkles Kolorit.

Dosierung: D6, D12, 2 × täglich 1 Tablette
D30, 1–2 × wöchentlich 1 Tablette

Weitere Anomalien der Menstruation

Übersicht

Menorrhagie, S. 269 – Hypermenorrhö, S. 271 – Hypomenorrhö, S. 273 – Prämenstruelle Blutung, S. 274 – Postmenstruelle Blutung, S. 274 – Dysmenorrhö, S. 275

Unter dem Begriff der Menstruationsanomalien werden alle Dysfunktionen verstanden, die in mittelbarem Zusammenhang mit der Menstruationsblutung stehen.

Menorrhagie N 92.0

Die Periodenblutung ist verstärkt und verlängert.

Symptomatik	Arzneimittel
Die Blutung ist	
stark, dunkel, übel riechend	Secale cornutum
sehr stark, lang dauernd, hellrot, flüssig	Achillea millefolium
lang anhaltend, dunkel	Hamamelis virginiana
sehr stark, hellrot	Cephaelis ipecacuanha
stark, lang anhaltend, mit kleinen Klumpen	Ustilago maydis

Hinweis: Differenzialtherapeutisch sind auch die unter → *Polymenorrhö*, Seite 262 und → *Metrorrhagie*, Seite 265 genannten Homöopathika zu beachten (insbesondere **Calcium carbonicum** und **Kalium carbonicum**).

Secale cornutum

Sehr **starke Blutungen**; das Blut hat eine **dunkle Farbe und ist übel riechend**. Brennende Empfindung und krampfartige Schmerzen bei deutlicher Wärmeunverträglichkeit.

Dosierung: D4, D6, bei Blutungseintritt bis zu stündlich 5 Tropfen; während des Zyklus 2–3 × täglich 5 Tropfen

Achillea millefolium (Millefolium)

Lang dauernde und sehr starke Menstruationsblutung; das Blut ist **hellrot und flüssig**.

Dosierung: D3, D6, bei Blutungseintritt bis zu stündlich 5 Tropfen; während des Zyklus 2–3 × täglich 5 Tropfen

Hamamelis virginiana

Lang anhaltende Blutung; das Blut hat eine **dunkle Farbe**. Dysmenorrhoische Schmerzen im LWS-Bereich und Abdomen. Oft Ovulationsblutung und Mittelschmerz.

Dosierung: D3, D6, bei Blutungseintritt bis zu stündlich 5 Tropfen; während des Zyklus 2–3 × täglich 5 Tropfen

Cephaelis ipecacuanha (Ipecacuanha)

Sehr **starke Blutung** von **hellroter Farbe** (gussweise). Die Menstruation ist mit **großer Übelkeit und Erbrechen** sowie mit Spasmen verbunden; Neigung zur Ohnmacht.

Dosierung: D4, D6, D12, bei Blutungseintritt bis zu stündlich 5 Tropfen; während des Zyklus 2–3 × täglich 5 Tropfen

Ustilago maydis

Starke und **lang anhaltende Blutung. Das Blut ist dunkel und mit kleinen, schwarzen Klumpen** durchsetzt oder aber hellrot-strähnig, übel riechend.

Auffallend ist die **Blutungsbereitschaft** beim Berühren der Zervix.

Dosierung: D3, D6, bei Blutungseintritt bis zu stündlich 5 Tropfen; während des Zyklus 2–3 × täglich 5 Tropfen

Hypermenorrhö N 92.0

Der Zyklusabstand ist normal, die Menstruationsblutung verstärkt.

Symptomatik	Arzneimittel
Die Blutung ist	
verfrüht, unregelmäßig, sehr stark, dunkel, klumpig	Cinchona succirubra
stark, dickflüssig, schwarz-klumpig	Dactylopius coccus
lang dauernd, sehr stark, hellrot, flüssig	Achillea millefolium
lang dauernd, stark, hellrot	Erigeron canadensis
sehr stark, übel riechend, dunkel	Secale cornutum

Hinweis: Vgl. auch die unter → *Menorrhagie*, Seite 269 genannten Homöopathika.

Cinchona succirubra (China)

Blutung **ist verfrüht** oder **unregelmäßig** und **sehr stark**. Das **Blut** ist **dunkel und klumpig**. Postmenstrueller Schwächezustand; nervös-erschöpfte Patientin.

Dosierung: D4, D6, D12, bei Blutungseintritt bis zu stündlich 5 Tropfen; während des Zyklus 2–3 × täglich 5 Tropfen

Dactylopius coccus (Coccus cacti)

Starke Blutung; das Blut ist **dickflüssig** mit großen, schwarzen Klumpen. Die Schmerzen sind wehenartig; das Blut fließt nur sehr langsam. Die **dysmenorrhoischen Beschwerden** sind oftmals **von Dysurie begleitet**.

Dosierung: D4, D6, bei Blutungseintritt bis zu stündlich 1 Tablette; während des Zyklus 2–3 × täglich 1 Tablette

Achillea millefolium (Millefolium)

Lang dauernde und **sehr starke** Menstruationsblutung; das **Blut ist hellrot und flüssig**.

Dosierung: D4, D6, bei Blutungseintritt bis zu stündlich 5 Tropfen; während des Zyklus 2–3 × täglich 5 Tropfen

Erigeron canadensis

Lang dauernde und **starke** Blutung (»gussweise«); **hellrote** Farbe. Spastische Schmerzen mit Dysurie.

Dosierung: D4, D6, bei Blutungseintritt bis zu stündlich 5 Tropfen; während des Zyklus 2–3 × täglich 5 Tropfen

Secale cornutum

Sehr **starke Blutungen**; das Blut hat eine **dunkle Farbe und ist übel riechend**. Brennende Empfindung und krampfartige Schmerzen bei deutlicher Wärmeunverträglichkeit.

Dosierung: D4, D6, bei Blutungseintritt bis zu stündlich 5 Tropfen; während des Zyklus 2–3 × täglich 5 Tropfen

Hypomenorrhö N 91.5

Der Zyklusabstand ist normal, jedoch ist die Blutung schwach.

Symptomatik	Arzneimittel
Die Blutung ist	
abgeschwächt, auch verspätet	Aristolochia clematitis
abgeschwächt, verlängert, hellrot, wässrig	Graphites
abgeschwächt, verspätet, Dauer und Stärke verschieden	Pulsatilla pratensis
abgeschwächt, verspätet, übel riechend, dunkel	Sepia

Hinweis: Vgl. auch die unter → *Amenorrhö*, Seite 259 genannten personotropen Eigenschaften.

Aristolochia clematitis

Abgeschwächte Blutung, z.T. auch mit **Zyklusanomalie, Dysmenorrhö**, prämenstruelles Syndrom.
Deutliche Besserung der Symptome bei Einsetzen der Blutung.

Dosierung: D12, 2 × täglich 5 Tropfen
D30, 1–2 × wöchentlich 5 Tropfen

Graphites

Abgeschwächte Blutung, z.T. auch **verlängert, wässriges Blut von heller Farbe**. Scharfer Fluor vaginalis mit Pruritus vulvae.

Dosierung: D12, 2 × täglich 1 Tablette
D30, 1–2 × wöchentlich 1 Tablette

Pulsatilla pratensis

Schwache Menstruationsblutung, z.T. **zu spät einsetzend. Unterschiedliche Blutung nach Dauer und Stärke**. Präklimakterium. Dysmenorrhoische Beschwerden vor und während der Menses, Mastodynie.

Dosierung: D12, 2 × täglich 5 Tropfen
D30, 1–2 × wöchentlich 5 Tropfen

Sepia

Abgeschwächte Blutung, zumeist **verspätet einsetzend**. Das Blut hat eine **dunkle Farbe und ist übel riechend**. Prämenstruell sind alle Beschwerden schlimmer, scharf-wässriger Fluor vaginalis.
Ausgeprägtes **Prolapsgefühl**, Abneigung gegen Kohabitation.

Dosierung: D12, 2 × täglich 5 Tropfen
D30, 1–2 × wöchentlich 5 Tropfen

Prämenstruelle Blutung N 94.3

Einige Tage vor der erwarteten Blutung kommt es zu leichten Schmierblutungen (Spotting).

Hinweis: Vgl. die unter → *Polymenorrhö*, Seite 262 genannten Homöopathika.

Postmenstruelle Blutung N 94.2

Nach der Periodenblutung kommt es für einige Tage zu einer Nachblutung.

Hinweis: Vgl. die unter → *Metrorrhagie*, Seite 265 genannten Homöopathika.

Dysmenorrhö N 94.6

Schmerzhafte Periodenblutungen werden in primäre und sekundäre Dysmenorrhöen unterteilt. Die Schmerzqualitäten sowie die Begleitbeschwerden sind ein wichtiger Indikator für das Homöopathikum.
Die akute Therapie soll stark wirksame Analgetika/Spasmolytika einsparen, die Langzeittherapie hingegen den Zyklus normalisieren.

Symptomatik	Arzneimittel
Kolikartige Schmerzen, nach unten drängend	Atropa belladonna
Wehenartige Schmerzen, bereits vor Blutungsbeginn	Matricaria chamomilla
Krampfartige Schmerzen, auch vor Blutungsbeginn	Magnesium phosphoricum
Kolikartige Schmerzen mit Kollaps, Erbrechen, Durchfall	Veratrum album
Starke Schmerzen, pelvine Migräne	Viburnum opulus

Akuttherapie

Atropa belladonna (Belladonna)

Kolikartige Unterbauchschmerzen bei starker und **übel riechender, hellroter Blutung**; Empfindung von Hitze. **Nach unten drängender Schmerz** mit Austrahlung in den LWS-Bereich. **Überempfindlich** gegen Berührung, Geräusche und Licht.

Dosierung: D4, D6, anfangs bis zu stündlich 1 Tablette

Matricaria chamomilla (Chamomilla)

Sehr **schmerzempfindliche Patientin** in gereizter Stimmung. **Wehenartige Unterbauchschmerzen**, die bereits **vor Eintritt der Blutung** beginnen. Starke Regelblutung mit **dunklem, klumpigem Blut**.
Lokale Wärme bessert die Beschwerden.

Dosierung: D4, D6, D12, anfangs bis zu stündlich 5 Tropfen

Magnesium phosphoricum

Krampfartige Schmerzen, die oft schon **vor Blutungsbeginn** anfallsartig einsetzen und am ersten (und zweiten) Tag besonders stark sind. **Das Blut ist dunkel und fädig**. Die Patientin **krümmt sich zusammen**; lokale Wärme bessert die Beschwerden.

Dosierung: D4, D6, anfangs bis zu stündlich 1 Tablette

Veratrum album

Kolikartige Schmerzen mit Neigung zu **Kollaps, Erbrechen** und **Durchfall**. Starke Regelblutung, die zu früh einsetzt.

Dosierung: D4, D6, anfangs bis zu stündlich 5 Tropfen

Viburnum opulus

Starke Schmerzen im Unterbauch, **vom LWS-Bereich ausgehend**, in die **Vagina** und **in die Oberschenkel ausstrahlend**.
Verzögerte Blutung von eher blasser Farbe; auch klumpig-dunkel oder membranös durchsetzt; verspätet einsetzend und von kurzer Dauer. Kolikartige Schmerzen treten vor Blutungsbeginn auf (**»pelvine Migräne«**).

Dosierung: D3, anfangs bis zu stündlich 5 Tropfen

Langzeittherapie

Der Langzeittherapie liegt der Ansatz zugrunde, eine konstitutionelle Beeinflussung zu erreichen. Sie basiert auf der Erfahrung, dass durch das individuelle Konstitutionsmittel auf die Disposition eingewirkt werden kann.
Ein solches jeweils auf das Individuum zugeschnittene Homöopathikum setzt eine weiterführende Anamnese voraus. Als mögliche Alternative haben sich in praxi Kombinationspräparate ebenfalls bewährt.
Folgende Homöopathika sind differenzialtherapeutisch personotrop zu berücksichtigen

Aristolochia clematitis → Seite 259
Calcium carbonicum → Seite 178
Cimicifuga racemosa → Seite 279
Matricaria chamomilla → Seite 345
Phosphorus → Seite 181
Platinum metallicum → Seite 287
Pulsatilla pratensis → Seite 181
Sepia → Seite 182

Prämenstruelles Syndrom N 94.3

Das prämenstruelle Syndrom beschreibt verschiedene physische wie psychische Symptome, die etwa fünf Tage vor Eintritt der Periodenblutung auftreten und die Patientin sehr belasten können.

Symptomatik	Arzneimittel
Mastodynie, Herpes labialis, Hauterkrankung	Vitex agnus castus
Depressive, gereizte Patientin mit starker Schmerzempfindlichkeit	Matricaria chamomilla
Gedrückte Stimmung, Kopfschmerzen, Kreislaufkollaps	Cimicifuga racemosa
Melancholische, weinerliche Patientin mit migränoiden Kopfschmerzen	Cyclamen
Erschöpfung mit gereizter Stimmung, Rhinitis, Pharyngitis	Magnesium carbonicum

Vitex agnus castus

Vor der Menstruationsblutung treten verschiedene Symptome auf wie **Mastodynie, Herpes labialis**, Verschlimmerung einer bestehenden **Hauterkrankung** (Exazerbationen).

Dosierung: D2, D4, 2–3 × täglich 5 Tropfen

Matricaria chamomilla (Chamomilla)

Vor der Periodenblutung ist die Patientin in einer **depressiven, gereizten und ärgerlichen Stimmung** (»explosiv«); sie wird von einer inneren Unruhe getrieben. Die Patientin **neigt zu Dysmenorrhö**; **Schmerzen** werden als **unerträglich** bezeichnet.

Dosierung: D6, D12, 2–3 × täglich 5 Tropfen

Cimicifuga racemosa

Vor der Periodenblutung besteht eine **gedrückte** Stimmung. Die Patientin leidet an **Kopfschmerzen** und neigt zum **Kreislaufkollaps. Rheumatoide Beschwerden** wie auch bestehende **Hauterkrankungen** sind deutlich schlechter. **Krampfartige Unterbauchschmerzen** bereits vor Blutungsbeginn.

Dosierung: D4, D6, D12, 2–3 × täglich 5 Tropfen

Cyclamen

Vor der Periodenblutung ist die Patientin eher **melancholisch** und **weinerlich**; sie leidet an **Schlaflosigkeit** und fühlt sich **erschöpft** (»wie ausgelaugt«). Anämischer Aspekt, Frösteln und Blässe. **Migränoide Kopfschmerzen** mit Sehstörungen und Schwindelgefühl.

Dosierung: D4, D6, D12, 2–3 × täglich 5 Tropfen

Magnesium carbonicum

Vor der Periodenblutung ist die Patientin **erschöpft**, aber in **gereizter** Stimmung. Es bestehen Zeichen eines grippalen Infektes mit **Rhinitis, Pharyngo-Laryngitis** und Kopfschmerzen; prämenstruell erneutes **Auftreten neuralgiformer und rheumatoider Schmerzen**.

Dosierung: D6, D12, 2–3 × täglich 1 Tablette

Klimakterium N 95.1

In der Übergangsphase von der Geschlechtsreife zum Senium treten verschiedene Symptome auf, die sich im somatischen wie im psychischen Bereich manifestieren können und auch als klimakterisches Syndrom bezeichnet werden.

Symptomatik	Arzneimittel
Chronisch venöse Insuffizienz, klimakterische Arthropathie	Aristolochia clematitis
Arthralgisch-myalgisch-neuralgischer Symptomenkomplex	Cimicifuga racemosa
Vasomotorische Beschwerden mit Herzsensationen	Lachesis mutus
Rezidivierende Schleimhautkatarrhe, venöse Belastung	Pulsatilla pratensis
Migräne, Herzsensationen	Sanguinaria canadensis
Hepato- und Cholezystopathie, Dermatitiden	Sepia

Aus homöotherapeutischer Sicht indiziert nicht das einzelne Symptom das Arzneimittel, sondern die mögliche Gesamtheit der Symptomatik, wie sie deskriptiv aufgelistet ist. Steht die Blutungsstörung im Vordergrund, sind je nach Symptomatik die entsprechenden Homöopathika indiziert (vergleiche u.a. die unter → *Blutungsanomalien*, Seite 269 genannten Homöopathika).
Cave: Karzinom, insbesondere bei Postmenopausenblutung!

Stehen die Beschwerden am Stütz- und Bewegungsapparat im Vordergrund – auch osteoporotisch bedingte Symptome – sind die unter → *Orthopädische Erkrankungen und Beschwerden*, Seite 246 genannten Homöopathika zu berücksichtigen.

Aristolochia clematitis

Depressive Verstimmungen mit Angstgefühl, Schlaflosigkeit, Neigung zu Kopfschmerzen. Reizblase, aber auch rezidivierende Entzündungen der Harnwege (Dysurie, Pollakisurie).

Venöse Insuffizienz, Ulcus cruris varicosum. Juckendes und krustiges **Ekzem**, das im Klimakterium (erneut) auftritt. Klimakterisch bedingte **Arthrosen**. Prämenstruelles Syndrom.

Die Periodenblutung tritt verspätet ein und ist abgeschwächt.

Dosierung: D12, 2 × täglich 5 Tropfen
D30, 1–2 × wöchentlich 5 Tropfen

Cimicifuga racemosa

Die Stimmung ist depressiv, ängstlich, lebensüberdrüssig bei innerer Unruhe.

Migräneartige Kopfschmerzen mit Sehstörungen, Schwindelgefühl; HWS-Syndrom sowie **rheumatoide Beschwerden** und **neuralgiforme** Schmerzen (kleine Gelenke, Nervus ischiadicus): wird auch als arthralgisch-myalgisch-neuralgischer Symptomenkomplex bezeichnet. **Funktionelle Herzstörungen** mit Sensationen und pektanginösen Beschwerden.

Abgeschwächte Periodenblutung mit verzögertem Eintritt.

Dosierung: D4, D6, D12, 2 × täglich 5 Tropfen

Lachesis mutus

Erregte Stimmung; argwöhnisch und eifersüchtig. **Logorrhö**; vasomotorische Beschwerden wie Blutwallungen und Schweißausbrüche, **Unverträglichkeit von Wärme, Beengungsgefühl am Hals**. Beklemmungsgefühl mit Herzsensationen bei hyper- und hypotonen RR-Werten. Neigung zu Phlebitiden; rezidivierende Neuralgien und Ischialgien. Befindensbesserung bei Blutungseintritt, Dysmenorrhö.

Dosierung: D12, 2 × täglich 5 Tropfen
D30, 1–2 × wöchentlich 5 Tropfen oder 1 Amp. i.v., i.m.

Pulsatilla pratensis

Ängstliche, weinerliche Stimmung, Besserung auf Zuspruch. Häufiger Wechsel von Lokalisation und Intensität der Beschwerden (z.B. rheumatischer Formenkreis), psychosomatischer Zusammenhang.
Neigung zu **rezidivierenden Schleimhautkatarrhen** mit gelb-grünlichem, zähen Sekret (Sinu-Bronchitis).
Beschwerden im Sinne einer **Cholezysto- und Hepatopathie** (funktionell und organisch) bei ausgeprägter Unverträglichkeit von fetten Speisen. Stark **venöse Belastung**, auch mit Entzündungen. **Periodenblutung unregelmäßig bei wechselnder Stärke**.

Dosierung: D6, D12, 2 × täglich 5 Tropfen
D30, 1-2 × wöchentlich 5 Tropfen

Sanguinaria canadensis

Hypertoner Typus mit Hitzewallungen, Gesichtsrötung, brennendem Hitzegefühl.
Rechtsseitige Migräne, Schwindel und Ohrensausen. **Herzsensationen**; neuralgisch-arthralgische Beschwerden (Schulter-Arm-Syndrom, WS-Syndrom). Periodenblutung unregelmäßig, aber verstärkt und übel riechend.

Dosierung: D6, D12, 2 × täglich 5 Tropfen
D30, 1–2 × wöchentlich 5 Tropfen

Sepia

Reizbare und launenhafte Stimmung, Lebensüberdruss und Gleichgültigkeit. Dunkles Kolorit, pigmentreiche Haut. **Häufige Migräneattacken; Hepato- und Cholezystopathie** mit Neigung zu Obstipation und Hämorrhoidalleiden. **Urogenitalentzündungen**, ausgeprägtes **Prolapsgefühl**. Abgeschwächte Periodenblutung, verzögert einsetzend. Milchiger oder wässriger **Fluor vaginalis prämenstruell**.

Dosierung: D6, D12, 2 × täglich 5 Tropfen
D30, 1–2 × wöchentlich 5 Tropfen

Senium

Das Senium kennzeichnet den Abschluss der Wechseljahre. Durch den bestehenden Östrogenmangel sind Atrophie und Schrumpfung die Hauptsymptome, was sich in mehreren, aber typischen klinischen Erscheinungsbildern (vgl. die jeweiligen Kapitel) widerspiegelt:

Degenerativer Rheumatismus → Seite 223
Deszensus → Seite 312
Fluor vaginalis → Seite 296
Harninkontinenz → Seite 533
Colpitis senilis → Seite 543
Pruritus vulvae → Seite 292

Sterilität und Infertilität

♀ N 97.9 ♂ N 46 und ♀ N 97.9 ♂ N 46

Die Sterilität (Impotentia generandi) und die Infertilität (Impotentia gestandi) erfordern eine Ursachenklärung bei Mann und Frau. Dabei rücken umweltbedingte Ursachen vermehrt in den Mittelpunkt (Schadstoffbelastung).
Bewährt haben sich zur Initialtherapie »ausleitend« wirkende Homöopathika, so genannte Dränagemittel (»Detoxifikation«). Dabei können die toxikologisch relevanten Substanzen im Sinne einer Nosoden- resp. Isotherapie eingesetzt werden.
Dazu wird z.B. das Schwermetall oder Pestizid als D12 (1 × täglich 5 Tropfen/1 Tablette) oder als D30 (2 × wöchentlich 5 Tropfen/1 Tablette) verordnet; die Verlaufskontrolle erfolgt mittels Labordiagnostik. Wichtig ist die begleitende Dränagebehandlung.
Anschließend können dann personotrope Arzneimittel eingesetzt werden (Folgebehandlung).

Dränage	Arzneimittel
Haut, Atemwege	Acidum formicicum D8
Darm	Okoubaka D3
Leber	Silybum marianum D3 und Taraxacum officinale D3
Nieren	Berberis vulgaris D2 und Solidago virgaurea D2

Hinweis: Je nach »Organschwäche« resp. Organmanifestation wird die Dränage gewählt (3 × täglich 10 Tropfen), zusätzlich die geschilderte Isotherapie.

Als Folgebehandlung sollten personotrope Arzneimittel bevorzugt eingesetzt werden. Ein **Versuch** kann mit einem der folgenden Homöopathika erfolgen, auch adjuvant zur Hormontherapie.

Symptomatik	Arzneimittel
Depressive Stimmung, Periodenblutung verspätet	Aristolochia clematitis
Plethorischer Typus, chronische Adnexitis	Aurum metallicum
Unregelmäßige Blutung, Dysmenorrhoea membranacea	Borax
Hyperthyreotischer Habitus, Hypomenorrhö	Natrium chloratum
Sexuell hyperaktiver Typus, Hypermenorrhö	Platinum metallicum

Hinweis: Vgl. auch die unter → *Amenorrhö*, Seite 259 genannten Homöopathika.

Aristolochia clematitis

Depressiv, ängstliche Stimmung. **Periodenblutung** setzt **verspätet** ein, ist kurz dauernd und sehr schwach; **schleimiger Fluor vaginalis**, prämenstruelles Syndrom

Dosierung: C12, 2 × täglich 5 Tropfen
D30, 1–2 × wöchentlich 5 Tropfen

Aurum metallicum

Plethorischer Typus. Periodenblutung verspätet und verstärkt. **Chronisch entzündliche Adnexerkrankung** mit Fluor vaginalis.

Dosierung: D12, 2 × täglich 1 Tablette
D30, 1–2 × wöchentlich 1 Tablette

Borax

Unregelmäßige Periodenblutung; starker milchiger Fluor vaginalis. **Dysmenorrhoea membranacea**.

Dosierung: D3, D6, 2–3 × täglich 1 Tablette

Natrium chloratum (Natrium muriaticum)

Hyperthyreotischer Habitus. Verzögert einsetzende Periodenblutung von kurzer Dauer und schwacher Stärke.

Dosierung: D12, 2 × täglich 1 Tablette
D30, 1–2 × wöchentlich 1 Tablette

Platinum metallicum

Sexuell hyperaktiver Typus. Vorzeitige Periodenblutung, die sehr stark ist und lange dauert. **Vaginismus und Pruritus vulvae**.

Dosierung: D12, 2 × täglich 1 Tablette
D30, 1–2 × wöchentlich 1 Tablette

Pubertas tarda E 30.0

Eine Pubertas tarda (hypothalamische oder ovarielle Form) liegt vor, wenn die Pubertätszeichen bis zum 14., spätestens 16. Lebensjahr noch nicht eingetreten sind.
Der homöotherapeutische Ansatz ist die Phänomenologie der verzögerten Entwicklung und bedarf einer konstitutionellen Behandlung.

Symptomatik	Arzneimittel
Unbeholfen, gehemmt, ängstlich, Lymphatismus	Calcium carbonicum Hahnemanni
Hypothyreoter Phänotyp	Graphites
Nervös, ängstlich, allgemeine Schwäche	Kalium carbonicum
Hyperthyreoter Phänotyp	Natrium chloratum
Asthenisch, rasch erschöpfbar	Phosphorus

Hinweis: Vgl. die unter → *Amenorrhö*, Seite 259 → *Oligomenorrhö*, Seite 264 und → *Hypomenorrhö*, Seite 273 genannten Homöopathika.

Calcium carbonicum Hahnemanni (Conchae)

Unbeholfener, gehemmter und **ängstlicher Typus; pastöses und torpides Gewebe** mit Neigung zu verschleppten Krankheitszuständen. Lymphatische Zeichen, unter anderem chronisch rezidivierende Schleimhautkatarrhe, Lymphadenopathie, Dermatitiden.

Dosierung: D12, 2 × täglich 1 Tablette
D30, 1–2 × wöchentlich 1 Tablette

Graphites

Hypothyreoter Phänotyp mit entsprechenden physischen und psychischen Auswirkungen. Depressive Stimmung, blass und frostig. Trockene, rissige, ekzematöse Haut; übel riechende, dick-gelbe Sekrete.

Dosierung: D12, 2 × täglich 1 Tablette
D30, 1-2 × wöchentlich 1 Tablette

Kalium carbonicum

Nervöser, ängstlicher Typus. Schwächegefühl, häufiges Schwitzen und Rückenschmerzen sind typisch; Neigung zur Ödembildung, Verdauungsschwäche.

Dosierung: D12, 2 × täglich 1 Tablette
D30, 1–2 × wöchentlich 1 Tablette

Natrium chloratum (Natrium muriaticum)

Hyperthyreoter Phänotyp mit nervös gereizter Stimmung. Gehäuft auftretende Kopfschmerzen, Tachykardien. Auffallende Trockenheit der Haut und Schleimhäute; allergische Disposition.

Dosierung: D12, 2 × täglich 1 Tablette
D30, 1–2 × wöchentlich 1 Tablette

Phosphorus

Asthenischer, agiler Typ mit Überempfindlichkeit gegen Sinneseindrücke **bei rascher Erschöpfbarkeit**. Neigung zu Ohnmachten, häufige Kopfschmerzen mit Schwindelgefühl.

Dosierung: D12, 2 × täglich 5 Tropfen
D30, 1–2 × wöchentlich 5 Tropfen

Anorexia nervosa F 50.0

Die Magersucht mit dem gehäuften Auftreten zwischen dem 14. und 20. Lebensjahr wird zunehmend unter psychosomatischen Gesichtspunkten betrachtet. Die Patienten benötigen eine kontinuierliche medikamentöse und psychotherapeutische Behandlung.
Aus homöopathischer Sicht sind personotrope Homöopathika notwendig. Die Auswahl muss nach klassischen Kriterien erfolgen (u.a. umfassende Anamnese etc.). Hier muss auf Spezialliteratur verwiesen werden.

Beschwerden und Erkrankungen der Vulva

Übersicht

Craurosis vulvae, S. 291 – Leukoplakie, S. 291 – Pruritus vulvae, S. 292 – Kondylome, S. 293 – Bartholinitis, S. 294

Craurosis vulvae, Leukoplakie N 90.4

Die Craurosis vulvae (Lichen sclerosus et atrophicus) und die Leukoplakie gehen mit schrumpfungsbedingten Beschwerden und entzündlich-ekzematösen Erscheinungen einher, häufig besteht auch ein → *Pruritus vulvae*, Seite 292.

Symptomatik	Arzneimittel
Trockene Haut, rissig, Schrumpfung	Alumina
Gestörte Trophik, Gewebsläsion	Acidum arsenicosum
Gewebsinduration	Conium maculatum

Alumina

Sehr trockene Haut mit Neigung zu Rissen und Schrumpfung. **Starker Pruritus** mit Verschlechterung durch Wärme. **Scharfer**, reichlicher **Fluor vaginalis**.

Dosierung: D6, D12, 2 × täglich 1 Tablette
D30, 1–2 × wöchentlich 1 Tablette

Acidum arsenicosum (Arsenicum album)

Zeichen der **gestörten Trophik**; Gewebsläsionen unterschiedlicher Intensität: **trockene Haut**, Bildung von Bläschen, **beginnende Ulzeration**; brennende und juckende Ekzeme. Übel riechender, gelblicher Fluor vaginalis.

Dosierung: D12, 2 × täglich 5 Tropfen
D30, 1–2 × wöchentlich 5 Tropfen

Conium maculatum

Regression im Physischen wie im Psychischen (»der alternde Mensch«). Milchiger Fluor vaginalis mit brennendem Juckreiz. **Gewebsinduration** an Haut und Schleimhaut. Cave: Malignom.

Dosierung: D6, D12, 2 × täglich 5 Tropfen
D30, 1–2 × wöchentlich 5 Tropfen

Pruritus vulvae L 29.2

Der Pruritus vulvae ist häufig Teilsymptom einer gynäkologisch/internen Erkrankung (vgl. auch oben).

Symptomatik	Arzneimittel
Wund machender, scharfer Fluor vaginalis	Kreosotum
Pruritus vulvae, starker Genitalschweiß	Caladium seguinum
Pruritus vulvae, sexuell sehr aktiv	Platinum metallicum
Pruritus vulvae et ani	Sulfur

Kreosotum

Pruritus vulvae oft im Zusammenhang mit einer Entzündung (**Vulvitis**). **Wund machender, scharfer Fluor vaginalis** mit Brennen beim Wasserlassen. **Vulva entzündlich geschwollen mit starkem Jucken**.

Dosierung: D6, D12, 2–3 × täglich 5 Tropfen

Caladium seguinum

Pruritus vulvae bei deutlicher Wärmeverschlechterung; **unangenehm riechender Genitalschweiß**, starke sexuelle Erregung.

Dosierung: D3, D6, 2–3 × täglich 5 Tropfen

Platinum metallicum

Pruritus vulvae mit Hyperästhesie von Vulva und Vagina; starke sexuelle Aktivität.

Dosierung: D12, 2 × täglich 1 Tablette
D30, 1–2 × wöchentlich 1 Tablette

Sulfur

Pruritus vulvae et ani, oft im Zusammenhang mit **chronischen Entzündungen (Vulvitis)**. Fluor vaginalis, scharfes Brennen; starke Rötung der Vulva. **Hämorrhoidalleiden**, Obstipation; Dermatitis.

Dosierung: D12, 2 × täglich 1 Tablette
D30, 1–2 × wöchentlich 1 Tablette

Kondylome A 63.0

Condylomata acuminata (Feigwarzen) als spitze Kondylome werden durch Papillomaviren hervorgerufen (DD: Breite Kondylome der Lues II).

Symptomatik	Arzneimittel
Leicht blutende Kondylome	Acidum nitricum
Kondylome bei seborrhoischer Haut	Thuja occidentalis

Acidum nitricum

Weiche, gestielte **Kondylome** (»blumenkohlartig«), die **bei Berührung leicht bluten**; bevorzugte Lokalisation ist der Haut-Scheimhaut-Übergang.

Dosierung: D6, D12, 2–3 × täglich 5 Tropfen

Thuja occidentalis

Kondylome bei insgesamt **seborrhoischem Hautbefund**. Dunkler Typus mit Neigung zu Erkältungen bei rezidivierenden Infekten.

Dosierung: D6, D12, 2–3 × täglich 5 Tropfen
D30, 1–2 × wöchentlich 5 Tropfen

Bartholinitis N 75.8

Bei einer Entzündung der *Bartholini*schen Drüse ist sorgfältig die chirurgische Indikation abzuwägen (Marsupialisation; GO-Abstrich). Für die Homöotherapie relevant ist das Entzündungsstadium.

Symptomatik	Arzneimittel
Hoch akut entzündlicher Prozess	Mercurius solubilis
Nach spontaner oder chirurgischer Eröffnung	Hepar sulfuris
Verzögerte Wundheilung	Acidum silicicum
Rezidivprophylaxe	Thuja occidentalis

Hinweis: Bei Rezidiven sollte die *Eigenblut-Behandlung* als biologische Basistherapie zusätzlich durchgeführt werden → Seite 353.

Mercurius solubilis

Typische Entzündungszeichen, **beginnende Abszedierung**.

Dosierung: D12, anfangs bis zu stündlich 1 Tablette (über 1–2 Tage). Folgemittel ist *Hepar sulfuris*.

Hepar sulfuris

Nach Eröffnung und Eiterabfluss zur Anregung der Granulation und Wundheilung oder zur beschleunigten Abszessreifung.

Dosierung: D12, 3–4 × täglich 1 Tablette

Acidum silicicum (Silicea)

Bei **verzögerter Wundheilung** und schlechter Granulationstendenz.

Dosierung: D12, 2 × täglich 1 Tablette
D30, 1–2 × wöchentlich 1 Tablette

Thuja occidentalis

Bei Neigung zu Entzündungen drüsiger Organe und **Rezidiv** einer Bartholinitis.

Dosierung: D6, D12, 2 × täglich 5 Tropfen
D30, 1–2 × wöchentlich 5 Tropfen

Beschwerden und Erkrankungen der Vagina

Übersicht

Kolpitis, S. 296 – Fluor vaginalis, S. 296

Kolpitis, Fluor vaginalis N 95.2, N 89.8

Die entzündliche Reaktion der Vaginalhaut hat als typisches Leitsymptom den Fluor vaginalis; je nach Keimspektrum hat die antibiotische Therapie Vorrang. Eine intensiv-medizinische Behandlung gilt auch für das toxische Schocksyndrom als Sonderform der bakteriellen Kolpitis.

Symptomatik	Arzneimittel
Trockene, entzündlich gereizte Vaginalschleimhaut	Atropa belladonna
Schleimhautulzeration	Acidum nitricum
Zäh-klebriger Fluor vaginalis	Borax
Dünnflüssiger, wund machender Fluor vaginalis	Kreosotum
Juckender, scharfer Fluor vaginalis	Lilium tigrinum

Hinweis: Vgl. auch die unter → *Erkrankungen der Vulva*, Seite 291 genannten Homöopathika.

Das indizierte Homöopathikum kann in Tablettenform auch zur Lokalbehandlung als Vaginaltablette verwendet werden (Arzneistoffträger: Laktose). Die Patientin muss darüber entsprechend informiert werden!

Die *Eigenblut-Behandlung* sollte als biologische Basistherapie zusätzlich durchgeführt werden → Seite 353.

Atropa belladonna (Belladonna)

Vaginalschleimhaut sehr **trocken und entzündlich gereizt**; starkes Hitzegefühl mit Hyperästhesie.

Dosierung: D6, D12, 2–3 × täglich 1 Tablette

Acidum nitricum

Blutiger, scharfer Fluor, wie Fleischwasser; **Splitterschmerz, Neigung zu Schleimhautulzera**.

Dosierung: D6, D12, 2–3 × täglich 5 Tropfen

Borax

Scharfer, zäh-klebriger Fluor vaginalis mit brennenden Schmerzen; zur Zeit der Ovulation oft verstärkt.

Dosierung: D4, D6, 2–3 × täglich 5 Tropfen

Kreosotum

Oft im Zusammenhang mit einer Entzündung (Vulvitis). **Wund machender, scharfer Fluor vaginalis** mit Brennen beim Wasserlassen. Vulva entzündlich geschwollen mit starkem Pruritus.

Dosierung: D6, D12, 2–3 × täglich 5 Tropfen

Lilium tigrinum

Juckender, scharfer Fluor vaginalis von gelb-grüner Farbe, stark riechend. **Oft sind Mykosen die Ursache**.

Dosierung: D6, D12, 2–3 × täglich 5 Tropfen

Beschwerden und Erkrankungen des Uterus

Übersicht

Zervizitis, S. 298 – Zervikaler Fluor, S. 298 – Endometritis, S. 298 – Portioerosion, S. 301

Zervizitis und zervikaler Fluor N 72, N 89.8

Entzündliche Veränderungen der Zervix sind zumeist mit Entzündungen der Vaginalschleimhaut verbunden.
Homöotherapeutisch werden deshalb je nach Symptomatik die unter → *Kolpitis*, Seite 296 genannten Arzneimittel eingesetzt.

Hinweis: Als zusätzliche Lokalbehandlung eignen sich **Hydrastis Urtinktur** und **Echinacea Urtinktur**; 1:3 mit Glycerin verdünnt auf Watteträger aufbringen und die Portio damit bestreichen.
Die *Eigenblut-Behandlung* sollte als biologische Basistherapie zusätzlich durchgeführt werden → Seite 353.

Endometritis N 71.9

Bei der Endometritis kommt es meist zu azyklischen Blutungen (Schmierblutungen), auch zu subfebrilen Temperaturen und Unterbauchschmerzen (DD: Salpingitis).
Stehen die Blutungen im Vordergrund: vgl. entsprechendes Kapitel über Blutungen.
Indikationsstellung für eine Homöotherapie abwägen!

Symptomatik	Arzneimittel
Beginnende Entzündung mit hochroter Schleimhaut	Atropa belladonna
Entzündung mit dick-schleimigem Fluor	Mercurius solubilis
Entzündung mit scharfem, dünnflüssigem Fluor	Kreosotum

Akute Endo-Parametritis N 73.0

Atropa belladonna (Belladonna)

Beginnende Entzündung (Endo-Parametritis) mit lokalem Hitzegefühl, brennenden und pulsierenden Schmerzen. Die **Schleimhäute** sind **hochrot entzündet und trocken**.

Dosierung: D6, anfangs bis zu stündlich 1 Tablette

Mercurius solubilis

Endo- und Parametritis mit stinkendem, gelb-grünem Fluor von dickschleimiger Konsistenz, regionäre Lymphknotenschwellung. **Akut entzündliches Geschehen**.

Dosierung: D12, anfangs bis zu stündlich 1 Tablette (1–2 Tage), dann 3–4 × täglich 1 Tablette

Kreosotum

Endo- und Parametritis mit scharfem, hell-gelblichem dünnen Fluor. **Beginnende bzw. vorhandene Schleimhautläsion**.

Dosierung: D6, 2–3 × täglich 5 Tropfen

Hinweis: Bei Endo- und Parametritis hat sich auch folgende Mischinjektion i.v. bewährt:

▷ Initialtherapie:
Lachesis D12
Echinacea D4
Pyrogenium D30aa

▷ Danach:
Lachesis D12
Echinacea D4
Mercurius solubilis D12 aa

2 × täglich bis zum Abklingen der Akutsymptomatik (längstens 10 Tage!).

Chronische Endometritis N 71.1

Die Homöopathika sind vor allem nach Antibiotika-Behandlung und bei Neigung zur Chronifizierung angezeigt.

Symptomatik	Arzneimittel
Zur Resorption	Mercurius bijodatus
Übel riechender, dünnflüssiger Fluor	Sepia
Dick-schleimiger Fluor	Thuja occidentalis

Hinweis: Die *Eigenblut-Behandlung* sollte als biologische Basistherapie zusätzlich durchgeführt werden → Seite 353.

Mercurius bijodatus

Zur Resorption bei subakuter und chronischer Endo- und Parametritis; auch beim parametrischen Abszess (kalter Abszess).

Dosierung: D6, 2 × täglich 1 Tablette

Hinweis: Das Arzneimittel eignet sich zum Therapiebeginn (2 × 4 Wochen mit 1-wöchiger Therapiepause) auch als Umstimmungsmittel.

Sepia

Dünnflüssiger, übel riechender Fluor von gelb-grünlicher Farbe, vor allem prämenstruell und anstatt der Monatsblutung; uncharakteristische Unterbauchschmerzen. Senkungsbeschwerden.

Dosierung: D6, D12, 2 × täglich 5 Tropfen
D30, 1–2 × wöchentlich 5 Tropfen

Thuja occidentalis

Dick-schleimiger Fluor, grünliche Farbe; Kondylome (und Warzen). Allgemein Neigung zu rezidivierenden Infekten.

Dosierung: D6, D12, 2 × täglich 5 Tropfen
D30, 1–2 × wöchentlich 5 Tropfen

Hinweis: Als Zwischenmittel bei chronischer Endometritis eignet sich **Medorrhinum D30** (1 Amp. s.c. alle 4 Wochen).

Portioerosion N 86

Veränderungen der Portio bedürfen einer besonders sorgfältigen Diagnostik. Sind keine anderen Therapiemaßnahmen indiziert, können folgende Homöopathika eingesetzt werden.

Symptomatik	Arzneimittel
Entzündliche Schleimhautläsionen	Argentum nitricum
Substanzdefekt	Kalium bichromicum
Scharfer Fluor, Pruritus vulvae	Kreosotum

Hinweis: Die *Eigenblut-Behandlung* sollte als biologische Basistherapie zusätzlich durchgeführt werden → Seite 353.

Argentum nitricum

Entzündliche **Schleimhautläsion mit blutiger oder zäher Sekretion**, Splitterschmerz.

Dosierung: D6, 2 × täglich 5 Tropfen

Kalium bichromicum

Substanzdefekt im Sinne eines **nicht blutenden, scharfrandig begrenzten Ulkus**; oft zäh-schleimiger Fluor.

Dosierung: D6, 2 × täglich 1 Tablette

Kreosotum

Portioerosion mit **scharfem, hell-gelblich dünnem Fluor**. Beginnende bzw. vorhandene Schleimhautläsion, oft mit Pruritus vulvae.

Dosierung: D6, 2 × täglich 5 Tropfen

Hinweis: Als Lokaltherapeutikum hat sich **Hydrastis Urtinktur** bewährt; mit Watteträger auftragen (1:3 mit Glycerin verdünnt).

Beschwerden und Erkrankungen der Adnexe

Übersicht

Chronisch-entzündliche Adnexerkrankungen, S. 304 –
Pelvipathie-Syndrom, S. 305

Entzündliche Erkrankungen der Adnexe (Tuben, Ovarien) machen im akuten Stadium mit entsprechender Symptomatik eine gezielte antibiotische Therapie oftmals notwendig (*cave* Sterilität); die mögliche homöopathische Therapie erfordert große Erfahrung!
Zu Beginn oder im akuten Geschehen (dann zusätzlich) kann folgende Mischinjektion i.v. appliziert werden.

▷ Initialtherapie:
Lachesis D12
Echinacea D4
Pyrogenium D30aa

▷ Danach:
Lachesis D12
Echinacea D4
Mercurius solubilis D12aa

2 × täglich bis zum Abklingen der Akutsymptomatik (längstens 10 Tage!).

Aus biologischer Sicht eignen sich Homöopathika (siehe unten) zur Nachbehandlung im Sinne einer Schleimhautsanierung.

Hinweis: Venerische Erkrankungen erfordern eine spezifische Antibiotika-Therapie!

Chronisch entzündliche Adnexerkrankungen N 70.9

Es besteht zumeist eine blande Symptomatik mit entsprechenden diagnostischen Schwierigkeiten.
Aus homöotherapeutischer Sicht können folgende Arzneimittel eingesetzt werden.

Symptomatik	Arzneimittel
Zur Resorption	Mercurius bijodatus
Übel riechender, dünnflüssiger Fluor	Sepia
Dick-schleimiger Fluor	Thuja occidentalis

Hinweis: Die *Eigenblut-Behandlung* sollte als biologische Basistherapie zusätzlich durchgeführt werden → Seite 353.

Mercurius bijodatus

Zur Resorption bei subakuten und chronischen Adnexerkrankungen; auch beim parametrischen Abszess (»kalter Abszess«).

Dosierung: D6, 2 × täglich 1 Tablette

Hinweis: Das Arzneimittel eignet sich zum Therapiebeginn (2 × 4 Wochen mit 1-wöchiger Therapiepause)

Sepia

Dünnflüssiger, übel riechender Fluor von gelb-grünlicher Farbe, vor allem prämenstruell und anstatt der Monatsblutung; uncharakteristische Unterbauchschmerzen. Senkungsbeschwerden.

Dosierung: D6, D12, 2 × täglich 5 Tropfen
D30, 1–2 × wöchentlich 5 Tropfen

Thuja occidentalis

Dick-schleimiger Fluor, grünliche Farbe; Kondylome (und Warzen). Allgemein Neigung zu rezidivierenden Infekten der Atemwege und Harnwege.

Dosierung:	D6, D12, 2 × täglich 5 Tropfen D30, 1–2 × wöchentlich 5 Tropfen
Hinweis:	**Mercurius bijodatus** kann auch mit einem der beiden konstitutionell wirkenden Mittel kombiniert werden. Als Zwischenmittel eignet sich **Medorrhinum** D30 (1 Amp. s.c. alle 4 Wochen).

Pelvipathie-Syndrom F 45.8

Die Pelvipathia vegetativa/Parametropathia spastica erfordert einen sorgfältigen diagnostischen Ausschluss organischer Ursachen.
Homöotherapeutisch können bei akut rezidivierenden Beschwerden die unter → *Dysmenorrhö*, Seite 275 genannten Arzneimittel eingesetzt werden.
Zur längerfristigen Behandlung ist eine personotrope Homöopathie mit dem individuell gewählten Arzneimittel notwendig.
Folgende Homöopathika sind differenzialtherapeutisch personotrop zu berücksichtigen:

Aristolochia clematitis → Seite 259
Aurum metallicum → Seite 177
Calcium carbonicum → Seite 178
Graphites → Seite 179
Natrium chloratum → Seite 181
Phosphorus → Seite 181
Platinum metallicum → Seite 287
Pulsatilla pratensis → Seite 181
Sepia → Seite 182

Beschwerden und Erkrankungen der weiblichen Brust

Übersicht

Mastodynie, S. 306 – Mastopathie, S. 307 – Entzündung, S. 308

Mastodynie N 64.4

Die Mastodynie äußert sich als Schmerz- und Spannungsgefühl der Brust und ist vor allem zyklusabhängig (vgl. auch unter → *Mastitis*, Seite 308).

Symptomatik	Arzneimittel
Starke Berührungsempfindlichkeit	Lac caninum
Schmerz- und Spannungsgefühl	Phytolacca
Schmerzen während der Periode	Murex
Schmerzen beim Stillen	Phellandrium

Lac caninum

Schwellung und Schmerzen der Brüste, selbst **bei der geringsten Berührung oder Erschütterung**, vor allem prämenstruell und während der Ovulation.

Dosierung: D6, D12, 2–3 × täglich 5 Tropfen

Phytolacca

Mastodynie vor und während der Regel; Neigung zu entzündlichen Prozessen (Mastitis, Fissur).

Dosierung: D6, 2–3 × täglich 5 Tropfen

Murex

Mastodynie während der Menstruationsblutung, die sehr stark ist. Sexuell aktive, aber erschöpfte Patientin.

Dosierung: D6, 2–3 × täglich 1 Tablette

Phellandrium

Schmerzen in der Brust **beim Stillen**.

Dosierung: D6, 2–3 × täglich 5 Tropfen

Mastopathie N 69.9

Knotenbildung und diffuse Verdichtung des Drüsenkörpers oft auch mit zyklusabhängigen Schmerzen. Die Dignität ist zu sichern.

Hinweis: Vgl. auch die unter → *Mastodynie*, Seite 306 genannten Homöopathika.

Symptomatik	Arzneimittel
Mammaatrophie	Conium maculatum
Bindegewebige Verhärtung	Calcium fluoratum
Zyklusabhängige Knotenbildung	Phytolacca

Hinweis: Als Externum kann **Conium-Salbe** eingesetzt werden.

Conium maculatum

Atrophie der Brüste mit indurierter Knotenbildung. Zumeist ältere Patientinnen.

Dosierung: D6, 2–3 × täglich 5 Tropfen

Calcium fluoratum

Bindegewebige Verhärtung der Brust; prämenstruelle Mastodynie. Neigung zu Varikosis und Ekzem bei hyperthyreotischem Phänotyp.

Dosierung: D6, D12, 2 × täglich 1 Tablette

Phytolacca

Knotenbildung in der Brust, auch **zyklusabhängige Schwellung** und Schmerzen.

Dosierung: D6, 2–3 × täglich 5 Tropfen

Entzündung O 91.2

Typische Entzündungssymptome, meist als Mastitis puerperalis. Die Homöopathika sind frühzeitig einzusetzen, so dass das Kind weiterhin gestillt werden kann.
Die sonstige externe Behandlung kann zusätzlich durchgeführt werden (Eisblase, Alkoholwickel, Hochbinden).

Symptomatik	Arzneimittel
Beginnende Entzündung	Atropa belladonna
Eiterabfluss, Granulationsbildung	Hepar sulfuris
Subakuter Entzündungsprozess	Clematis recta
Zustand nach Trauma	Bellis perennis
Fissuren, Rhagaden	Acidum nitricum

Bei akuter Mastitis als Mischinjektion i.v.:

▷ Initialtherapie:
Lachesis D12
Echinacea D4
Pyrogenium D30aa

▷ Danach:
Lachesis D12
Echinaceae D4
Pyhtolacca D12aa

2 × täglich bis zum Abklingen der Akutsymptomatik (längstens 10 Tage).

Atropa belladonna (Belladonna)

Beginnende Entzündung mit lokalem Hitzegefühl, brennenden und pulsierenden Schmerzen. **Die Haut ist hochrot entzündet**.

Dosierung: D6, anfangs bis zu stündlich 1 Tablette

Hepar sulfuris

Nach Eröffnung und Eiterabfluss zur Anregung der Granulation und Wundheilung; auch **zur beschleunigten Abszessreifung**.

Dosierung: D12, anfangs bis zu stündlich 1 Tablette

Clematis recta

Subakute Entzündung der Brustwarze mit schmerzhafter Schwellung der Lymphknoten; stechende Schmerzen, **keine Eiterungstendenz**.

Dosierung: D6, 3 × täglich 5 Tropfen

Bellis perennis

Schmerzen und Entzündung der Brustwarze **infolge eines Traumas** (Sturz, Schlag, Fall).

Dosierung: D3, 3 × täglich 5 Tropfen

Acidum nitricum

Blutende und schmerzhafte Brustwarze mit **Fissuren und Rhagaden**.

Dosierung: D6, 2–3 × täglich 5 Tropfen

Laktationsstörungen

Übersicht

Galaktorrhö, S. 310 – Agalaktie, S. 311

Störungen der Laktation manifestieren sich im Wesentlichen in einer Galaktorrhö oder in der Hypo- und Agalaktie.

Galaktorrhö O 92.7

Symptomatik	Arzneimittel
Kontralaterale Brustschmerzen	Borax
Starke Berührungsempfindlichkeit	Lac caninum
Knotenbildung, Spannungsgefühl	Phytolacca

Borax

Starker Milchfluss mit Schmerzen in der Brust; **beim Stillen schmerzt vor allem die andere Brustseite**.

Dosierung: D3, D6, 3 × täglich 1 Tablette

Lac caninum

Galaktorrhö mit starken Schmerzen in der Brust; **Berührung und Bewegung sind sehr schmerzhaft**.

Dosierung: D6, 3 × täglich 5 Tropfen

Phytolacca

Sehr starke Galaktorrhö. **Gespannte Brüste mit Knotenbildung**.

Dosierung: D2, zum Abstillen
D4, zur Reduzierung der Milchmenge jeweils 3 × täglich 5 Tropfen

Agalaktie O 92.3

Symptomatik	Arzneimittel
Erschöpfungszustand	Acidum phosphoricum
Gestaute Brüste	Phytolacca
Verzögerter Milcheinschuss	Lac defloratum

Acidum phosphoricum

Hypogalaktie infolge **starker Erschöpfung** (»physisch überforderte Frau«).

Dosierung: D4, 3 × täglich 5 Tropfen

Phytolacca

Erschwerter und verzögerter Milcheinschuss, Brüste gestaut und hart.

Dosierung: D1, 3 × täglich 5 Tropfen

Lac defloratum

Hypogalaktie; verzögerter Milcheinschuss.

Dosierung: D6, 3 × täglich 5 Tropfen

Lageveränderung des Genitale N 81.4

Lageveränderungen des weiblichen Genitale manifestieren sich als Descensus uteri, partieller Uterusprolaps und Totalprolaps. Je nach Ausprägung und Beschwerden gibt es fließende Übergänge zwischen konservativer Behandlung und chirurgischer Intervention.
Aus homöotherapeutischer Sicht können die folgenden Arzneimittel eingesetzt werden.

Symptomatik	Arzneimittel
Erschlaffung der Bänder	Fraxinus americana
Wirbelsäulenschmerzen	Helonias dioica
Ausstrahlende Schmerzen	Lilium tigrinum
Starkes Senkungsgefühl	Sepia
Allgemeiner Schwächezustand	Stannum metallicum

Fraxinus americana

Senkungsbeschwerden mit **Gefühl von Schwere im Unterleib**; Myom. Starker, wässriger Fluor vaginalis.
Hitzewallungen, depressive Verstimmung.

Dosierung: D3, 2–3 × täglich 5 Tropfen

Helonias dioica

Senkungsbeschwerden mit starken **Wirbelsäulenschmerzen**. Abgearbeitete Patientin mit **Besserung durch Umgebungswechsel**.

Dosierung: D4, 2–3 × täglich 5 Tropfen

Lilium tigrinum

Senkungsbeschwerden mit **ausstrahlendem Schmerz in Vulva und Ovarien**; Beschwerden verschlechtern sich deutlich im Stehen.
Reizbare, zu Depression neigende Patientin, sexuell sehr aktiv. **Kreislauflabilität mit Tachykardien**.

Dosierung: D6, 2–3 × täglich 5 Tropfen

Sepia

Senkungsbeschwerden mit ausgeprägtem **Gefühl des Nach-unten-Drängens**; Ptose und Schwäche des Bindegewebes. Abneigung gegen Kohabitation.

Dosierung: D6, D12, 2 × täglich 1 Tablette

Stannum metallicum

Senkungsbeschwerden bei **allgemeiner Schwäche und Kraftlosigkeit**. Erschöpfte Patientinnen; rezidivierende Atemwegserkrankungen.

Dosierung: D12, 2 × täglich 1 Tablette

Tumoren

Übersicht

Gutartige Tumoren, S. 314 – Bösartige Tumoren, S. 315

Gutartige Tumoren D 26.9

Voraussetzung ist eine absolut exakte Diagnostik.
Die Rückbildung von Myomen mit Homöopathika zeigt eine unterschiedliche Ansprechbarkeit.

Hinweis: Bei starken Blutungen vgl. auch unter → *Menorrhagie*, Seite 269, vgl. auch unter → *Mastopathie*, Seite 307.

Symptomatik	Arzneimittel
Dunkle Blutungen	Hamamelis virginiana
Hellrote Blutungen	Erigeron
Deszensusbeschwerden	Aurum chloratum natronatum
Meno-Metrorrhagie	Calcium fluoratum

Hamamelis virginiana

Dunkle, sehr starke Blutungen mit Kreuzschmerzen.

Dosierung: D3, bei akuter Blutung bis zu stündlich 5 Tropfen

Erigeron canadensis

Hellrote Blutungen, die durch jede Bewegung deutlich verstärkt werden.

Dosierung: D3, bei akuter Blutung bis zu stündlich 5 Tropfen

Aurum chloratum natronatum

Bei (akuten) **Myomblutungen** sowie (längerfristig) **zur Myomverkleinerung**. Deszensusbeschwerden; Neigung zu Menorrhagien.

Dosierung: D6, 2 × täglich 1 Tablette

Calcium fluoratum

Konservativer Versuch einer **Myomverkleinerung**, Meno-Metrorrhagie, Bindegewebsschwäche. Evtl. im Wechsel mit

Lapis albus

Dosierung: D6, 2 × täglich 1 Tablette

Hinweis: Wegen der Notwendigkeit einer längerfristigen Behandlung kann **Lapis albus** auch im Wechsel mit **Calcium stibiatum sulfuratum D4**-Tabletten gegeben werden:
Calcium fluoratum D6
Lapis albus D6
Calcium stibiatum sulfuratum D4
2 × täglich 1 Tablette jeweils 4 Wochen.

Bösartige Tumoren D 39.0

Neben Operation, Radio- und Chemotherapie sollte die biologische Krebstherapie als so genannte vierte Behandlungssäule trotz ihrer überwiegend empirischen Grundlagen eingesetzt werden.
Die genannten Homöopathika verstehen sich als zusätzliche Therapiemöglichkeit und zur Begleitbehandlung von Folgeerscheinungen.

Symptomatik	Arzneimittel
Karzinom-Schmerzen	Acidum arsenicosum
Pleuraerguss	Artemisia abrotanum
Aszites	Aqua quassiae/ Aqua nucis vomicae
Blutige Sekrete	Kreosotum
Zustand nach Radiatio	Cadmium sulfuricum
Lymphödem	Acidum hydrofluoricum
Knochenmetastasen	Strontium carbonicum
Lebermetastasen	Lophophytum leandri
Hyperemesis	Strychnos Nux vomica

Acidum arsenicosum (Arsenicum album)

Sehr unruhige, ängstliche Patientin mit deutlich reduziertem EZ und AZ. **Starke Schmerzzustände mit nächtlicher Verschlechterung**.

Dosierung: D12, 2 × täglich 5 Tropfen
D30, 1–2 × wöchentlich 5 Tropfen

Artemisia abrotanum (Abrotanum)

Bei **Pleuraergüssen** und **Peritoneal-Karzinose** zur Hebung des Allgemeinbefindens (Roborans).

Dosierung: D2, 3–4 × täglich 5 Tropfen

Aqua quassiae, Aqua nucis vomicae

Bei **Aszites** zur Diurese (die Kombination hilft Diuretika einsparen).

Dosierung: Zu gleichen Teilen 3 × täglich 20 Tropfen

Kreosotum

Bei starken Blutungen und blutigen Sekreten karzinomatöser und ulzeröser Prozesse; übel riechend und dünnflüssig.

Dosierung: D6, bis zu stündlich 5 Tropfen

Hinweis: Evtl. im Wechsel mit Hamamelis D3.
Bellis perennis als Externum bei exulzerierenden, stinkenden Hautprozessen (1:10 mit Wasser verdünnt und als getränkte Mullkompresse auflegen, z.B. beim Mamma-Ca.).

Cadmium sulfuricum

Bei **Zustand nach Strahlentherapie** zur Besserung des Allgemeinzustandes.

Dosierung: D12, 2 × täglich 1 Tablette

Acidum hydrofluoricum

Folgen von Röntgenbestrahlung, insbesondere **Strahlungsschäden der Haut** sowie **Lymphödeme**.

Dosierung: D12, 2 × täglich 5 Tropfen

Hinweis: Bei Leukozytendepression kann **Lachesis** D8 und **Phosphorus** D6 jeweils 3 × täglich 5 Tropfen während 3 Wochen eingesetzt werden (nach *B. Ostermayr*).

Strontium carbonicum

Bei **Knochenschmerzen** infolge von Metastasen.

Dosierung: D6, 2 × täglich 1 Tablette

Lophophytum leandri (Flor de piedra)

Bei **Lebermetastasen** zur »Entlastung und Toxinausscheidung«.

Dosierung: D6, 2–3 × täglich 1 Tablette

Strychnos nux vomica (Nux vomica)

Bei **Übelkeit und Brechreiz** infolge von Zytostatika.

Dosierung: D4, 3–4 × täglich 1 Tablette

Hinweis: Das Arzneimittel kann auch im Wechsel mit **Apomorphinum D3**-Tabletten gegeben werden.

Verletzungen und Operationsfolgen

Neben den sonst üblichen Interna und Externa* können die folgenden Homöopathika eingesetzt werden.

Symptomatik	Arzneimittel
Blutungen, Wundheilungsstörungen, Katheter-Zystitis	Arnica montana
Arzneimittelunverträglichkeit	Strychnos nux vomica
Laparotomiefolgen	Delphinium staphisagria
Verwachsungsbeschwerden	Graphites
Nervenschmerzen posttraumatisch	Hypericum perforatum
Verzögerte Rekonvaleszenz	Avena sativa
Zustand nach Blutverlusten	Chininum arsenicosum

Arnica montana

Allgemeines Wundheilmittel. Postoperative Blutungen; Wundheilungsstörungen.
Katheter-Zystitis sowie Entzündung nach Intubation (**Laryngo-Tracheitis**).

Dosierung: D6, 3–4 × täglich 5 Tropfen

Hinweis: Arnica kann auch prophylaktisch eingesetzt werden (z.B. 5 Tage präoperativ).

* Vgl. auch Kapitel »Dermatologie und Allergologie«, Seite 91 ff

Strychnos nux vomica (Nux vomica)

Obstipation, auch infolge von Narkotika. **Unverträglichkeitsreaktionen** von chemisch-synthetischen Arzneimitteln. Anhaltendes **Erbrechen, Magenschmerzen**.

Dosierung: D6, 3–4 × täglich 1 Tablette

Delphinium staphisagria (Staphisagria)

Laparotomiefolgen wie Meteorismus, Darmatonie und Subileus.

Dosierung: D4, 3–4 × täglich 5 Tropfen

Graphites

Schmerzen und Beschwerden nach Operationen (**Verwachsungen**). Narbenkeloid.

Dosierung: D4, D6, 2 × täglich 1 Tablette

Hinweis: Die Narben können auch 1–3 × in mehrwöchigen Abständen mit **Formicain** und **Calcium fluoratum D12** als Mischinjektion unterspritzt werden (**Störfeldbehandlung**).

Hypericum perforatum

Neuralgiforme Schmerzen (**»Nervenschmerzen«**) auch infolge von Lagerung, Immobilisation.

Dosierung: D4, 3–4 × täglich 5 Tropfen

Avena sativa

In der **Rekonvaleszenz** zur Steigerung von Appetit und Hebung des Allgemeinbefindens.

Dosierung: Urtinktur, 3–4 × täglich 5 Tropfen

Chininum arsenicosum

Zustand nach starken **Blut- und Sekretverlusten**, Wundheilungsfieber; verzögerte Rekonvaleszenz.

Dosierung: D6, 2 × täglich 1 Tablette

Gynäkologisch-urologische Erkrankungen

Erkrankungen von Nieren und ableitenden Harnwegen stehen häufig im Zusammenhang mit gynäkologischen Beschwerdebildern; sie sind einer Homöotherapie zugänglich, wobei die Behandlung chronifizierender Prozesse mit Konstitutionsmitteln notwendig werden kann.

Symptomatik	Arzneimittel
Akuter Harnwegsinfekt N 39.0	Lytta vesicatoria
Harnwegsinfekt infolge von Kälte und Nässe	Solanum dulcamara
Zustand nach akutem Harnwegsinfekt	Solidago virgaurea
Chronische Nephropathie mit Steinbildung N 28.9	Berberis vulgaris
Chron.-rez. Harnwegsinfekte	Fabiana imbricata
Chron. Entzündungen mit Steinkoliken	Lycopodium
Harninkontinenz N 39.4	Causticum

Lytta vesicatoria (Cantharis)

Akuter Harnwegsinfekt mit Dysurie und Pollakisurie; sehr starke und brennende Schmerzen.

Dosierung: D6, anfangs bis zu stündlich 3 Tropfen, bei eintretender Besserung 3 × täglich 5 Tropfen

Solanum dulcamara (Dulcamara)

Akuter **Harnwegsinfekt infolge von Nässe und Kälte**, auch als Folge von raschem Temperaturwechsel (von warm nach kalt) mit Dysurie.

Dosierung: D6, anfangs bis zu stündlich 3 Tropfen, bei eintretender Besserung 3 × täglich 5 Tropfen

Solidago virgaurea

Zustand nach Harnwegsinfekt, rezidivierendes Auftreten von Infekten nach Absetzen des Chemotherapeutikums; zur »Terrain-Sanierung«.

Dosierung: D2, 3 × täglich 5 Tropfen (4–6–8 Wochen)

Berberis vulgaris

Neigung zur Steinbildung (»harnsaure Diathese«); rheumatoide Beschwerden. Hyperurikämie.
Subakute und chronische Prozesse **mit ausstrahlenden Schmerzen vom Nierenlager entlang den Ureteren bis in die Blase**.
Dysurie, wechselnde Harnfarbe.

Dosierung: D4, D6, 2–3 × täglich 5 Tropfen
D12, als s.c.-Injektion über dem Nierenlager

Fabiana imbricata (Pichi-Pichi)

Chronifizierende Harnwegsinfekte mit rezidivierenden Schüben akuter Entzündungen, auch **bei Nephrolithiasis**. Versuch bei **Fistelbildung**.

Dosierung: D3, D4, 2–3 × täglich 5 Tropfen

Hinweis: **Berberis** und **Pichi-Pichi** können im Wechsel gegeben werden.

Lycopodium

Chronifizierende Entzündung der Harnwege bei Urolithiasis mit rezidivierenden, insbesondere rechtsseitigen **Nierenkoliken**. Schwacher Harnstrahl mit gehäuftem Drang, Schmerzen während und nach dem Urinieren.
Rötlicher Urinsatz bei übel riechendem, dunklem Harn.

Dosierung: D6, D12, 2 × täglich 1 Tablette

Causticum

Harninkontinenz; **unwillkürlicher Harnabgang** beim Husten und Niesen sowie auch beim Gehen.

Dosierung: D4, D6, 3 × täglich 1 Tablette

Hinweis: **Gelsemium D4** und **Oleander D4** im Wechsel als bewährte Kombination zur Behandlung der Harninkontinenz (nach *W. Quilisch*).

Proktologische Erkrankungen

Fragen zu proktologischen Erkrankungen ergeben sich oftmals im Rahmen gynäkologischer Behandlungen.

Symptomatik	Arzneimittel
Fissura ani K 60.2	Acidum nitricum
Analekzem L 30.9	Alumina
Insuffizienz des Analsphinkters K 62.8	Aloe
Abszedierender Prozess	Hepar sulfuris
Fistelnde Prozesse	Acidum silicicum
Pruritus ani et vulvae L 29.3	Sulfur

Acidum nitricum

Fissura ani mit deutlichem Splitterschmerz; leichte Blutung, Hämorrhoiden.

Dosierung: D6, 2–3 × täglich 5 Tropfen

Alumina

Analekzem bei trockener und rissiger Haut; atonische Obstipation. Häufig chronifizierende Verläufe.

Dosierung: D12, 2 × täglich 1 Tablette

Aloe

Sphinkterschwäche mit **unkontrollierbarem Stuhl- und Urinabgang**.

Dosierung: D3, 2–3 × täglich 5 Tropfen

* Vgl. auch Kapitel »Dermatologie und Allergologie«, Seite 91 ff.

Hepar sulfuris

Abszedierende Entzündung, auch beim paraproktitischen Abszess. Nach Eröffnung und Eiterabfluss zur Anregung der Granulation.

Dosierung: D6, D12, 3–4 × täglich 1 Tablette

Acidum silicicum (Silicea)

Bei chronisch eiternden und fistelnden Prozessen, z.B. Analfisteln bei *M. Crohn*.

Dosierung: D6, D12, 2 × täglich 1 Tablette
D30, 1–2 × wöchentlich 1 Tablette

Sulfur

Pruritus ani; After schmerzhaft und wund, stark gerötet. **Obstipierter oder durchfälliger Stuhl**, auch **bei Askaridiasis**.

Dosierung: D12, 2 × täglich 1 Tablette

Hinweis: Bei Oxyuriasis sind **Cuprum oxydatum nigrum-D3-**Tabletten bewährt (3 × täglich 1 Tablette über 4–6 Wochen).

Hämorrhoiden I 84.9

Hämorrhoidalleiden erfordern als Basistherapie eine ausgewogene Kost, da häufig ein obstipierter Stuhl vorhanden ist.

Symptomatik	Arzneimittel
Obstipation in der Schwangerschaft	Collinsonia canadensis
Hämorrhoiden infolge Obstipation bei Reizmittelabusus	Strychnos nux vomica
Nässende, entzündlich gereizte Hämorrhoiden	Paeonia officinalis

Hinweis: Vgl. auch die unter → *Phlebologische Erkrankungen und Beschwerden* genannten Homöopathika, Seite 327.

Collinsonia canadensis

Blutende und sehr schmerzhafte **Hämorrhoiden**, auch mit **Pruritus ani**.
Obstipation bei hartem knotigen Stuhl; Flatulenz. Beschwerden häufig **schwangerschaftsbedingt**.

Dosierung: D3, 3 × täglich 1 Tablette

Strychnos nux vomica (Nux vomica)

Schmerzhafte Hämorrhoiden, nicht blutend.
Verschlechterung nach dem Stuhlgang; **Obstipation bei Reizmittelabusus.**

Dosierung: D6, D12, 3 × täglich 1 Tablette

Paeonia officinalis

Entzündlich gereizte Hämorrhoiden mit starker Berührungsempfindlichkeit; **nässende Tendenz**.
Schmerzen während und nach der Defäkation. **Analfissur (nässend); Pruritus ani**.

Dosierung: D3, 3 × täglich 5 Tropfen
Lokal als 10%ige Salbe

Phlebologische Erkrankungen und Beschwerden

Erkrankungen des venösen Systems treten beim weiblichen Geschlecht relativ häufig auf, wobei Schwangerschaft und Klimakterium durch hormonelle Umstellung besonders prädisponieren.

Symptomatik	Arzneimittel
Varikosis; Hämorrhoidalleiden I 83.9	Aesculus hippocastanum
Chronisch venöse Insuffizienz I 87.2	Calcium fluoratum
Rezidivierende Phlebitiden I 80.9	Hamamelis virginiana
Akute Phlebitis I 80.9	Lachesis mutus
Zustand nach Trauma	Arnica montana

Hinweis: Bei chronisch venöser Insuffizienz kann als Externum **Sabdariffa-Salbe** angewendet werden.

Aesculus hippocastanum

Venöse Belastung (konstitutionell) mit Bildung von **Varizen und Hämorrhoiden**.
Beine sind geschwollen und schmerzhaft, vor allem auch **während der Schwangerschaft**.
Hämorrhoidalleiden bei Obstipation, Kreuzschmerzen.

Dosierung: D4, D6, 2 × täglich 5 Tropfen, auch mit Zwischengaben von **Calcium fluoratum D30,** 1 × wöchentlich 1 Tablette

Calcium fluoratum

Es besteht eine **Bindegewebsschwäche**.
Venöse Stauungen mit **Varizenbildung**, auch **Ulcus cruris varicosum**. Deutliche Wärmeverschlechterung.
Neigung zu depressiver Verstimmung bei innerer Unruhe, hyperthyreoter Phänotyp.

Dosierung: D6, D12, 2 × täglich 1 Tablette
D30, 1–2 × wöchentlich 1 Tablette

Hamamelis virginiana

Schmerzhafte, berührungsempfindliche Varizen von **dunkelbläulicher Farbe**, Neigung zu **rezidivierenden Entzündungen**. Gefäßfragibilität. Zerschlagenheitsgefühl am ganzen Körper.

Dosierung: D2, D4, 2–3 × täglich 5 Tropfen

Hinweis: **Hamamelis-Tinktur** als Externum (in Wasser 1:10 verdünnt) zur Lokalbehandlung.

Lachesis mutus

Akute Phlebitis mit typischen Entzündungszeichen.
Starke Schmerzempfindlichkeit bei deutlicher Wärmeunverträglichkeit.

Dosierung: D12, anfangs 2 × 1 Ampulle/die i.v. oder i.m., nach Abklingen des hochentzündlichen Stadiums peroral Lachesis D12 (2 × 5 Tropfen).
Bei starker Entzündung: **Lachesis D12** und **Echinacea D4** als Mischinjektion i.m. oder i.v. gemäß obigem Dosierungsschema.

Arnica montana

Phlebitis infolge von Traumen.
Hauteinblutungen; Zerschlagenheitsgefühl. **Ulcus cruris varicosum**.

Dosierung: D6, D12, 2–3 × täglich 5 Tropfen
D30, 1–2 × wöchentlich 5 Tropfen

Orthopädische Erkrankungen und Beschwerden*

Orthopädische Beschwerdebilder können auch im Zusammenhang mit dem Klimakterium stehen. Die unter → *Osteoporose*, Seite 332 genannten Homöopathika eignen sich gut zur Behandlung entsprechender Schmerzzustände.
Die Homöopathika werden je nach Befinden auch längerfristig eingesetzt (dreiwöchige Therapiedauer, eine Woche Pause und so fort).
Vgl. auch die unter → *Klimakterium*, Seite 280 genannten Arzneimittel.

Symptomatik	Arzneimittel
LWS-Syndrom	Aesculus hippocastanum
Klimakterische Arthropathien	Aristolochia clematitis
Kreuz- und Gelenkbeschwerden	Sepia
Lumboischialgie	Kalium carbonicum
Steißbeinschmerzen	Castor equi

Hinweis: Die Arzneimittel können auch zu Behandlungsbeginn als Quaddeltherapie eingesetzt werden (anfangs 2 × wöchentlich; eventuell in Kombination mit **Formicain**).
Als Lokalbehandlung: **Harpagophytum-Salbe**.

Aesculus hippocastanum

Wandernde Schmerzen im Lumbosakral-Bereich mit Bewegungsverschlechterung.

Dosierung: D4, 3 × täglich 5 Tropfen

* Vgl. auch Kapitel »Rheumatologie und Orthopädie«, Seite 187 ff.

Aristolochia clematitis

Klimakterisch bedingte Kreuz- und Gelenkschmerzen bei ausgeprägter venöser Belastung.
Allgemein besteht ein Frieren und Frösteln bei Kälte- und Nässeverschlechterung.
Besserung durch Wärme und in Bewegung.

Dosierung: C12, 2 × täglich 5 Tropfen

Sepia

Kreuzschmerzen sowie Gelenkbeschwerden im Klimakterium und Senium. Starkes Senkungsgefühl.
Personotrope Beziehung zu launenhaften und reizbaren Patientinnen mit Lebensüberdruss.

Dosierung: D6, 2 × täglich 1 Tablette

Kalium carbonicum

Schmerzen im LWS-Os-sacrum-Bereich; oft mit Lumboischialgie (»dorso-lumbale Schwäche«).
Allgemeine Schwäche, Neigung zu Schweißen. Ödeme.

Dosierung: D6, D12, 2 × täglich 1 Tablette

Castor equi

Starke **Schmerzzustände** im Bereich **des Steißbeins** (Coccygodynie).

Dosierung: D3, 3 × täglich 1 Tablette

Klimakterische Arthropathien M 25.9

Eine Reihe von Homöopathika zeigt eine enge Wechselbeziehung zu den Arthropathien (beginnende Arthrose) des klimakterischen Syndroms. Ebenso besteht eine Affinität zum phleboarthrotischen Symptomenkomplex.

Symptomatik	Arzneimittel
Schmerzen an den kleinen Gelenken	Caulophyllum
Hüft- und Kniegelenkschmerzen	Harpagophytum procumbens
Wandernde Schmerzen an Gelenken und Wirbelsäule	Pulsatilla pratensis
Gelenkschmerzen mit Neuralgien und Ischialgien	Lachesis mutus
Rheumatoide Gelenkschmerzen mit Gefühl der Steifigkeit	Rhus toxicodendron

Caulophyllum

Schmerzen vor allem **an den kleinen Gelenken**; Gelenksteifigkeit und -schwellung; wandernde Schmerzen. Verschlechterung durch Kälte und Besserung in der Wärme.

Dosierung: D4, D6, 3 × täglich 5 Tropfen

Harpagophytum procumbens

Gelenkschmerzen, insbesondere der **Hüft- und Kniegelenke**.

Dosierung: D4, D6, 3 × täglich 5 Tropfen

Rhus toxicodendron

Rheumatoide **Gelenkschmerzen mit dem Gefühl der Steifigkeit**; auslösend bzw. verschlimmernd sind **Durchnässung, Unterkühlung sowie traumatische Ereignisse** (Überanstrengung etc.).
Verschlechterung in Ruhe sowie nachts, mit Besserung durch fortgesetzte Bewegung sowie durch Wärmeapplikation.

Dosierung: D12, 2–3 × täglich 5 Tropfen

Pulsatilla pratensis

Wandernde Schmerzen an Gelenken und der Wirbelsäule mit häufigem Wechsel von Lokalisation und Intensität der Beschwerden.
Gelenkschmerzen verschlechtern sich beim Herabhängenlassen der Extremität. Venöse Belastung. Labile Stimmungslage.
Verschlechterung durch Wärme und in Ruhe, Besserung an der frischen Luft sowie bei fortgesetzter Bewegung.

Dosierung: D12, 2 × täglich 5 Tropfen

Lachesis mutus

Gelenkschmerzen bei rezidivierenden Neuralgien und Ischialgien. Starke **vasomotorische Beschwerden** mit Beengungsgefühl an Hals und Abdomen. Rezidivierende Phlebitiden. Wechselnde Stimmungslage.
Ausgeprägte Verschlechterung durch Wärme; Befindensbesserung bei Blutungseintritt sowie bei Schweißabsonderung.

Dosierung: D12, 2 × täglich 5 Tropfen
D30, 1–2 × wöchentlich 5 Tropfen oder 1 Amp. i.v., i.m.

Osteoporose M 81.9

Die Mineralisationsminderung des knöchernen Skeletts ruft teilweise akute Schmerzzustände hervor. Die Homöopathika eignen sich auch für eine längerfristige Behandlung, vor allem zur Schmerzlinderung; ihre Anwendung erfolgt aber nicht im Sinne einer oralen Kalzium-Substitution.

Symptomatik	Arzneimittel
Osteoporotische Schmerzen	Calcium carbonicum
Neigung zu pathologischen Frakturen	Calcium fluoratum
Osteoporotische Schmerzen; Zustand nach Fraktur	Calcium phosphoricum
Knochen- und Gelenkschmerzen	Strontium carbonicum
Osteoporose	Acidum silicicum

Hinweis: Die Arzneimittel können auch als Quaddeltherapie in Kombination mit einem Lokalanästhetikum eingesetzt werden (2–3 × wöchentlich).

Calcium carbonicum

Osteoporotische Schmerzen, Knochen- und Gelenkschmerzen. Phänotypisch eher pastöse, träge Patientinnen.

Dosierung: D12, 2 × täglich 1 Tablette

Calcium fluoratum

Osteoporotische Schmerzen; **Neigung zu Frakturen**, Versuch auch **bei Knochenschmerzen durch Metastasen**. Phänotypisch hastig, fahrig wirkende Patientin mit Bindegewebsschwäche (»eingesunkenes Aussehen«).

Dosierung: D12, 2 × täglich 1 Tablette

Calcium phosphoricum

Osteoporotische Schmerzen, Zustand nach Fraktur, metastatisch bedingte Kopfschmerzen. Phänotypisch eher nervöse, schwache leicht ermüdende Patientin.

Dosierung: D12, 2 × täglich 1 Tablette

Strontium carbonicum

Osteoporotische Schmerzen, Knochen- und Gelenkschmerzen. Phänotypisch arteriosklerotische Patientin mit Hypertonieneigung und psychischer Verstimmung.

Dosierung: D12, 2 × täglich 1 Tablette

Acidum silicicum (Silicea)

Osteoporotische Schmerzen. Phänotypisch eher schwache, depressive, »starre« Patientin.

Dosierung: D12, 2 × täglich 1 Tablette

Hinweis: **Acidum silicicum D30,** 1 × wöchentlich 1 Tablette auch als Zwischengabe zusätzlich zu den oben genannten Homöopathika.

Schwangerschaft und Geburtshilfe

Übersicht

Abortus imminens, S. 336 – Emesis, S. 338 – Hyperemesis, S. 338 – Schwangerschaftsbedingte Erkrankungen und Beschwerden, S. 340 – Schwangerschaftsunabhängige Erkrankungen und Beschwerden, S. 342 – Geburt, S. 344 – Wochenbett, S. 345 – Neugeborenes, S. 347

Während der Schwangerschaft und in der Geburtshilfe können Homöopathika grundsätzlich eingesetzt werden; die genannten Dosierungen sind zu beachten.

Bei hereditärer Belastung durch die Eltern empfiehlt sich als Prophylaxe die so genannte **Eugenische Kur** nach *Vannier*, die nach folgendem Schema mit Nosoden und – als Begleittherapie – einem Calcium-Derivat durchgeführt wird:

Sulfur D200	**mensII**
Tuberkulinum D200	**mensIII**
Medorrhinum D200	**mensIV**
Luesinum D200	**mensV**

jeweils als Einzelgabe 3 Globuli in 3-wöchigem Abstand. Die angegebenen Monate verstehen sich als Empfehlung, da die Kur zum frühest möglichen Zeitpunkt begonnen werden sollte.

Als **Begleittherapie** je nach Konstitution und Typ der Mutter sind die folgenden Homöopathika indiziert.

Calcium carbonicum

Pastöse und träge, frostige und beständig hungrige Patientin; ängstlich und depressiv. Lymphatische Belastung, rezidivierende Infekte, Neigung zu Schweißen, Obstipation.

Dosierung: D12, 2 × täglich 1 Tablette

Calcium fluoratum

Hastige, fahrig wirkende Patientin mit hyperthyreoten Zügen; konstitutionell besteht meist eine Bindegewebsschwäche.

Dosierung: D12, 2 × täglich 1 Tablette

Calcium phosphoricum

Nervöse, schreckhafte, zarte Patientin, sehr agil, aber leicht erschöpfbar; Kopfschmerzen (»Neurasthenie«).

Dosierung: D12, 2 × täglich 1 Tablette

Hinweis: Vgl. auch die unter → *Geburt*, Seite 344 genannten Homöopathika.

Abortus imminens O 20.0

Bei drohendem Abort sind die therapeutischen Möglichkeiten sehr begrenzt. Neben Bettruhe können die folgenden Homöopathika eingesetzt werden.

Symptomatik	Arzneimittel
Hellrote Blutung mit wehenartigen Schmerzen	Juniperus sabina
Dunkle, klumpige Blutung	Crocus sativus
Hellrote Sickerblutung	Ustilago maydis
Frühgeburtsbestrebungen	Viburnum opulus
Habitueller Abort	Kalium carbonicum
Falsche Wehen, Nachwehen	Caulophyllum

Juniperus sabina (Sabina)

Hellrote Blutung in der Frühschwangerschaft, oft mit wehenartigen Schmerzen verbunden. **Akutes Geschehen**.

Dosierung: D4, anfangs D6 i.v. (2 × täglich 1 Amp.), bei eintretender Besserung 3 × täglich 1 Tablette

Crocus sativus

Dunkle, klumpige Blutung in der Frühschwangerschaft. Neigung zu Hämorrhagien.

Dosierung: D4, 3 × täglich 1 Tablette

Ustilago maydis

Hellrote Sickerblutung mit dunkelroten Strähnen oder dunklen Klumpen.
Leichteste Berührung des Muttermundes löst Blutung aus. Senkungsgefühl.

Dosierung: D6, 3 × täglich 1 Tablette

Viburnum opulus

Abortus imminens (Mens II) oder **Frühgeburtsbestrebungen** (ab Mens VII); wehenartige Schmerzen.

Dosierung: D3, 3 × täglich 1 Tablette

Hinweis: Bei rechtzeitiger Applikation können Tokolytika eingespart werden. – Bei längerfristiger Anwendung sollte die Potenz etwa alle 3 Wochen geändert werden (z.B. D4-D3-D6).

Kalium carbonicum

Neigung zu **habituellem Abort** bei allgemeiner Schwäche, Kreuzschmerzen und Schweißen.

Dosierung: D6, D12, 2 × täglich 1 Tablette

Caulophyllum

Wehenartige Schmerzzustände (**falsche Wehen, Nachwehen**) und Neigung zu habituellem Abort.

Dosierung: D6, 2 × täglich 1 Tablette

Emesis und Hyperemesis R 11

Übelkeit und Erbrechen, oft verbunden mit weiteren vegetativen Symptomen, treten insbesondere im ersten Trimenom auf (Emesis); bei Hyperemesis ist mitunter eine parenterale Behandlung und Hospitalisation unumgänglich.

Symptomatik	Arzneimittel
Überempfindlichkeit gegen Gerüche, Abneigung gegen Speisen	Colchicum autumnale
Ausgeprägt anhaltende Übelkeit	Cephaelis ipecacuanha
Extreme Übelkeit, starke Geruchsempfindlichkeit	Sepia
Trockenes Erbrechen	Symphoricarpus racemosus
Sodbrennen, saures Erbrechen	Iris versicolor
Übelkeit und Kollapsneigung	Lobelia inflata

Colchicum autumnale

Überempfindlichkeit gegen Küchengerüche; Abneigung gegen Speisen, das **Sehen von Speisen ruft starke Übelkeit und Brechreiz hervor**. Kreislaufbeschwerden mit Kollapsneigung und kalten Schweißen.

Dosierung: D6, 2–3 × täglich 1 Tablette

Cephaelis ipecacuanha (Ipecacuanha)

Ausgeprägte und anhaltende Übelkeit, rezidivierendes Erbrechen ohne Besserung. Oft verbunden mit Diarrhö und kolikartigen Schmerzen. Auffallend ist die **nicht belegte Zunge.**

Dosierung: D6, 2–3 × täglich 1 Tablette

Sepia

Anhaltende Übelkeit mit Verschlimmerung am Nachmittag sowie morgens beim Erwachen. **Starke Geruchsempfindlichkeit, verschlimmert durch Essensgerüche.** Erbrechen von milchiger Flüssigkeit.

Dosierung: D12, 2 × täglich 1 Tablette
D30, 3 Globuli als Einmalgabe (situativ wiederholen)

Symphoricarpus racemosus

Heftiges Erbrechen, auch mit Blutbeimengung, so genanntes »trockenes Erbrechen« von Schleim ohne Nahrungsreste.

Dosierung: D6, 3 × täglich 1 Tablette
D30, 3 Globuli als Einmalgabe (situativ wiederholen)

Iris versicolor

Sodbrennen, saures Aufstoßen und saures Erbrechen; Brenngefühl im Magen, oft mit starkem Speichelfluss. Periodisches Auftreten der Symptomatik.

Dosierung: D4, 2–3 × täglich 1 Tablette

Lobelia inflata

Starke **Übelkeit** mit **Erbrechen** und **Kollapsneigung** (Vagotonus).

Dosierung: D4, 2–3 × täglich 1 Tablette

Hinweis: **Iris versicolor** und **Lobelia** können auch im Wechsel appliziert werden.

Schwangerschaftsbedingte Erkrankungen und Beschwerden

Erkrankungen in der Schwangerschaft können bei gegebener Indikation mit folgenden Homöopathika behandelt werden.

Symptomatik	Arzneimittel
Gingivitis O 99.6	Mercurius solubilis
Ischialgie O 99.8	Formica rufa
Kreuzschmerz O 99.8	Aesculus hippocastanum
Ödeme O 12.0	Solidago virgaurea
Obstipation K 59.0	Collinsonia canadensis
Schwangerschaftsfluor (N 89.8)	Hydrastis canadensis
Orthostase I 95.1	Haplopappus
Schwangerschaftspruritus O 26.8	Sulfur
Sodbrennen R 12	Robinia pseudacacia
Wadenkrämpfe	Cuprum metallicum

Aesculus hippocastanum

LWS-Syndrom; starke Schmerzen im Lumbosakral-Bereich bei wechselndem Schmerzcharakter. Deutliche Verschlechterung im Stehen. Venöse Belastung.

Dosierung: D4, 2–3 × täglich 1 Tablette

Collinsonia canadensis

Obstipation bei hartem, knotigem Stuhl; Flatulenz. Blutende, auch schmerzhafte **Hämorrhoiden; Pruritus ani**.

Dosierung: D3, 3 × täglich 1 Tablette

Cuprum metallicum

Wadenkrämpfe; schmerzhafte Krämpfe der glatten und quergestreiften Muskulatur (z.B. auch beim **Singultus**).

Dosierung: D6, 2–3 × täglich 1 Tablette

Formica rufa

Lumboischialgie; in das Bein **ausstrahlende Schmerzen**, auch mit Parästhesien.

Dosierung: D12, Ampullen (als Quaddelung 2–3 × wöchentlich)

Hinweis: Das Arzneimittel kann auch mit einem der unter → *Orthopädische Erkrankungen und Beschwerden*, Seite 329 genannten Homöopathika kombiniert werden.

Haplopappus

Orthostatische Dysregulation; Kreislaufbeschwerden mit Kopfschmerzen, auch mit depressiver Verstimmung.

Dosierung: D2, 2–3 × täglich 1 Tablette

Hydrastis canadensis

Dickflüssiger Fluor vaginalis mit langen, sehr **zähen Schleimfäden**; Juckreiz.

Dosierung: D4, D6, 3 × täglich 1 Tablette

Robinia pseudacacia

Säurebeschwerden; **saures Aufstoßen, Sodbrennen und Magenschmerzen**; auch saures Erbrechen.

Dosierung: D4, 2–3 × täglich 1 Tablette

Solidago virgaurea

Ödeme; Einlagerung von Wasser als **monosymptomatische EPH-Gestose**.

Dosierung: Urtinktur, D2, 3 × täglich 10 Tropfen

Hinweis: Diätetische Basistherapie durch Obst- und Reistage ist notwendig (Grenze der Homöotherapie beachten!).

Sulfur

Schwangerschaftspruritus; starker Juckreiz am ganzen Körper, auch ohne Hautbefund.
Exazerbation ekzematöser Hauterkrankungen.

Dosierung: D12, anfangs 2 × täglich 1 Tablette, bei Besserung nur noch 1 Tablette/die (bei Verschlechterung mehrtägige Therapiepause)

Schwangerschaftsunabhängige Erkrankungen und Beschwerden

Erkrankungen in der Schwangerschaft wie z.B. Infekte lassen sich homöopathisch gut behandeln.

Symptomatik	Arzneimittel
Rhinitis [J 31.0]	Allium cepa
Sinusitis [J 32.9]	Luffa operculata
Sinu-Bronchitis [J 45.0]	Lobaria pulmonaria
Trockene Bronchitis [J 40]	Causticum
Feuchte Bronchitis [J 40]	Antimonium sulfuratum aurantiacum
Grippaler Infekt [J 06.9]	Eupatorium perfoliatum

Allium cepa

Akute Rhinitis; **wund machender Fließschnupfen mit starkem Niesreiz**. Tränenfluss, heisere Stimme. Auch bei allergischer Genese.

Dosierung: D4, anfangs bis zu stündlich 1 Tablette, bei eintretender Besserung 3 × täglich 1 Tablette

Luffa operculata

Sinusitis; **zähschleimiges oder wässriges Nasensekret, Stirnkopfschmerz**, auch mit subfebrilen Temperaturen.

Dosierung: D6, 3 × täglich 1 Tablette

Lobaria pulmonaria (Sticta)

Sinu-bronchitisches Syndrom; **absteigende Infekte** mit Fließschnupfen oder zähem Sekret, Kopfschmerzen, rauem Hals und trockenem Reizhusten.

Dosierung: D3, anfangs bis zu stündlich 1 Tablette, bei eintretender Besserung 3 × täglich 1 Tablette

Causticum

Trockene Bronchitis; **krampfartiger Husten mit Wundheitsgefühl** bei wenig Sekret, begleitende **Harninkontinenz**.
Heiserkeit, entzündlich-gerötete Konjunktiven.

Dosierung: D6, 3–4 × täglich 1 Tablette

Antimonium sulfuratum aurantiacum

Feuchte Bronchitis; **starke Hustenanfälle mit zäh-schleimigem Sekret**, was nur schwer abgehustet werden kann. (»homöopathisches Sekretolytikum«).

Dosierung: D4, 3–4 × täglich 1 Tablette

Eupatorium perfoliatum

Grippaler Infekt; Gliederschmerzen, Fließschnupfen, rauer Hals und Husten; **subfebrile Temperaturen**.

Dosierung: D3, anfangs bis zu stündlich 1 Tablette, bei eintretender Besserung 3 × täglich 1 Tablette

Geburt

Bei der Entbindung können Homöopathika unterstützend eingesetzt werden.

Symptomatik	Arzneimittel
Geburtsvorbereitung	Pulsatilla/Caulophyllum
Eröffnungsperiode [O 63.0]	Cimicifuga
Rigider Muttermund	Gelsemium
Nachgeburtsperiode [O 72.0]	Bellis perennis
Schmerzempfindlichkeit	Matricaria chamomilla

Pulsatilla pratensis

Zur Geburtsvorbereitung; etwa 6 Wochen vor Termin. Insbesondere auch bei anamnestisch **bekannter Wehenschwäche**.

Dosierung: D6, 2 × täglich 1 Tablette für 3–4 Wochen, dann absetzen; Folgemittel ist **Caulophyllum**

Caulophyllum

Zur Geburtsvorbereitung; etwa 3 Wochen vor Termin.

Dosierung: D4, 2 × täglich 1 Tablette

Cimicifuga

Zur Geburtserleichterung, insbesondere **bei Wehenschwäche zur Anregung**.

Dosierung: D1, bis zu ½-stündlich 3 Tropfen

Gelsemium

Bei rigidem Muttermund, der straff ist und sich nur wenig ausdehnen lässt.

Dosierung: D4, Ampullen (subkutan), D6 oral

Matricaria chamomilla (Chamomilla)

Bei schmerzempfindlichen, nervösen und unruhigen Patientinnen.

Dosierung: D4, bis zu ½-stündlich 1 Tablette oder 1–2-stündlich 1 Amp. subkutan

Hinweis: Bei starken und schmerzhaften Wehen als Mischinjektion **Chamomilla** D4 und **Gelsemium** D4, 1–2-stündlich (subkutan).

Bellis perennis

In der **Nachgeburtsperiode** nach dem Ausstoßen der Plazenta und bei Versorgung einer eventuellen Episiotomie zur Hämatomresorption und Förderung der Wundheilung.

Dosierung: D3, 3 × täglich 5 Tropfen

Wochenbett

Das Wochenbett ist charakterisiert durch Umstellung (Hormone) und Rückbildung (Uterus) sowie Laktation.
Vgl. auch die unter → *Laktationsstörungen*, Seite 310 genannten Homöopathika.

Symptomatik	Arzneimittel
Nachwehen O 90.8	Arnica montana
Lochialstauung O 90.8	Pulsatilla pratensis
Lochialfluss	Kreosotum
Beckenringlockerung O 26.7	Symphytum

Hinweis: Vgl. auch die unter den jeweiligen Organerkrankungen genannten Homöopathika.

Bei beginnender Entzündung wie Mastitis, Lochiometra oder Endo-Myometritis
Mischinjektion (i.v.):

▷ Initialtherapie:
Lachesis D12
Echinacea D4
Pyrogenium D30aa

▷ Danach:
Lachesis D12
Echinacea D4
Phytolacca D12aa

2 × täglich (längstens 10 Tage).

Arnica montana

Schmerzhafte Nachwehen, auch mit starkem Lochialfluss. Zustand nach **pathologischer Nachgeburtsperiode**.

Dosierung: D6, 2–3 × täglich 5 Tropfen

Pulsatilla pratensis

Stauung des Lochialsekretes und nur spärlicher Lochialfluss, blutig-dickflüssige Konsistenz.

Dosierung: D6, 2–3 × täglich 5 Tropfen

Kreosotum

Übel riechender und sehr starker Lochialfluss, meist sehr dünnflüssig, blutig.

Dosierung: D6, 2–3 × täglich 5 Tropfen

Symphytum

Beckenringlockerung und **Schmerzen im Symphysenbereich**; Verschlechterung durch Bewegung.

Dosierung: D3, 3 × täglich 1 Tablette

Neugeborenes

Mit Homöopathika können die nachfolgend genannten Erkrankungen und Beschwerden therapiert werden.

Symptomatik	Arzneimittel
*Erb*sche Lähmung	Hypericum perforatum
Frakturen	Calcium phosphoricum
Hydrozele [N 43.3]	Apis mellifica
Kephalhämatom, Zustand nach operativer Entbindung [P 12.0]	Arnica montana
Krampfneigung, Zyanose [R 23.0]	Cuprum metallicum
Konjunktivitis	Medorrhinum
Muttermilch-Unverträglichkeit	Aethusa
Verlegte Nasenatmung	Luffa operculata

Hinweis: Die Globuli werden insbesondere in der Pädiatrie eingesetzt: 2–3 × täglich 3 Globuli

Aethusa

Unverträglichkeit von Muttermilch, Erbrechen und Durchfälle.

Dosierung: D6, 2–3 × täglich 3 Globuli

Apis mellifica

Hydrozele, Ödeme. Bei **Einlagerung von Flüssigkeit**.

Dosierung: D6, 2–3 × täglich 3 Globuli

Arnica montana

Kephalhämatom; zur Resorption bei Zustand nach operativer Entbindung.

Dosierung: D6, 2–3 × täglich 3 Globuli

Calcium phosphoricum

Geburtsbedingte **Frakturen**, z.B. Klavikula, Oberarm oder Oberschenkel (adjuvante Therapie).

Dosierung: D6, 1 × täglich 1 Tablette (zum Auflösen)

Cuprum metallicum

Krampfneigung mit typisch eingeschlagenen Daumen. **Periphere Zyanose; Stridor laryngius congenitus**.

Dosierung: D12, 2–3 × täglich 3 Globuli oder
D30, 2 × wöchentlich 3 Globuli

Hypericum perforatum

*Erb***sche Lähmung**; Wirkung auf Nervengewebe.

Dosierung: D6, D12, 2–3 × täglich 3 Globuli

Hinweis: Bei verzögert eintretender Besserung D30 1–2 × wöchentlich 3 Globuli

Luffa operculata

Verlegte **Nasenatmung** mit zähflüssigem Sekret.

Dosierung: D6, 2 × täglich 3 Globuli

Medorrhinum

Konjunktivitis mit verklebten Lidrändern.

Dosierung: D30, 3 Globuli als Einmalgabe (situativ wiederholen)

Sexualstörungen

Bei Störungen im Sexualleben und damit in der sexuellen Erlebnisfähigkeit können Homöopathika grundsätzlich eingesetzt werden; man sollte sich aber der Grenzen stets bewusst sein und auf die vielfältigen Möglichkeiten der Psychosomatik zurückgreifen (nach Ausschluss organischer Störungsursachen).

Symptomatik	Arzneimittel
Mangelnde Libido F 52.0	Graphites
Dyspareunie N 94.1	Natrium chloratum
Nymphomanie F 52.7	Murex
Gesteigerte sexuelle Erregung F 52	Origanum
Vaginismus N 94.2	Sepia
Nymphomanie; Masturbation F 98.8	Platinum metallicum
Sexuelle Deviation Q 55.6	Datura stramonium

Graphites

Verminderter Sexualtrieb, **mangelnde Libido, Abneigung gegen Kohabitation**.
Personotrope Beziehung zum hypothyreoten Phänotyp mit Apathie und Indolenz (»alles kommt zu spät«).

Dosierung: D12, 2 × täglich 1 Tablette
D30, 1 × wöchentlich 1 Tablette

Natrium chloratum

Dyspareunie wegen **Trockenheit der Vagina** und **Schmerzen beim Koitus**; depressive Verstimmung nach Kohabitation.
Personotrope Beziehung zum anämisch-nervösen Typ; nachtragend, verschlossen und abweisend bei depressiver Grundstimmung.

Dosierung: D12, 2 × täglich 1 Tablette
D30, 1–2 × wöchentlich 1 Tablette

Sepia

Mangelnde Libido, Abneigung gegen Koitus, auch **Dyspareunie** wegen Trockenheit der Vagina; **Vaginismus**, prämenstruelles Syndrom, Senkungsbeschwerden.
Personotrope Beziehung zum reizbaren, launenhaften und gleichgültigen Menschen mit Abneigung gegen Gesellschaft und Verpflichtungen.

Dosierung: D12, 2 × täglich 1 Tablette
D30, 1–2 × wöchentlich 1 Tablette

Hinweis: Oestro-Gesta-comb. D30 alle 2 Wochen 1 Amp. i.m. bei Frigidität durch Ovulationshemmer (n. *E. Schlüren*).

Murex

Starkes sexuelles Verlangen; **Nymphomanie**. Durch geringste körperliche Berührung wird die sexuelle Erregung noch mehr gesteigert, was die Patientin als unangenehm empfindet; fühlt sich **durch Kohabitation nicht befriedigt**.

Dosierung: D6, 2 × täglich 1 Tablette

Origanum

Große sexuelle Erregung; gehäuftes **Masturbieren** (auch in der Pubertät); **Träume sexuellen Inhalts**.

Dosierung: D6, 2 × täglich 5 Tropfen

Platinum metallicum

Sexuell fordernde Frau, gesteigerte Libido; Nymphomanie, Masturbation.
Personotrope Beziehung zur »sinnlichen« Frau; hochmütig, anmaßend.
Dosierung: D12, 2 × täglich 1 Tablette
D30, 1–2 × wöchentlich 1 Tablette

Datura stramonium (Stramonium)

Arteriosklerotisch bedingte **sexuelle Deviation**: häufiges und ausschweifendes Erzählen über Sexualität. Gestörtes Schamgefühl.

Dosierung: D12, 2 × täglich 5 Tropfen
D30, 1–2 × wöchentlich 5 Tropfen

Eigenblut-Behandlung

Vgl. hierzu Kapitel → »HNO-Heilkunde und Allergologie«, Seite 31.

Pädiatrie

Pränatale Prophylaxe ... 357
Erkrankungen des Neugeborenen ... 358
Infektionskrankheiten ... 362
Erkrankungen der Mundhöhle ... 378
Ohrenerkrankungen ... 383
Rachen- und Nasenerkrankungen ... 386
Atemwegserkrankungen ... 397
Herz-Kreislauf-Erkrankungen ... 407
Erkrankungen der Verdauungsorgane ... 410
Nieren- und Harnwegserkrankungen ... 425
Erkrankungen der Genitalorgane ... 430
Erkrankungen der innersekretorischen Drüsen ... 436
Hauterkrankungen ... 437
Psychische Störungen im Kindesalter ... 450
Impfungen und Impffolgen ... 457
Unfälle und Folgezustände ... 459
Konstitutionsmittel ... 463
Eigenblut-Behandlung ... 465

In der Pädiatrie werden bevorzugt Globuli und Tabletten eingesetzt, die man auch zerstoßen kann.
Dilutionen sollten wegen des Alkoholgehaltes in Wasser verdünnt werden.

Pränatale Prophylaxe

Prinzipiell wird die übliche Schwangerschaftsvorsorge durchgeführt.
Bei hereditärer Belastung durch die Eltern – den so genannten Diathesen im Sinne individueller Krankheitsanlagen – empfiehlt sich die **Eugenische Kur** (nach *Vannier*). Vgl. hierzu Kapitel → »Gynäkologie und Geburtshilfe«, Seite 257.

Erkrankungen des Neugeborenen

Häufiger vorkommende Beschwerden und Erkrankungen der Neugeborenenperiode sind im Folgenden – soweit homöotherapeutisch relevant – alphabetisch aufgelistet.

Symptomatik	Arzneimittel
Anurie R 34	Aconitum napellus
Choreatiforme Bewegungen	Amanita muscaria
Erhöhter Bilirubinspiegel P 59.9	Natrium sulfuricum
Frakturen	Calcium phosphoricum
Hydrozele P 83.5	Apis mellifica
Hydrozephalus Q 03.9	Helleborus niger
Infektionen	Lachesis mutus
Konjunktivitis P 39.1	Medorrhinum
Krampfzustände	Cuprum metallicum
Muttermilch-Unverträglichkeit	Aethusa cynapium
Pemphigoid L 12.9	Rhus toxicodendron
Verlegte Nasenatmung R 06.8	Luffa operculata
Verletzungen von Nervengewebe	Hypericum perforatum
Verletzungen an Weichteilen	Arnica montana

Grundsätzlich konkurriert die Homöotherapie nicht mit intensivmedizinischen und/oder chirurgischen Maßnahmen, wobei eine homöopathische Begleit- und Nachbehandlung durchaus möglich ist (z.B. geburtstraumatische Schädigungen).

Hinweis: Vgl. auch → die jeweiligen Organerkrankungen sowie → *Konstitutionsmittel* (Seite 463).
Bei viral bedingten Beschwerden und Erkrankungen kann zusätzlich zum Konstitutionsmittel die entsprechende Nosode (z.B. Toxoplasmose D30) jeweils als Einmalgabe 3 Globuli in mehrwöchigen Abständen zwei- bis dreimal und abschließend als D200 eingesetzt werden.

Aconitum napellus

Urinverhaltung post partum; auch als **Folge von Schrecksituationen**.

Dosierung: D30, 3 Globuli als Einmalgabe (situativ wiederholen)

Aethusa cynapium

Unverträglichkeit von Muttermilch mit Erbrechen und Durchfall. Schlechtes Aussehen; Mattigkeit (Cave: Exsikkose).

Dosierung: D6, 2–3 × täglich 3 Globuli

Apis mellifica

Ödematöse Schwellungen; Einlagerung von Flüssigkeit (**Hydrozele**).

Dosierung: D6, 2–3 × täglich 3 Globuli

Amanita muscaria (Agaricus)

Koordinationsstörungen wie z.B. unkoordinierte Bewegungen und Zuckungen. Nystagmus.

Dosierung: D12, 1–2 × täglich 3 Globuli

Arnica montana

Geburtstraumatische **Schädigung der Weichteile mit Hämatombildung (z.B. Kephalhämatom, Muskelverletzung).**

Dosierung: D6, 2–3 × täglich 3 Globuli

Calcium phosphoricum

Geburtsbedingte **Frakturen**, z.B. Klavikula, Oberarm oder Oberschenkel.

Dosierung: D6, 1 × täglich 1 Tablette (zum Auflösen!)

Cuprum metallicum

Krampfneigung mit typisch eingeschlagenen Daumen. **Periphere Zyanose**; Stridor laryngius congenitus. **Singultus; Pylorospasmus.**

Dosierung: D12, 2–3 × täglich 3 Globuli
D30, 2 × wöchentlich 3 Globuli

Helleborus niger

Hydrozephalus mit Benommenheit und Automatismen der Extremitäten (als Adjuvans).

Dosierung: D6, 2–3 × täglich 3 Globuli

Hypericum perforatum

Geburtsbedingte **Nervenverletzung**, wie z.B. **Lähmung des Plexus brachialis, Erbsche Lähmung.**

Dosierung: D6, 2–3 × täglich 3 Globuli

Hinweis: Bei verzögert eintretender Besserung D30, 1–2 × wöchentlich 3 Globuli
ggf. **Causticum D6** als Folgemittel

Lachesis mutus

Bei Infektionen unabhängig des Organbefalls **als Adjuvans**.

Dosierung: D12, 2 × täglich 3 Globuli

Luffa operculata

Verlegte Nasenatmung mit zähflüssigem Sekret.

Dosierung: D6, 2 × täglich 3 Globuli

Medorrhinum

Konjunktivitis mit verklebten Lidrändern.

Dosierung: D30, 3 Globuli als Einmalgabe (situativ wiederholen)

Natrium sulfuricum

Bei erhöhtem Bilirubinspiegel als Folge mangelhafter Anpassung (als Adjuvans).

Dosierung: D12, 2 × täglich 3 Globuli

Rhus toxicodendron

Bläschenartige Hauteffloreszenzen (**Pemphigoid**).

Dosierung: D12, 2 × täglich 3 Globuli

Infektionskrankheiten

Übersicht

Fieberhafter Infekt, S. 362 – Erkrankungen durch Viren, S. 365 – Drei-Tage-Fieber (Exanthema subitum), S. 366 – Masern (Morbilli), S. 367 – Mumps (Parotitis epidemica), S. 369 – Pfeiffersches Drüsenfieber (Mononucleosis infectiosa), S. 370 – Röteln (Rubeolae), S. 371 – Ringelröteln (Erythema infectiosum), S. 372 – Windpocken (Varizellen), S. 373 – Erkrankungen durch Bakterien, S. 374 – Keuchhusten (Pertussis), S. 374 – Scharlach (Scarlatina), S. 376

Fieberhafter Infekt B 99

Akut fieberhafte Infekte haben oftmals einen gleichförmigen Verlauf. Durch eine frühzeitige Homöotherapie erübrigt sich meist die sonst übliche symptomatische Therapie.

Aus praktischer Erfahrung lässt sich feststellen, dass unter einer homöopathisch-biologischen Behandlung Fieberkrämpfe nur selten zu beobachten sind. Ihre Akut-Behandlung hat symptomatisch zu erfolgen.

Bei Fieberkrämpfen (einfach/kompliziert) sollte frühzeitig mit einer personotropen Behandlung begonnen werden, vgl. auch → *Konstitutionsmittel* (Seite 463).

Symptomatik	Arzneimittel
Fieberhafter Infekt mit raschem Temperaturanstieg	Aconitum napellus
Fieberhafter Infekt mit beginnender Organmanifestation	Atropa belladonna
Infekt mit Übelkeit und Erbrechen	Eupatorium perfoliatum
Fieber- und Entzündungsstadium fortschreitende Organmanifestation	Ferrum phosphoricum
Infekt mit subfebrilen Temperaturen	Gelsemium sempervirens
Fieberhafter Atemwegsinfekt	Matricaria chamomilla

Hinweis: Bei deutlicher Organmanifestation: vgl. auch die unter den jeweiligen Organerkrankungen genannten Homöopathika.

Aconitum napellus

Plötzlicher Beginn mit raschem Fieberanstieg und Schüttelfrost; **harter, voller Puls**. Die Pupillen sind eher eng, das Gesicht blass. Die Haut ist trocken. Es besteht eine **große Unruhe und Angst.**
Häufig als Folge trockener Kälte.

Dosierung: D6, anfangs bis zu stündlich 3 Globuli

Atropa belladonna (Belladonna)

Stürmischer Beginn des Infekts mit Frieren und raschem Temperaturanstieg. Hochrotes Gesicht, klopfende Karotiden. Die Haut ist trocken-heiß oder schweißig-feucht (Lyse). Große Überempfindlichkeit gegen Geräusch, Licht und Berührung; fiebrig-delirant. Beginnende Organmanifestation mit katarrhalisch trockener Schleimhautentzündung.

Dosierung: D6, anfangs bis zu stündlich 3 Globuli

Ferrum phosphoricum

Fieber- und Entzündungsstadium bei ansonsten symptomarmen Patienten. Beginn mit Frösteln und Durstgefühl, **weicher Puls; Gesichtsfarbe blass/rot wechselnd**. Schleimhautkatarrh der Luftwege mit **Lymphadenopathie; Otitis media; Anschoppungsphase**.

Dosierung: D6, anfangs bis zu stündlich 1 Tablette

Eupatorium perfoliatum

Frösteln und Fieber mit rotem Gesicht. Auffälliges Durstgefühl mit Verlangen nach kaltem Getränk; **Übelkeit und Erbrechen sowie starke Knochenschmerzen**. Kopf- und Halsschmerzen, trockener und schmerzhafter Husten.

Dosierung: D4, anfangs bis zu stündlich 3 Globuli

Gelsemium sempervirens

Eher allmählicher Beginn mit mäßiggradigem Fieber, Schüttelfrost und starkem Frieren. Dunkelrotes, heißes Gesicht mit kalten Händen und Füßen, benommen und schläfrig (**»wie betäubt«**). Nackenkopfschmerzen, beginnende katarrhalische Symptome.

Dosierung: D6, anfangs bis zu stündlich 3 Globuli

Matricaria chamomilla (Chamomilla)

Fieberhafter Atemwegsinfekt; katarrhalische Otitis media; Zahnungsbeschwerden.
Ärgerlich gereizte Stimmung, sehr ungeduldig bei großer Schmerzempfindlichkeit (»Schreitouren«). Wechselweises Schwitzen und Frieren; einseitige Gesichtsröte; erhitzte Stirn mit Schweißen.

Dosierung: D6, anfangs bis zu stündlich 3 Globuli

Abb. 1 Homöotherapie häufiger Infektionskrankheiten des Kindesalters

Erkrankung	Akut- Behandlung	Nach- Behandlung	Seite
3-Tage-Fieber A 93.1	×	×	366
Fieberhafter Infekt B 99	●	×	362
Herpes simplex B 00.9	×	×	439
Masern B 05.9	×	×	367
Molluscum contagiosum B 08.1	×	×	442
Mumps B 26.9	×	×	369
Pfeiffersches Drüsenfieber B 27.0	●	×	370
Ringelröteln B 08.3	×	×	372
Röteln B 06.9	×	×	371
Windpocken B 01.9	×	×	373
Keuchhusten B 37.9	●	×	374
Scharlach A 38	●	×	376

Der Punkt (●) bedeutet, dass eine freie Kombination von konventioneller und homöopathischer Therapie notwendig werden kann.

Erkrankungen durch Viren

Virusbedingte Erkrankungen im Kindesalter lassen sich homöopathisch gut beherrschen, wobei erfahrungsgemäß bakterielle Superinfektionen vermieden werden können.
Keine Indikation für eine Homöotherapie sind z.B. Kinderlähmung oder Tollwut. Möglich ist aber eine homöopathische Nachbehandlung mit der entsprechenden Nosode sowie dem individuell gewählten Konstitutionsmittel.

3-Tage-Fieber (Exanthema subitum) B 08.2 (A 93.1)

Es besteht über 3(–5) Tage hohes Fieber; nach Lyse tritt zumeist ein diskretes Exanthem auf.

Hinweis: Vgl. auch → *Fieberhafter Infekt* (Seite 362).

Symptomatik	Arzneimittel
Rascher Fieberanstieg mit Schüttelfrost	Aconitum napellus
Hochrotes Gesicht, fiebrig heiß	Atropa belladonna
Große Schmerzempfindlichkeit	Matricaria chamomilla

Aconitum napellus

Plötzlicher Beginn mit raschem Fieberanstieg und Schüttelfrost; harter, voller Puls. Die Pupillen sind eher eng, das Gesicht blass, die Haut trocken. **Große Unruhe und Ängstlichkeit**.

Dosierung: D6, anfangs bis zu stündlich 3 Globuli

Atropa belladonna (Belladonna)

Stürmischer Beginn des Infekts mit Frieren und raschem Temperaturanstieg. Hochrotes Gesicht, klopfende Karotiden. Die Haut ist trocken-heiß oder schweißig-feucht. Große Überempfindlichkeit gegen Geräusche, Licht und Berührung. Kräftig rotes Exanthem.

Dosierung: D6, anfangs bis zu stündlich 3 Globuli

Matricaria chamomilla (Chamomilla)

Fiebrig; **ärgerlich gereizte Stimmung, sehr ungeduldig bei großer Schmerzempfindlichkeit (»Schreitouren«)**. Schwitzen und Frieren im Wechsel; einseitige Gesichtsröte, erhitzte Stirn mit Schweißen.

Dosierung: D6, anfangs bis zu stündlich 3 Globuli

Masern (Morbilli) B 05.9

Dreitägiges Prodromalstadium mit katarrhalischen Symptomen und Auftreten der Koplik-Flecken; nach kurzem Fieberabfall erneuter Anstieg mit Bildung von konfluierenden Makulopapeln als Exanthemstadium.

Hinweis: Für das Prodromalstadium eignen sich die unter → *Fieberhafter Infekt* genannten Homöopathika (Seite 363).

Symptomatik	Arzneimittel
Reichliches Bronchialsekret	Ammonium carbonicum
Starke Augenbeschwerden und -reizung	Euphrasia officinalis
Trockener, bellender Husten	Euspongia officinalis
Typische Masernsymptomatik	Pulsatilla pratensis

Pulsatilla pratensis

Zäh-schleimige Sekretion, Konjunktivitis mit Lichtscheu, trockener, nachts vermehrter Husten; **beginnende Otitis**. Fieber ohne Durstgefühl. Gedunsenes Gesicht, weinerliches Verhalten (typische Masernsymptomatik).

Dosierung: D6, 3–4 × täglich 5 Globuli

Euphrasia officinalis

Starke katarrhalische Reizung der Konjunktiven mit Lichtscheu, Tränenfluss und Blepharospasmus. Mildes Nasensekret, mäßiggradiger Husten und schwach entwickeltes Exanthem.

Dosierung: D4, 3–4 × täglich 5 Globuli

Euspongia officinalis (Spongia)

Trockener Husten, sehr bellend, raue, **heisere Stimme** mit nächtlicher Verschlechterung.

Dosierung: D6, 3–4 × täglich 5 Globuli

Ammonium carbonicum

Zähes, reichliches Bronchialsekret mit Schleimrasseln und Atemnot; verlegte Nasenatmung.
Kreislaufschwache Kinder von zumeist adipöser Statur.

Dosierung: D6, 3 × täglich 1 Tablette

Hinweis: **Sulfur D30** 5 Globuli als Einmalgabe bei mäßiggradiger Exanthembildung (»Unterdrückung«). Zur Nachbehandlung eignet sich die **Morbillinum-Nosode D30** (jeweils als Einmalgabe 1–3 Globuli in mehrwöchigem Abstand; insgesamt zwei- bis dreimal).

Mumps (Parotitis epidemica) B 26.9

Schmerzhafte Schwellung der Parotis mit typischem Abheben des Ohrläppchens.

Symptomatik	Arzneimittel
Zumeist rechtsseitige Parotitis	Atropa belladonna
Zumeist linksseitige Parotitis	Rhus toxicodendron
Wechselseitiger Befall	Lycopodium
Reduziertes Allgemeinbefinden	Mercurius solubilis

Atropa belladonna (Belladonna)

Zumeist **rechtsseitige Parotitis mit ausgeprägter Gesichtsrötung**; fiebrig, heiße Haut, klopfende Karotiden. Große Licht- und Berührungsempfindlichkeit.

Dosierung: D6, 3–4 × täglich 5 Gobuli

Lycopodium

Zumeist **rechtsseitige Parotitis mit anschließendem Befall der Gegenseite**; Mitreaktion der Halslymphknoten. **Protrahierter Verlauf**.

Dosierung: D12, 2–3 × täglich 5 Globuli

Mercurius solubilis

Parotitis bei starker Mitbeteiligung des lymphatischen Systems als Lymphadenopathie; Foetor ex ore mit Speichelfluss; übel riechende Fieberschweiße. Auch bei **Orchitis** als Begleitreaktion.

Dosierung: D12, 2–3 × täglich 5 Globuli

Rhus toxicodendron

Eher linksseitige Parotitis mit Fieber und nächtlicher Unruhe. Ausgeprägt sind die **Glieder- und Muskelschmerzen**.

Dosierung: D12, 2–3 × täglich 5 Globuli

Pfeiffersches Drüsenfieber (Mononucleosis infectiosa) B 27.0

Reduziertes Allgemeinbefinden; membranöse Tonsillenbeläge, generalisierte Lymphdrüsenschwellung und Hepatosplenomegalie bei typischem Blutbild.
Je nach Schwere des klinischen Bildes werden die genannten Homöopathika zusätzlich eingesetzt.

Symptomatik	Arzneimittel
Ödematöse Schwellung	Apis mellifica
Mitreaktion des Lymphsystems	Lachesis mutus
Reduziertes Allgemeinbefinden	Mercurius cyanatus
Verzögerte Rekonvaleszenz	Chininum arsenicosum

Apis mellifica

Ödematöse Schwellung von Uvula und Tonsillen bei insgesamt heftigen Krankheitserscheinungen. Auffallend geringes Durstgefühl bei trockenen Schleimhäuten. Der Patient ist unruhig, das Gesicht rot.

Dosierung: D6, 3–4 × täglich 5 Globuli

Mercurius cyanatus

Graue Tonsillenbeläge; Fieber, Lymphadenopathie mit Schwäche und Abgeschlagenheit. Foetor ex ore, übel riechende Fieberschweiße.

Dosierung: D6, 3–4 × täglich 5 Globuli

Lachesis mutus

Deutlich reduziertes Allgemeinbefinden; linksseitige Tonsillen sind oftmals stärker betroffen. Schleimhäute livide. Große Berührungsempfindlichkeit bei auffallender Wärmeunverträglichkeit.

Dosierung: D12, 2–3 × täglich 5 Globuli

Chininum arsenicosum

Verzögerte Rekonvaleszenz mit remittierenden Fieberschüben; großes Schwächegefühl. **Anhaltende Splenomegalie.**

Dosierung: D6, 2–3 × täglich 1 Tablette

Röteln (Rubeolae) B 06.9

Es besteht überwiegend eine nuchale Lymphadenopathie mit im Gesicht beginnendem Exanthem.

Symptomatik	Arzneimittel
Hellrotes, ödematöses Exanthem	Apis mellifica
Plötzlicher Beginn mit Fieber	Atropa belladonna
Mäßiggradiges Fieber, Lymphadenopathie	Ferrum phosphoricum
Anhaltende Lymphadenopathie	Barium carbonicum

Apis mellifica

Tonsillen blass-rot, Rachenhinterwand verstrichen; hellrotes, ödematöses Exanthem mit Brennschmerz, sehr berührungsempfindlich mit Kältebesserung.

Dosierung: D6, 3–4 × täglich 5 Globuli

Atropa belladonna (Belladonna)

Plötzlicher Beginn als fieberhafter Infekt mit Frieren und raschem Temperaturanstieg. Hochrotes Gesicht, klopfende Karotiden.
Große Überempfindlichkeit gegen Licht, Geräusch sowie Berührung; kräftig rotes Exanthem.

Dosierung: D6, 3–4 × täglich 5 Globuli

Ferrum phosphoricum

Mäßiggradiges Fieber, weicher Puls mit auffallendem Wechsel der **Gesichtsfarbe (blass/rot)**. Schleimhautkatarrh, **Lymphknotenschwellungen**.

Dosierung: D6, 3–4 × täglich 1 Tablette

Barium carbonicum

Persistierende Lymphadenopathie (derb, hart); insbesondere auch bei Kindern mit lymphatischen Reaktionen im Sinne rezidivierender Infekte und Erkältungsneigung.

Dosierung: D12, 2 × täglich 1 Tablette

Hinweis: Zur Nachbehandlung eignet sich **Sulfur D30** (1–3 Globuli als Einmalgabe).

Ringelröteln (Erythema infectiosum) B 08.3

Fieber, katarrhalischer Infekt, auch Arthralgien mit erythematösem Exanthem im Gesicht, an Extremitäten und Rumpf. Im Wesentlichen sind die unter → *Röteln* genannten Homöopathika zu berücksichtigen (Seite 371).

Windpocken (Varizellen) B 01.9

Mit Fieber und Allgemeinsymptomen auftretende Effloreszenzen: Makula, Papula, Vesikula, Kruste. Typisch ist ihr gleichzeitiges Bestehen als sog. »Sternenhimmel«.

Symptomatik	Arzneimittel
Plötzlicher Beginn, kräftiges Exanthem	Atropa belladonna
Bläschenstadium	Rhus toxicodendron
Stadium der Krustenbildung	Antimonium crudum

Hinweis: Bei sehr starkem Juckreiz hat sich die gleichzeitige Anwendung einer Eigenblut-Nosode bewährt: C7, 1 × täglich 3 Tropfen (n. *H. Imhäuser*).

Atropa belladonna (Belladonna)

Plötzlicher Beginn mit Fieber und kräftig rotem Exanthem; starke Berührungsempfindlichkeit; Lichtscheu.

Dosierung: D6, 3–4 × täglich 5 Globuli

Rhus toxicodendron

Brennende und juckende Bläschen mit anfangs serösem Inhalt, von einem roten Hof umgeben. Neigung zu Infektion.

Dosierung: D12, 2–3 × täglich 5 Globuli

Antimonium crudum

Stadium der Krustenbildung; das noch bestehende Exanthem ist stark juckend.

Dosierung: D12, 2–3 × täglich 1 Tablette

Hinweis: Zur Nachbehandlung eignet sich **Sulfur D30** (1–3 Globuli als Einmalgabe).

Erkrankungen durch Bakterien

Bei bakteriell bedingten Erkrankungen, die klinischer Therapie bedurften, ist die Nachbehandlung mit Homöopathika möglich und sinnvoll.
Keuchhusten und Scharlach sind zwei in der Praxis häufig vorkommende Erkrankungen im Kindesalter, die (ggf. adjuvant) homöopathisch behandelt werden können.

Keuchhusten (Pertussis) A 37.9

In 3 Stadien ablaufende Entzündung des Respirationstraktes mit einer Dauer zwischen ein und mehreren Monaten.
Die homöopathische Behandlung erfolgt phasenabhängig; eine zwingende Indikation für eine antibiotische Therapie besteht nicht.

Symptomatik	Arzneimittel
Stadium catarrhale	Ferrum phosphoricum
Trockene Hustenanfälle	Atropa belladonna
Anfallsweise auftretender Husten	Drosera
Hustenanfälle mit Auswurf	Dactylopius coccus
Erschöpfende Hustenanfälle	Cuprum metallicum

Ferrum phosphoricum

Schleimhautkatarrh mit **Zeichen eines fieberhaften Infektes**; trockener Husten, Fließschnupfen (**Stadium catarrhale**).

Dosierung: D6, 3–4 × täglich 1 Tablette

Atropa belladonna (Belladonna)

Sehr trockene, bellend-hohl klingende Hustenanfälle, bei denen das Kind vor Schmerzen weint. Wenig Schleimauswurf. **Hochrotes, schweißiges Gesicht; weite Pupillen.**

Dosierung: D6, 3–4 × täglich 5 Gobuli

Drosera

Anfallsweise auftretender Husten, krampfartig und schmerzhaft, anfangs trocken. Auswurf und Erbrechen von glasig-zähem Schleim und Speiseresten. Oft auch verbunden mit Nasenbluten. Nächtliche Verschlechterung.

Dosierung: D12, 2–3 × täglich 5 Globuli

Dactylopius coccus (Coccus cacti)

Krampfartige Hustenanfälle mit sehr zähem, strähnigem Sekret, welches nur schwer abgehustet werden kann.

Dosierung: D6, 2–3 × täglich 5 Globuli

Cuprum metallicum

Erschöpfende Hustenanfälle mit Auswurf von zäh-schleimigem Sekret, auch verbunden mit Erbrechen. Lang dauernde Anfälle mit Zyanose, nächtliche Verschlechterung. Besserung durch Kalttrinken.

Dosierung: D6, 2–3 × täglich 1 Tablette

Hinweis: Zur Nachbehandlung (Stadium decrementi) eignet sich die **Pertussinum-Nosode D30** (5 Globuli in mehrwöchigen Abständen zwei- bis dreimal) sowie abschließend als D200.
Bei anhaltendem pertussisähnlichem Husten kann auch eine Eigenblut-Nosode eingesetzt werden (**C7** n. *H. Imhäuser*).

Scharlach (Scarlatina) A 38

Prodromalstadium mit fieberhafter Tonsillopharyngitis und anschließendem Exanthemstadium (Makulopapeln) sowie nachfolgender Abschuppung.
Die Anwendung der Homöopathika kann zusätzlich zur antibiotischen Therapie erfolgen.

Symptomatik	Arzneimittel
Typisches Scharlachexanthem	Atropa belladonna
Geringe Miktion mit Proteinurie	Apis mellifica
Arthralgische Mitreaktion	Phytolacca americana

Hinweis: Bei nur mäßiggradiger Entwicklung des Exanthems: **Sulfur D30** (1–3 Globuli als Einmalgabe).

Atropa belladonna (Belladonna)

Exanthem mit Tonsillitis; Erdbeerzunge. Samtartiges, kräftig rotes Exanthem.
Fiebrig-heißes Gesicht, harter Puls.

Dosierung: D6, D12, 3–4 × täglich 5 Globuli

Apis mellifica

Ödematöse Schwellung von Uvula- und Rachenschleimhaut; stechende Schmerzen. Fiebrig-trockene Haut. Auffallend geringes Durstgefühl; **geringe Miktion, Eiweiß im Urin**.

Dosierung: D6, 3–4 × täglich 5 Globuli

Phytolacca americana

Dunkelroter Rachen, Tonsillen mit Stippchen belegt, Schluckschmerzen, die bis in die Ohren ausstrahlen. Lymphadenopathie, oft auch arthralgische Begleitreaktion.

Dosierung: D6, 3–4 × täglich 5 Globuli

Hinweis: Zur Nachbehandlung eignet sich die **Scarlatina-Nosode D30** (5 Globuli als Einmalgabe in mehrwöchigen Abständen zwei- bis dreimal) sowie abschließend als **D200**.

Erkrankungen der Mundhöhle

Übersicht

Erkrankungen der Zähne, S. 378 – Zähneknirschen, S. 379 – Störungen der Zahnentwicklung, S. 380 – Karies, S. 380 – Entzündliche Erkrankungen, S. 381

Erkrankungen der Zähne

Erkrankungen der Zähne (Zahnentwicklungsstörungen, Karies) können homöopathisch mitbehandelt werden, wobei eine Zusammenarbeit mit einem Zahnarzt unabdingbar ist. Eine Zahnprophylaxe ist mit einer → *Konstitutionsbehandlung* möglich (Seite 463).

Symptomatik	Arzneimittel
Zahnextraktion K 08.1	Arnica montana
Zahndurchbruch K 00.6	Atropa belladonna
Zahnungsbeschwerden K 00.7	Matricaria chamomilla

Arnica montana

Zustand nach zahnärztlichen Eingriffen; Wundschmerzen, Blutung.

Dosierung: D6, 2–3 × täglich 5 Globuli

Atropa belladonna (Belladonna)

Schmerzen beim Zahndurchbruch; hochrot glänzende Gingiva. Fiebrig-unruhig mit hochrotem Gesicht.

Dosierung: D6, 3–4 × täglich 5 Globuli

Matricaria chamomilla (Chamomilla)

Heftige Zahnbeschwerden mit entzündlich geröteter Gingiva. Gleichzeitig bestehen **grün-schleimige Durchfälle**. Große Schmerzempfindlichkeit; **unleidliche Stimmung**.

Dosierung: D6, 3–4 × täglich 5 Globuli

Zähneknirschen F 45.8

Das Zähneknirschen ist häufig ein Teilsymptom von Schlafstörungen und muss den psychosomatischen Erkrankungen zugeordnet werden.

Symptomatik	Arzneimittel
Unruhiger Schlaf mit Aufschrecken	Atropa belladonna
Allgemeine Verspannung	Cuprum metallicum
Motorische Unruhe	Zincum metallicum

Hinweis: Vgl. auch → *Konstitutionsmittel* (Seite 463) sowie *Psychische Störungen* (Seite 450).

Atropa belladonna (Belladonna)

Zähneknirschen bei unruhigem Schlaf mit Aufschreien. Beim Aufwachen ängstliches Verhalten, große Pupillen, hochrotes Gesicht.

Dosierung: D12, abends 5 Globuli
D30, 1–2 × wöchentlich 3 Globuli

Cuprum metallicum

Zähneknirschen bei Neigung zu Krämpfen (typisch geballte Fäuste im Schlaf).
Psychisch sehr verspannt, auch aufgrund von schulischer Überforderung.

Dosierung: D12, abends 5 Globuli
D30, 1–2 × wöchentlich 3 Globuli

Zincum metallicum

Zähneknirschen verbunden mit Schlafstörungen (tags schläfrig, nachts schlaflos) Zuckungen im Schlaf, **nächtliches Aufschrecken, Kopfrollen; Unruhe der Beine**.

Dosierung: D12, abends 5 Globuli
D30, 1–2 × wöchentlich 3 Globuli

Störungen der Zahnentwicklung K 00

Bei Zahnentwicklungs- wie auch Zahndurchbruchsstörungen, aber auch zur Kariesprophylaxe kann als interne Behandlungsmaßnahme die Homöotherapie zusätzlich eingesetzt werden, wobei differential-therapeutisch insbesondere Calcium-Derivate zu berücksichtigen sind.

Calcium carbonicum → Seite 178
Calcium fluoratum → Seite 178
Calcium phosphoricum → Seite 178

Hinweis: Bewährt haben sich Zwischengaben von **Acidum silicicum (Silicea) D30**, 5 Globuli in 4-wöchigen Abständen.

Karies K 02.9

Eine sorgfältige Zahnpflege und Mundhygiene sind Voraussetzung für die Sanierung.

Symptomatik	Arzneimittel
Entzündung des Gewebes	Mercurius solubilis
Äußerlich sichtbare Defekte	Kreosotum
Brüchige Zähne	Delphinium staphisagria

Mercurius solubilis

Kariöse Zähne mit Entzündungsneigung des Gewebes.
Leicht blutendes, schwammiges Zahnfleisch.
Foetor ex ore; Speichelfluss.

Dosierung: D12, 1–2 × täglich 5 Globuli

Kreosotum

Karies mit **äußerlich sichtbaren Defekten und dunkler Verfärbung der Zähne.**

Dosierung: D6, 2 × täglich 1 Tablette

Delphinium staphisagria (Staphisagria)

Dunkel, schwärzlich verfärbte Zähne (bröckelig, stumpig); **schwammiges, entzündetes Zahnfleisch.**

Dosierung: D6, 2 × täglich 5 Globuli

Entzündliche Erkrankungen

Entzündungen von Zahnfleisch (Gingivitis) [K 05.1] und Mundschleimhaut (Stomatitis) [K 12.1] haben vielfältigste Ursachen; der Soor als Pilzinfektion zeigt sich mit kalkspritzerartigen Flecken auf Zunge und Mundschleimhaut.

Symptomatik	Arzneimittel
Impetiginöse Effloreszenzen perioral und -nasal	Natrium tetraboracicum
Mundwinkelrhagaden	Acidum nitricum
Eitrig belegte Ulzerationen	Mercurius corrosivus
Septikämische Tendenz	Lachesis mutus

Natrium tetraboracicum (Borax)

Aphthöse Entzündungen; Soor. Starke Schmerzen, Nahrungsverweigerung. Impetiginisierte Effloreszenzen perioral und -nasal.

Dosierung: D6, 2–3 × täglich 1 Tablette

Acidum nitricum

Starke Entzündung mit Schmerzen, Blutungsneigung; Aphthen. **Fauliger Mundgeruch, Mundwinkelrhagaden**.

Dosierung: D12, 2 × täglich 5 Globuli

Mercurius corrosivus

Flache, oft eitrig belegte Ulzera; schwammiges, geschwollenes Zahnfleisch. Speichelfluss; Foetor ex ore; Zahneindrücke am Zungenrand. Übler Körpergeruch.

Dosierung: D12, 2 × täglich 1 Tablette

Lachesis mutus

Bläulich-rote Schwellung, Ulzeration mit Neigung zu dunkler Blutung, Starke Schmerzen, Nahrungsverweigerung, septikämische Tendenz (Grenze der Homöotherapie).

Dosierung: D12, 2–3 × täglich 5 Globuli

Ohrenerkrankungen

Otitis media H 66.9

Akute Otitis media H 66.9

Eine im Kindesalter häufig vorkommende Entzündung, zumeist fortgeleitet vom Rachenraum über die Tuba Eustachii. Bei eventuell notwendiger antibiotischer Therapie kann die Homöotherapie zusätzlich eingesetzt werden.

Symptomatik	Arzneimittel
Plötzlich einsetzende Schmerz- und Entzündungssymptomatik	Atropa belladonna
Starke Schmerzen bei mäßiggradiger Entzündung	Matricaria chamomilla
Allmählich beginnende Entzündung	Ferrum phosphoricum
Entzündung unter Mitbeteiligung des Mastoids	Capsicum annuum

Hinweis: Vgl. auch → *Fieberhafter Infekt* (Seite 362).

Atropa belladonna (Belladonna)

Plötzlich einsetzende Schmerz- und Entzündungssymptomatik. Initiales Frösteln, danach fiebrig-heiß, starkes Durstgefühl.
Große Empfindlichkeit gegen Geräusche, die die Schmerzen verschlimmern.

Dosierung: D6, anfangs bis zu stündlich 3 Globuli

Matricaria chamomilla (Chamomilla)

Starke Schmerzen bei nur mäßiggradiger Entzündung. Ohrläppchen heiß und gerötet. Fieber; einseitige Gesichtsrötung.
Schmerzüberempfindlichkeit; gereizte, quengelige Stimmung.

Dosierung: D6, 3–4 × täglich 5 Globuli

Ferrum phosphoricum

Sich langsam entwickelnde Otitis mit subfebrilen Temperaturen. Deutliche Mitreakion der Lymphknoten. Katarrhalisch gereizte Rachenschleimhäute im Sinne eines fieberhaften Infektes.

Dosierung: D6, 3 × täglich 1 Tablette

Capsicum annuum

Tief sitzende Ohrenschmerzen mit herabgesetztem Hörvermögen oder aber große Geräuschempfindlichkeit. **Heftige Schmerzen im Mastoidbereich.**

Dosierung: D6, 3–4 × täglich 5 Globuli

Hinweis: Bei dieser Indikation können **Ferrum phosphoricum** und **Capsicum annuum** auch im Wechsel gegeben werden.

Chronische Otitis media H 66.9

Die Homöopathika eignen sich vor allem zur Initialtherapie (4–6 Wochen) einer chronischen Otitis media; danach erfolgt die Weiterbehandlung mit dem individuell gewählten → *Konstitutionsmittel* (vgl. Seite 463) und Zwischengabe einer Nosode.

Symptomatik	Arzneimittel
Gelblich-weißer Sekretfluss	Pulsatilla pratensis
Rez. Otitiden und Tonsillitiden	Calcium jodatum
Rez. Otitiden bei chron. Tubenkatarrh	Kalium chloratum

Hinweis: Die *Eigenblut-Behandlung* kann als biologische Basistherapie zusätzlich durchgeführt werden → Seite 465.

Pulsatilla pratensis

Eher **subakutes Stadium mit gelblich-weißem Sekretfluss (Ohr, Nase)**; trotz Fieber ist das Kind durstlos. Weinerliche Stimmung.
Verschlechterung im warmen Zimmer bei allgemeiner Frostigkeit.
Bewährt auch **bei Otitiden infolge von Kinderkrankheiten** wie Masern und Scharlach.

Dosierung: D6, 3–4 × täglich 5 Globuli

Calcium jodatum

Chronische Schleimhautkatarrhe der Luftwege; Tonsillitiden und Otitiden mit **Drüsenschwellungen**.
Auffallend schlanke Kinder trotz gutem Appetit.

Dosierung: D6, 2–3 × täglich 1 Tablette

Kalium chloratum

Rezidivierende Otitiden bei chronischem Tubenkatarrh mit vermindertem Hörvermögen; Lymphknotenschwellungen.
Häufig Tonsillitiden mit weiß-grauen Belägen.
Neigung zu Aphthen und Soorbefall.

Dosierung: D6, 2–3 × täglich 1 Tablette

Rachen- und Nasenerkrankungen

Übersicht

Angina tonsillaris, S. 386 – Laryngo-Pharyngitis, S. 388 – Pseudokrupp, S. 388 – Rhinitis, S. 390 – Sinusitis, S. 393

Angina tonsillaris J 03.9

Akute Angina tonsillaris J 03.9

Die Angina (catarrhalis, follicularis, lacunaris) ist eine im Kindesalter häufiger auftretende Erkrankung, oft auch im Verlaufe eines fieberhaften Infekts. Bei eventuell notwendiger antibiotischer Therapie kann die Homöotherapie zusätzlich eingesetzt werden.

Symptomatik	Arzneimittel
Hellrote, glasige Schleimhautschwellung	Apis mellifica
Plötzlich einsetzende fieberhafte Angina	Atropa belladonna
Dunkelrote Schleimhautschwellung	Phytolacca americana
Stark schmerzhafte Angina	Guajacum
Angina mit starken Allgemeinsymptomen	Mercurius solubilis

Apis mellifica

Rachenschleimhaut von glasigem Aussehen und blassroter Farbe. Ödematöse Schwellung der Tonsillen und

Uvula; **Trockenheit der Schleimhaut. Stechende Schluckschmerzen.** Auffallende Durstlosigkeit trotz Fieber.

Dosierung: D6, anfangs bis zu stündlich 3 Globuli

Atropa belladonna (Belladonna)

Plötzlich einsetzende, fieberhafte Angina. Hellrote, vergrößerte Tonsillen mit Schluckschmerzen und rauem Hals bei trockenen, katarrhalisch gereizten Mundschleimhäuten. Das Kind ist fiebrig-heiß.

Dosierung: D6, anfangs bis zu stündlich 3 Globuli

Phytolacca americana

Dunkelrote Schleimhäute, stark geschwollene Tonsillen mit stechenden Schmerzen, die bis in die Ohren ausstrahlen. Schwellung der regionären Lymphknoten.

Dosierung: D6, anfangs bis zu stündlich 3 Globuli

Guajacum

Schwellung der Tonsillen mit **Rötung und beginnender Eiterung**, starke Schluckschmerzen; **übler Körper- und Mundgeruch.** Trockener, schmerzhafter Husten.

Dosierung: D6, 3–4 × täglich 3 Globuli

Mercurius solubilis

Vergrößerte Tonsillen mit Belägen bei mäßig hohem Fieber; starke Schwellung der regionären Lymphknoten. Foetor ex ore, vermehrte Speichelbildung; auch kloßige Sprache.

Dosierung: D12, 2–3 × täglich 1 Tablette

Chronische Angina tonsillaris J 35.0

Die Rezidivrate der Anginen kann deutlich gesenkt werden, während eine Rückbildung hyperplastischer Tonsillen nicht immer möglich ist.
Eine personotrope Behandlung mit → *Konstitutionsmitteln* ist dazu notwendig (Seite 463).

Die *Eigenblut-Behandlung* sollte als biologische Basistherapie zusätzlich durchgeführt werden → Seite 465.

Laryngo-Pharyngitis, Pseudokrupp J 06.0, J 38.5

Die Infektion breitet sich häufig auf Nase und Bronchien aus (aszendierender oder deszendierender Katarrh). Ein eigenständiges Krankheitsbild ist die Laryngitis subglottica (Pseudokrupp). Je nach Stadium können dabei intensiv-medizinische Maßnahmen notwendig werden.
Zur längerfristigen Behandlung des Pseudokrupps im Sinne einer prophylaktischen Therapie ist die **personotrope** Anwendung von Homöopathika notwendig → *Konstitutionsmittel,* Seite 463.

Symptomatik	Arzneimittel
Heiserkeit, Reizhusten	Ammonium bromatum
Fieberhafter Infekt mit plötzlichem Beginn	Atropa belladonna
Kruppöser Husten; ängstliche Unruhe	Aconitum napellus
Rauer, schmerzhafter Husten	Hepar sulfuris
Trockener Husten	Euspongia officinalis

Hinweis: Die *Eigenblut-Behandlung* sollte als biologische Basistherapie beim Pseudokrupp zusätzlich durchgeführt werden → Seite 465.

Ammonium bromatum

Entzündlich gereizte, trockene Schleimhäute; große Heiserkeit. Reizhusten mit wenig Schleim.

Dosierung: D4, 3 × täglich 1 Tablette

Atropa belladonna (Belladonna)

Akut einsetzende Heiserkeit; auch mit Fieber und Zeichen eines beginnenden Infekts; oft als Folge feucht-kalter Witterung oder nach zu intensiver Sonnenbestrahlung.
Fiebrig-heiße Haut, rotes Gesicht.

Dosierung: D6, anfangs bis zu stündlich 3 Globuli

Aconitum napellus

Plötzlich einsetzender kruppöser Husten, zumeist vor Mitternacht; auffallend ist die ängstliche Unruhe. Harter, gespannter Puls; fiebrig-trockene Haut.
Oft Folge von kalten Winden.

Dosierung: D6, anfangs bis zu ¼-stündlich 3 Globuli (s. Hinweis u.)

Euspongia officinalis (Spongia)

Kruppöser Husten mit kurzen, bellenden Hustenstößen, tonlose Stimme. Angst und Unruhe wegen Atemnot.

Dosierung: D4, anfangs bis zu ¼-stündlich 3 Globuli (s. Hinweis u.)

Hepar sulfuris

Heiserkeit und kruppöser Husten, bellend, krampfartig. Typische Verschlimmerung nachts und zum Morgen hin sowie beim Tiefatmen. Starke Verschleimung.

Dosierung: D6, 3 × täglich 1 Tablette

Hinweis: Bei beginnendem Pseudokrupp können **Aconitum napellus** und **Euspongia officinalis** im Wechsel gegeben werden.

Alternativ: **Aconitum D6, Euspongia D12, Hepar sulfuris D30** als i.m. Mischinjektion im akuten Stadium (n. *Gawlik*).
Euspongia D3 und **Hepar sulfuris D4** (2 × täglich jeweils 5 Globuli bzw. 1 Tablette) haben sich auch zur Prophylaxe bewährt.

Rhinitis J 31.0

Akute Rhinitis J 00

Die Infektion breitet sich häufig auf benachbarte Organe aus (Ohr, Nebenhöhlen).

Symptomatik	Arzneimittel
Brennend scharfes Nasensekret	Allium cepa
Starke Mitbeteiligung der Augen	Euphrasia officinalis
Bronchitisches Atmen bei verlegter Nasenatmung	Sambucus nigra
Verlegte Nasenatmung mit tagsüber starker Sekretion	Strychnos nux vomica
Absteigender Katarrh	Lobaria pulmonaria

Hinweis: Vgl. auch → *Fieberhafter Infekt* (Seite 362), *Allergische Rhinitis* (Seite 404).

Allium cepa

Brennend schafes Nasensekret mit nur mäßiger Konjunktivitis (»milder Tränenfluss«); heftige Niesattacken und brennende Kopfschmerzen.
Verschlechterung morgens beim Aufstehen; Besserung im Freien.

Dosierung: D6, anfangs bis zu stündlich 3 Globuli

Euphrasia officinalis

Lichtscheu und Konjunktivalreizung mit brennendem Tränenfluss bei milder Nasensekretion, anfangs wässrig, später schleimig.

Dosierung: D4, anfangs bis zu stündlich 3 Globuli

Sambucus nigra

Verlegte Nasenatmung mit bronchitischem Atmen; heiser klingende Stimme. Bewährt beim typischen **Säuglingsschnupfen**.

Dosierung: D6, anfangs bis zu stündlich 3 Globuli

Strychnos nux vomica (Nux vomica)

Verlegte Nasenatmung insbesondere nachts; morgendlicher Niesreiz mit reichlicher Sekretion. Gereizte Nasenschleimhäute mit Wundsein. Hitzegefühl im Kopfbereich; Hitze- und Frostschauer im Wechsel.

Dosierung: D6, 3–4 × täglich 5 Globuli

Lobaria pulmonaria (Sticta)

Wässriges Nasensekret oder verlegte Nasenatmung mit Borkenbildung; morgendliche Schleimsekretion; dumpfe Stirnkopfschmerzen.
Typisch ist der **Verlauf als absteigender Katarrh**, der als Bronchitis endet.

Dosierung: D6, 3–4 × täglich 5 Globuli

Chronische Rhinitis J 31.0

Die genannten Homöopathika eignen sich vor allem zur Initialtherapie einer chronisch rezidivierenden Rhinitis. Längerfristig sind → *Konstitutionsmittel* indiziert (Seite 463).

Symptomatik	Arzneimittel
Borkig-blutiges, zähsträhniges Nasensekret	Kalium bichromicum
Weißlich-gelbes, zähes Nasensekret	Hydrastis canadensis
Verlegte Nasenatmung	Teucrium marum verum
Rezidivierende Infekte der Atemwege	Thuja occidentalis

Hinweis: Vgl. auch → *Sinusitis* (Seite 393).
Die *Eigenblut-Behandlung* sollte als biologische Basistherapie zusätzlich durchgeführt werden → Seite 465.

Kalium bichromicum

Anfangs wässriges, später zähes gelblich-grünes oder grünliches **Nasensekret; dann strähnig und fadenziehend mit teilweise blutiger Beimengung**. Starke Kopfschmerzen; Reizhusten; Foetor ex ore.
Besserung durch Wärme.

Dosierung: D6, 2–3 × täglich 1 Tablette

Hydrastis canadensis

Weißlich-gelbes, zähes Nasensekret; wegen der Schleim-Eiter-Straße im Rachen besteht ein Reizhusten.
Das Mittel **fördert die Sekretion** (»Drainage«).

Dosierung: D4, 3–4 × täglich 5 Globuli

Teucrium marum verum

Wässrig-dünnes Nasensekret oder borkig verlegte Nasenatmung; gehäufte Niesanfälle; Reizhusten; Winterhusten.

Dosierung: D4, 2–3 × täglich 5 Globuli

Thuja occidentalis

Rezidivierende Infekte mit schleimig-eitriger Sekretion (Nase, Nebenhöhlen, Bronchien); asthmoide Bronchitis bei deutlicher Verschlechterung durch feucht-kalte Witterung. Polypenbildung.

Dosierung: D12, 2 × täglich 5 Tropfen

Hinweis: Als Zwischenmittel eignet sich **Medorrhinum D30** (5 Globuli als Einmalgabe) in mehrwöchigen Abständen.

Sinusitis J 32.9

Akute Sinusitis J 01.9

Die akute Sinusitis tritt oft als »Begleitsinusitis« im Rahmen eines Atemwegsinfektes (Sinubronchitis) oder aber als eigenständiges Krankheitsbild auf (*Cave:* dentogene Sinusitis).

Symptomatik	Arzneimittel
Übel riechendes Nasensekret, Stirnkopfschmerz	Hydrargyrum sulf. rubr.
Sinusitis mit reduziertem Allgemeinbefinden	Luffa operculata
Borkig-blutiges, zähes Nasensekret	Kalium bichromicum
Sinusitis mit absteigendem Infekt	Lobaria pulmonaria

Hinweis: Vgl. auch → *Rhinitis* (Seite 390), *Angina tonsillaris* (Seite 386).

Hydrargyrum sulfuratum rubrum (Cinnabaris)

Sistierendes oder sehr zähes Nasensekret mit üblem Geruch. Schleimstraße im Rachen mit unangenehmem Mundgeruch und -geschmack. Stirnkopfschmerz sowie Schmerzen an den inneren Augenwinkeln.

Dosierung: D6, 3 × täglich 1 Tablette

Luffa operculata

Dünnflüssiges oder zähes gelbliches Nasensekret mit blutiger Borkenbildung. Reizhusten, **starke Kopfschmerzen; reduziertes Allgemeinbefinden** auch mit subfebrilen Temperaturen.

Dosierung: D6, 3 × täglich 1 Tablette

Kalium bichromicum

Anfangs wässriges, später zähes, gelb-grünliches Nasensekret, auch verlegte Nasenatmung. **Blutig tingierte Krusten**, die sich schwer lösen. Schleimstraße im Rachen; Foetor ex ore; Reizhusten.

Dosierung: D6, 3 × täglich 1 Tablette

Lobaria pulmonaria (Sticta)

Absteigende Katarrhe mit wässrigem oder dick-gelbem Sekret, verlegte Nasenatmung mit Borkenbildung. Morgendliche Schleimsekretion; **dumpfe Stirnkopfschmerzen.**

Dosierung: D6, 3 × täglich 5 Globuli

Chronische Sinusitis J 32.9

Die Erkrankung ist klinisch oftmals bland oder aber es bestehen unspezifische Allgemeinsymptome, welche zur Herdsuche Veranlassung geben.

Längerfristig sind personotrope Homöopathika indiziert (→ Seite 463).

Symptomatik	Arzneimittel
Eitrig-schleimige Nasensekretion	Hepar sulfuris
Zur Resorption	Kalium jodatum
Chronisch torpide Eiterung	Acidum silicicum
Rezidivierende Infekte der Atemwege	Thuja occidentalis

Hinweis: Die *Eigenblut-Behandlung* sollte als biologische Basistherapie zusätzlich durchgeführt werden → Seite 465.

Hepar sulfuris

Eitrig-schleimige Nasensekretion, verlegte Nasenatmung mit Krustenbildung. Auffallend ist die große Empfindlichkeit gegen Kälte und die Verschlimmerung durch trocken-kaltes Wetter.

Dosierung: D6, 3 × täglich 1 Tablette

Kalium jodatum

Verlegte Nasenatmung; Niesen, Augenschwellung und Tränensekretion.
Grünlich-gelbes Nasensekret, stark übel riechende, zähe Sekretion; hämmernde Stirnkopfschmerzen.

Dosierung: D6, 3 × täglich 1 Tablette

Hinweis: Bewährt zur Resorption, oft nach Hepar sulfuris indiziert.

Acidum silicicum (Silicea)

Langwierige, eitrige, wässrige oder zähe Nasensekretion, auch sistierend **(blander Verlauf); träge Reaktion**; übel riechende Ausscheidung.

Dosierung: D12, 2 × täglich 1 Tablette

Thuja occidentalis

Rezidivierende Infekte mit schleimig-eitriger Sekretion (Nase, Nebenhöhlen, Bronchien), grünlich und übel riechend. Asthmoide Bronchitis bei deutlicher Verschlechterung durch feucht-kalte Witterung.

Dosierung: D12, 2 × täglich 5 Globuli

Hinweis: Als Zwischenmittel eignet sich **Medorrhinum D30** (5 Globuli als Einmalgabe) in mehrwöchigen Abständen.

Atemwegserkrankungen

Übersicht

Bronchitis, S. 397 – Pneumonie, S. 400 – Asthma bronchiale, S. 401 – Pollinosis, S. 404

Bronchitis J 40

Klinisch wird zwischen einer akuten und rekurrierenden Bronchitis unterschieden; letztere besteht länger als 2 Wochen und tritt mehr als 2 × pro Jahr auf. Bei der obstruktiven Bronchitis steht die exspiratorische Dyspnoe mit unproduktivem Husten im Vordergrund.
Die akute Bronchiolitis tritt fast nur im Säuglingsalter auf und entsteht aufgrund einer entzündlichen Schwellung im Bereich der kleinen Bronchien (Grenze der Homöotherapie!).

Sekretarme Bronchitis

Symptomatik	Arzneimittel
Schmerzhafter Reiz- und Krampfhusten	Bryonia cretica
Trocken-krampfartige Hustenanfälle	Cuprum aceticum
Pertussiforme, spastische Bronchitis	Drosera
Anhaltender Kitzelhusten	Rumex crispus
Rasch aufeinanderfolgende Hustenattacken	Corallium rubrum

Hinweis: Vgl. auch → *Fieberhafter Infekt* (Seite 362).

Bryonia cretica

Sehr trockener, äußerst schmerzhafter Husten, stechende Thoraxschmerzen beim geringsten Hustenstoß. Schleimhäute trocken mit Schluckbeschwerden. Fieber; großes Durstgefühl.

Dosierung: D6, 3–4 × täglich 5 Globuli

Cuprum aceticum

Trocken-krampfartige Hustenanfälle, die bis zum Erbrechen führen können; wenig zähes Sputum. **Deutliche Spastik** mit Atemnot bei nächtlicher Verschlimmerung. Kalttrinken lindert den Hustenreiz.

Dosierung: D6, 3–4 × täglich 1 Tablette

Drosera

Kurz aufeinanderfolgende Hustenanfälle, trocken und spastisch; das Kind kann kaum Atem holen, Erstickungsgefühl. **Pertussiformer Verlauf.** Anhaltender Brechreiz und/oder Nasenbluten; nächtliche Verschlechterung.

Dosierung: D6, 3–4 × täglich 5 Globuli

Rumex crispus

Trockener, anhaltender Reizhusten (Kitzelhusten); Niesreiz. Kälte und tieferes Einatmen lösen sofort weitere Hustenstöße aus.
Verschlimmerung zum Morgen hin.

Dosierung: D4, 3–4 × täglich 5 Globuli

Corallium rubrum

Reflexhusten, der von einem Reiz im Nasen-Rachenraum ausgeht (Schleim-Eiter-Straße); begleitende Sinusitis. Rasch aufeinander folgende Hustenattacken mit ausgeprägter Kälteverschlechterung.

Dosierung: D6, 3–4 × täglich 1 Tablette

Sekretreiche Bronchitis

Symptomatik	Arzneimittel
Zäh-schleimiges Sputum	Ammonium carbonicum
Starke Rasselgeräusche	Kalium stibyltartaricum
Zäh-strähniges Hustensekret	Dactylopius coccus
Bronchitis mit Übelkeit	Cephaelis ipecacuanha
Asthmoide Bronchitis	Natrium sulfuricum

Hinweis: Vgl. auch → *Sinusitis* (Seite 393)

Ammonium carbonicum

Trockener Husten mit deutlich hörbaren Rasselgeräuschen, nur geringes, zäh-schleimiges Sputum; Atemnot. **Verlauf häufig als absteigender Katarrh**.
Deutliche Verschlechterung in der Wärme sowie zum frühen Morgen hin. Phänotypisch eher dickliche, leistungsschwache Kinder.

Dosierung: D6, 3 × täglich 1 Tablette

Kalium stibyl-tartaricum (Antimonium tartaricum)

Zähes, reichliches Sputum, das nicht abgehustet werden kann; Expektoration bringt nur kurzfristige Erleichterung. **Nasenflügeln, blasses Aussehen**. Phänotypisch eher schwächliche Kinder.

Dosierung: D6, 3 × täglich 1 Tablette

Natrium sulfuricum

Asthmoide Bronchitis mit leichtgehenden Hustenanfällen und reichlichem Sputum. Deutliche Verschlechterung durch feuchte Witterung.

Dosierung: D12, 2 × täglich 1 Tablette

Dactylopius coccus (Coccus cacti)

Produktiver Husten mit sehr zäh-strähnigem, fadenziehendem Auswurf, der mit Brechwürgen verbunden ist. Anfallsweise bellender Husten, mit Erbrechen endend.

Dosierung: D4, 3–4 × täglich 5 Globuli

Cephaelis ipecacuanha (Ipecacuanha)

Sekretreiche, spastische Bronchitis mit schwer abzuhustendem Sputum; hörbares Schleimrasseln. Giemen.
Beim Husten **Übelkeit und Brechneigung**. Auffallend ist die nicht belegte Zunge; blasses Gesicht, sehr erschöpft.

Dosierung: D6, 3–4 × täglich 5 Globuli

Pneumonie J 18.9

In Abhängigkeit des Erregerspektrums ist eine gezielte Antibiotikatherapie notwendig. Eine zusätzliche Homöotherapie ist möglich und hat sich an der dominierenden Symptomatik zu orientieren. Im Wesentlichen sind die unter → *Bronchitis* genannten Homöopathika zu berücksichtigen (Seite 397).
Zur Nachbehandlung eignen sich folgende Homöopathika:

Symptomatik	Arzneimittel
Schwächezustand mit subfebrilen Temperaturen	Chininum arsenicosum
Verzögerte Rekonvaleszenz	Medicago sativa
Anhaltender Husten	Lycopodium

Chininum arsenicosum

Anhaltender Schwächezustand, auch mit subfebrilen Temperaturen. Schweißausbrüche, Schwindelgefühl.

Dosierung: D6, 2–3 × täglich 1 Tablette

Medicago sativa (Alfalfa)

Verzögerte Rekonvaleszenz mit Appetitlosigkeit, Müdigkeit; blasse Hautfarbe.

Dosierung: D4, 2–3 × täglich 5 Globuli

Lycopodium

Anhaltender Husten mit sich schlecht lösendem Schleim (in der Rekonvaleszenzphase).
Befindensverschlechterung zum Nachmittag hin. Trotz gutem Appetit mit kleinen Mahlzeiten gesättigt.

Dosierung: D12, 2 × täglich 5 Globuli

Hinweis: Als Zwischenmittel eignet sich **Sulfur D30** (1–3 Globuli als Einmalgabe).

Asthma bronchiale J 45.9

Das Asthma bronchiale ist eine gesteigerte Reagibilität des Bronchialsystems gegenüber unterschiedlichen exogenen und endogenen Ursachen (Diagnostik!).
Ein stadienabhängiges Behandlungskonzept ist notwendig.

Abb. 2 Stadienabhängige Kombinationsmöglichkeit von konventioneller und homöopathischer Therapie

Stadium / Therapie	Akut	Intervall	Langzeit
Symptomatisch	×	(×)	(×)
Organotrop/funktiotrop	(×)	×	(×)
Personotrop		(×)	×

Intervalltherapie

Die genannten Homöopathika können über mehrere Wochen zusätzlich eingesetzt werden, z.B. in der Zeit nach einem Anfall oder aber zur Einleitung einer längerfristigen homöopathisch-biologischen Behandlung (Anfallsprophylaxe).

Symptomatik	Arzneimittel
Anfallsweiser Husten beim Hinlegen	Aralia racemosa
Trockener Reizhusten mit Atemnot	Lobelia inflata
Spastische Bronchitis mit schwer löslichem Sputum	Grindelia robusta
Folge von Erkältung	Solanum dulcamara

Hinweis: Vgl. auch → *Bronchitis* (Seite 397).

Aralia racemosa

Anfallsweiser Husten abends beim Hinlegen, wobei nur wenig Schleim abgehustet werden kann. Fremdkörpergefühl im Kehlkopfbereich.
Große Empfindlichkeit gegen Kälte und Zugluft (anamnestisch auch Pollenallergie).

Dosierung: D6, 3–4 × täglich 5 Globuli

Lobelia inflata

Trockener Reizhusten, der sich bis zum Asthmaanfall steigern kann. Atemnot mit dem Gefühl, als ob der Brustkorb zusammengeschnürt sei.
Vagotone Begleitsymptome wie Blässe, kalter Schweiß und Angst.

Dosierung: D6, 3–4 × täglich 5 Globuli

Grindelia robusta

Sich steigernde Hustenanfälle mit reichlichem, schwer löslichem Schleim (**Rasselgeräusche**). Atemnot im Liegen, Erstickungsgefühl.

Dosierung: D6, 3–4 × täglich 5 Globuli

Solanum dulcamara (Dulcamara)

Rauher, bellender Husten mit Schleimauswurf; verlegte Nasenatmung. **Folge von feuchter Kälte, Durchnässung und Wetterwechsel** (von warm nach kalt) sowie nach Erkältungskrankheiten.

Dosierung: D6, 3–4 × täglich 5 Globuli

Langzeittherapie

Neben der kurzfristigen Therapie (Intervall) mit organotropen Homöopathika zur Linderung der dominierenden Symptomatik ist zur Langzeit-Behandlung der Einsatz personotroper Homöopathika unabdingbar.
Im Wesentlichen sind folgende → *Konstitutionsmittel* zu berücksichtigen (Seite 463):

Acidum arsenicosum
Acidum silicicum
Calcium carbonicum
Calcium phosphoricum
Kalium carbonicum
Natrium sulfuricum
Phosphorus
Pulsatilla pratensis
Strychnos ignatii
Sulfur
Thuja occidentalis

Hinweis: Als Zwischenmittel eignet sich die individuell indizierte Nosode (**Psorinum, Medorrhinum** oder **Tuberkulinum**) als D30 im Abstand von 4 Wochen sowie abschließend D200 (jeweils 5 Globuli als Einmalgabe), sowie die *Eigenblut-Behandlung**.

Steht das Asthma bronchiale (Beginn; Verschlechterung etc.) in zeitlichem Zusammenhang mit einer Kinderkrankheit oder einer Impfung, kann die entsprechende Nosode als Zwischenmittel gegeben werden, z.B.
Morbillinum, Pertussinum oder **Scarlatinum;**
Diphtherinum, Polio oder **Variolinum.**
(Dosierung wie oben angegeben.)

Pollinosis J 30.1 (H 10.1)

Die allergisch bedingte Rhinitis (Pollinosis, Heuschnupfen) verläuft oft als Rhino-Konjunktivitis, z.T. auch mit asthmoider Komponente unter Beeinträchtigung des Allgemeinbefindens.
Zur längerfristigen Behandlung sind *personotrope* Homöopathika notwendig (Seite 463).

Hinweis: Die *Eigenblut-Behandlung* sollte als biologische Basistherapie zusätzlich durchgeführt werden → Seite 465

* Vgl. auch: *Köhler, G.*: Lehrbuch der Homöopathie, Band II. Hippokrates Verlag GmbH, Stuttgart 1986

Symptomatik	Arzneimittel
Reichlich wässriges Nasen- und Augensekret mit Niesanfällen	Galphimia glauca
Stark gereizte Konjunktiven	Euphrasia officinalis
Scharf brennendes Nasensekret	Sinapis nigra
Wässriges/dickflüssiges Nasensekret, Gaumenjucken	Schoenocaulon officinale
Allergischer Formenkreis	Propolis

Galphimia glauca

Starker Fließschnupfen mit gehäuftem Niesen; **Konjunktiven entzündlich gerötet**, tränend. Erschwertes Durchatmen, **asthmoide Komponente**.

Dosierung: D4, 3–4 × täglich 5 Globuli

Euphrasia officinalis

Brennend heißes Tränensekret; Blepharospasmus mit Lichtscheu. Mildes wässriges Nasensekret.

Dosierung: D4, 3–4 × täglich 5 Globuli

Sinapis nigra

Scharf brennendes Nasensekret mit wechselseitiger Nasenschleimhautschwellung; gehäuftes Niesen.
Hitze- und Brenngefühl an den Augen und im Rachenraum.

Dosierung: D6, 3–4 × täglich 5 Globuli

Schoenocaulon officinale (Sabadilla)

Anfangs **wässriges, danach dickflüssigeres Nasensekret**, auch mit verlegter Nasenatmung. Gefühl von Brennen an Auge und Nase; **starker Juckreiz am Gaumen. Kreislauflabilität** (anamnestisch gehäufte Rhino-Sinusitiden).

Dosierung: D6, 3–4 × täglich 5 Globuli

Propolis

Allergische Reaktionen an den Schleimhäuten mit Augentränen und wässrigem Nasensekret; **ekzematöse Hautbelastung** (Atopiker).

Dosierung: D4, 3–4 × täglich 5 Globuli

Herz-Kreislauf-Erkrankungen

Übersicht

Funktionelle Herzbeschwerden, S. 407 – Kreislaufstörungen, S. 408

Funktionelle Herzbeschwerden I 51.8

Homöopathisch lassen sich funktionell bedingte Herzbeschwerden, wie sie in der Pubertätsphase häufiger zu beobachten sind, gut behandeln.

Symptomatik	Arzneimittel
Herzbeschwerden mit Pulsunregelmäßigkeit	Iberis amara
Herzschmerzen, auch Zustand nach entzündlichen Erkrankungen	Spigelia anthelmia
Herzsensationen nach geringfügigen Ereignissen	Sumbul
Herzunruhe infolge von Lampenfieber	Strophantus

Iberis amara

Herzbeschwerden mit ziehenden, stechenden und krampfenden Schmerzen; **Pulsunregelmäßigkeiten** mit Verschlechterung beim Linksliegen.

Dosierung: D4, 3 × täglich 5 Globuli

Spigelia anthelmia

Herzschmerzen unterschiedlicher Intensität und Dauer; unregelmäßiger Puls (weich, schnell). **Auch bei Folgezustand** nach einer entzündlichen Herzerkrankung.

Dosierung: D6, 3 × täglich 5 Globuli

Sumbul

Herzunruhe und heftiges Herzklopfen selbst **nach geringfügigen Anstrengungen und Ereignissen** bei insgesamt leicht erregbaren Kindern.

Dosierung: D3, 3 × täglich 5 Globuli

Strophanthus

Herzjagen, inneres Zittern, schweißige Hände **infolge von Lampenfieber**.

Dosierung: D3, 3–4 × täglich 5 Globuli
(2–3 Tage vor dem Ereignis mit der Einnahme beginnen)

Kreislaufstörungen I 99

Kreislaufstörungen zeigen sich oft als orthostatische Dysregulation insbesondere im Jugendalter.

Symptomatik	Arzneimittel
Akute Kreislaufschwäche I 99	Veratrum album
Orthostatische Kreislaufstörung I 99.1	Haplopappus bailahuen
Folgen von körperlicher und geistiger Überforderung	Acidum phosphoricum

Veratrum album

Akute Kreislaufschwäche; kaltschweißig, blasses Gesicht. **Rezidivierende Ohnmachten**.

Dosierung: D4, bis zu alle 3 Minuten 3 Globuli (akute Krise), zur längerfristigen Behandlung 3–4 × täglich 5 Globuli

Haplopappus bailahuen

Typische Symptome einer **orthostatischen Kreislaufstörung** mit Müdigkeit, Schwindelgefühl, Schwarzwerden vor den Augen beim längeren Stehen; Kopfschmerzen.

Dosierung: D3, 3 × täglich 1 Tablette

Acidum phosphoricum

Psychische und physische Schwächezustände mit Kreislauflabilität, insbesondere in der Wachstumsphase. Fühlt sich überfordert (Schule, Lehre).

Dosierung: D6, 3 × täglich 5 Globuli

Erkrankungen der Verdauungsorgane

Übersicht

Gedeihstörungen, S. 410 – Inappetenz, S. 411 – Koliken, S. 412 – Reisebeschwerden, S. 414 – Gastroenteritis, S. 415 – Enterokolitis, S. 417 – Obstipation, S. 418 – Megakolon, S. 419 – Achalasie, S. 420 – Pylorospasmus, S. 420 – Malabsorptionssyndrom, S. 421 – Chronisch entzündliche Darmerkrankungen, S. 422 – Darmparasiten, S. 423

Gedeihstörungen R 64

Dystrophie und Atrophie sind die Folgen einer chronischen Ernährungsstörung, die verschiedenste Gründe haben kann. Nach der Ursachenforschung kann neben der Diätetik auch homöopathisch behandelt werden.

Symptomatik	Arzneimittel
Appetitmangel oder Heißhunger bei Abmagerung	Artemisia abrotanum
Dystrophie mit aufgetriebenem Abdomen	Calcium carbonicum
Unruhe und Bewegungsdrang trotz Erschöpfung	Jodum
Abmagerung; trockene Haut und Schleimhaut	Natrium chloratum

Artemisia abrotanum (Abrotanum)

Appetitmangel und Abmagerung **oder Heißhunger ohne Gewichtszunahme**. Bauchkrämpfe mit Flatulenz, wechselnde Stuhlkonsistenz.

Auch subfebrile Temperaturen, unspezifische Lymphadenopathie.

Dosierung: D3, 3 × täglich 5 Globuli

Calcium carbonicum

Pastöse oder abgemagerte Kinder mit aufgetriebenem Abdomen. Rachitische Zeichen, Lymphadenopathie.
Unverträglichkeit von Milchspeisen mit Erbrechen von Saurem; säuerlich riechende Stühle und Schweiße.

Dosierung: D12, 2 × täglich 1 Tablette

Jodum

Abgemagerte Kinder trotz gutem Appetit; starkes Trinkverlangen.
Große Unruhe und Bewegungsdrang trotz Erschöpfung.

Dosierung: D12, 2 × täglich 5 Globuli

Natrium chloratum

Sogenannte **Kümmerlinge**. Abmagerung, insbesondere an den Extremitäten trotz guter Ernährung.
Blasse und sehr **trockene Haut und Schleimhaut**; Ekzemneigung; Obstipation.

Dosierung: D12, 2 × täglich 5 Globuli

Hinweis: Als Zwischenmittel eignet sich **Tuberkulinum Aviaire D30** (5 Globuli als Einmalgabe im Abstand von 4 Wochen, insgesamt 3 ×) sowie abschließend **D200** (einmalig 2 Globuli).

Inappetenz R 63

Die Appetitlosigkeit im Kindesalter kann viele organische und funktionelle Gründe haben, die zunächst gesucht werden müssen.
Neben den → *Konstitutionsmitteln* (Seite 463) eignen sich folgende Homöopathika:

Symptomatik	Arzneimittel
Folgen von Erkrankung und Operation	Cinchona succirubra
Zustand nach fieberhafter Erkrankung	Ferrum arsenicosum
Verzögerte Rekonvaleszenz	Medicago sativa

Hinweis: Vgl. auch → *Gedeihstörungen* (Seite 410).

Cinchona succirubra (China)

Appetitlosigkeit und allgemeine Schwäche, auch infolge von Erkrankung oder nach Operationen mit (großem) Blut- und Sekretverlust.
Wichtiges **Rekonvaleszentenmittel**.

Dosierung: D6, 3 × täglich 5 Globuli

Ferrum arsenicosum

Appetitlosigkeit als **Zustand nach einer (fieberhaften) Erkrankung**.

Dosierung: D6, 3 × täglich 1 Tablette

Medicago sativa (Alfalfa)

Verzögerte Rekonvaleszenz mit Appetitlosigkeit, Müdigkeit; blasse Hautfarbe.

Dosierung: D4, 3 × täglich 5 Globuli

Koliken R 10.4

Die anfallsweise auftretenden Schmerzzustände (Bauchschmerzen, Nabelkoliken) erfordern eine sorgfältige Diagnose!
Bei frühzeitiger Anwendung der Homöopathika können stark wirkende Analgetika oft eingespart werden.

Symptomatik	Arzneimittel
Plötzlich einsetzende Krampfzustände	Atropa belladonna
Koliken mit Besserung durch Zusammenkrümmen	Citrullus colocynthis
Bauchschmerzen mit Erbrechen und Durchfall	Cuprum metallicum
Koliken mit Besserung durch Rückwärtsbeugen	Dioscorea villosa
Blähungskoliken	Matricaria chamomilla

Dosierungshinweis: Anfangs kumulative Applikation (3–4 × alle 10–15 Minuten 3 Globuli oder eine Tablette; alternativ: D30 5 Globuli in einem halben Glas Wasser gelöst 3–4 × alle 10–15 Minuten 1 Teelöffel).
Bei eintretender Besserung: Dosierung nach Bedarf.

Atropa belladonna (Belladonna)

Plötzlich einsetzende und in Wellen (»kommen und gehen«) **ablaufende Schmerzzustände des Abdomens**, das sehr berührungsempfindlich ist; Besserung durch Rückwärtsbeugen. Starke Geräusch- und Lichtempfindlichkeit.

Dosierung: D6 (s. o.)

Citrullus colocynthis (Colocynthis)

Krampfartige Bauchschmerzen, auch mit Übelkeit und Brechreiz; wässriger Stuhl.
Deutliche Besserung durch Zusammenkrümmen und Wärmeanwendung.

Dosierung: D6 (s. o.)

Cuprum metallicum

Heftige Bauchschmerzen (Krämpfe) mit Erbrechen und starkem Durchfall; große Erschöpfung.

Dosierung: D6 (s. o.)

Dioscorea villosa

Kolikartige Bauchschmerzen (**Nabelkoliken**), ausstrahlend zu Brust, Rücken oder Extremitäten, mit deutlicher Besserung durch Rückwärtsbeugen.

Dosierung: D6 (s. o.)

Matricaria chamomilla (Chamomilla)

Krampfartige Blähungskoliken, auch Bauchschmerzen mit saurem Erbrechen und grünlichem Durchfall. Das Kind ist quengelig und schreit beständig; einseitige Gesichtsrötung.

Dosierung: D6 (s. o.)

Reisebeschwerden R 11

Reisebeschwerden mit Übelkeit und Erbrechen können im Kindesalter stark ausgeprägt sein.

Symptomatik	Arzneimittel
Reisebeschwerden	Anamirta cocculus
Übelkeit bei Abwärtsbewegung	Natrium tetraboracicum
Neigung zu Ohnmachten	Nicotiana tabacum

Hinweis: Das Homöopathikum sollte bereits 2–3 Tage vor Reiseantritt eingenommen werden (3 × täglich 5 Globuli/1 Tablette).

Anamirta cocculus (Cocculus)

Starke Übelkeit mit Brechreiz und Erbrechen **beim Fahren und Fliegen**. Schwindelgefühl.
Bewährt auch **bei Fernreisen** (Zeitverschiebung).

Dosierung: D4, D6, anfangs bis zu stündlich 3 Globuli

Natrium tetraboracicum (Borax)

Angst und **Übelkeit** insbesondere **bei Abwärtsbewegungen**.

Dosierung: D6, 3 × täglich 1 Tablette

Nicotiana tabacum (Tabacum)

Übelkeit und Elendigkeitsgefühl mit Schwindel; kaltschweißig und kollaptisch, wobei jede Bewegung verschlimmert.
Neigung zu Ohnmachten.

Dosierung: D4, D6, anfangs bis zu stündlich 3 Globuli

Gastroenteritis K 52.9 (A 09 Säugling)

Bei unstillbarem Erbrechen ist auf die Gefahr einer Exsikkose besonders zu achten! Diätetische Maßnahmen sind unabdingbar als Basis-Behandlung.

Symptomatik	Arzneimittel
Schwer stillbares Erbrechen	Aethusa cynapium
Starke Übelkeit, anhaltender Brechreiz	Cephaelis ipecacuanha
Sauer riechende Stühle mit Erbrechen	Magnesium carbonicum
Brechdurchfall nach Ernährungsfehler	Pulsatilla pratensis
Brechdurchfall mit Kreislaufschwäche	Veratrum album

Hinweis: Vgl. auch → *Koliken* und *Enterokolitis* (Seite 412 und 417).

Aethusa cynapium

Schwer stillbares Erbrechen, auch azetonämischer Art; infolge von Milchunverträglichkeit, **bei »Speikindern«**. Erschöpfte, kaltschweißige, blasse Kinder.

Dosierung: D4, anfangs bis zu stündlich 3 Globuli

Cephaelis ipecacuanha (Ipecacuanha)

Große, anhaltende Übelkeit mit ständigem Brechreiz. Erbrechen bringt keine Erleichterung. Kolikartige Diarrhö. Oft Folge von schwer verdaulichen Speisen. Auffallend ist die nicht belegte Zunge.

Dosierung: D6, anfangs bis zu stündlich 3 Globuli

Magnesium carbonicum

Krampfartige Bauchschmerzen; saures Erbrechen und saure, dünnflüssige Stühle (**»das ganze Kind riecht sauer«**). Milchunverträglichkeit, Erbrechen auch nach Trinken von Muttermilch. **Schreiattacken**.

Dosierung: D12, 3 × täglich 5 Globuli

Pulsatilla pratensis

Brechdurchfall insbesondere nach fetten Speisen, zu vielem Eis- und Obst-Essen, durcheinander essen. Belegte Zunge, starkes Durstgefühl.

Dosierung: D6, 3–4 × täglich 5 Globuli

Veratrum album

Krampfartige Bauchschmerzen mit heftigem Würgen, Erbrechen und wässrigen Stühlen; **beginnende Intoxikation; Kreislaufschwäche**.

Dosierung: D4, anfangs bis zu stündlich 3 Globuli

Enterokolitis K 52.9

Akute Durchfallserkrankungen sind mit die häufigsten Erkrankungen des Kindesalters. Der Wasserverlust muss sorgfältig beobachtet werden (Toxikose). Diätetische Maßnahmen sind eine unabdingbare Basisbehandlung.

Symptomatik	Arzneimittel
Heftiger Brechdurchfall	Acidum arsenicosum
Durchfall mit starken Blähungen	Aloe
Wässrige Stühle mit Abgang von Unverdautem	Ferrum metallicum
Nahrungsmittelintoxikation	Okoubaka
Stark übel riechende Durchfälle	Sulfur

Hinweis: Vgl. auch → *Gastroenteritis* (Seite 415).

Acidum arsenicosum (Arsenicum album)

Heftigster Brechdurchfall mit beginnender Exsikkose. Große Schwäche und Müdigkeit, **das Kind ist unruhig und ängstlich**. Starkes Verlangen nach kaltem Getränk.

Dosierung: D12, 3–4 × täglich 5 Globuli

Aloe

Wässrig-schleimige Stühle, klumpig, auch blutig tingiert. Abgang von reichlichen Winden. Sehr erschöpft.

Dosierung: D6, 3–4 × täglich 5 Globuli

Ferrum metallicum

Durchfälle, auch mit Abgang von Unverdautem; Erbrechen. Schwächliche Kinder mit raschem Wechsel der Gesichtsfarbe (erethischer Typ).

Dosierung: D6, 3–4 × täglich 1 Tablette

Okoubaka

Nahrungsmittelintoxikation; Brechdurchfall infolge von verdorbenen Speisen.
Bewährt auch bei Reisediarrhö.

Dosierung: D3, 3–4 × täglich 1 Tablette

Sulfur

Stark übel riechende Durchfälle mit deutlicher Verschlechterung am Morgen; Analgegend stark gerötet.

Dosierung: D12, 2 × täglich 5 Globuli

Obstipation K 59.0

Bei länger bestehender Obstipation ist eine sorgfältige Ursachenklärung notwendig; Ernährungsfehler sind ebenfalls zu berücksichtigen.

Symptomatik	Arzneimittel
Atonische Obstipation	Alumina
Obstipation unter Muttermilchernährung	Magnesium chloratum
Obstipation infolge von psychischen Ereignissen	Opium
Spastische Obstipation	Strychnos nux vomica

Alumina

Kleinkugeliger, trockener Stuhl; kein Dranggefühl. Auch weicher Stuhl kann nur schwer entleert werden (**»Schmieren«**).

Dosierung: D6, 3 × täglich 1 Tablette

Magnesium chloratum

Hellfarbene, bröckelige Stühle; insbesondere unter Muttermilchernährung.

Dosierung: D6, 3 × täglich 1 Tablette

Opium

Obstipation ohne Dranggefühl als **Folge eines psychischen Ereignisses (Schreck etc.)**.

Dosierung: D30, 1–2 × wöchentlich 1–3 Globuli

Strychnos nux vomica (Nux vomica)

Trotz starkem Dranggefühl kann nur wenig kleinknolliger, harter Stuhl entleert werden.

Dosierung: D12, 1 × täglich 5 Globuli, abends vor Schlafengehen

Megakolon K 59.3

Beim idiopathischen Megakolon mit einer Stuhlentleerung alle 4–10 Tage unter Abgang voluminöser Stühle kann ein homöopathischer Therapieversuch unternommen werden. Folgende → *Konstitutionsmittel* sind insbesondere zu berücksichtigen (Seite 463):

Acidum silicicum
Calcium carbonicum
Graphites
Lycopodium
Sulfur

Achalasie K 22.0

Die Achalasie ist eine nicht organische Verengung des distalen Ösophagus und kann zu erheblichen Gedeihstörungen führen. Differenzialtherapeutisch sind die unter → *Pylorospasmus* genannten Homöopathika sowie die *Konstitutionsmittel* zu berücksichtigen (s. u. und 463).

Pylorospasmus K 31.3

Muskuläre Hypertrophie des Pylorus und des pylorusnahen Antrums. Der Ausprägungsgrad wird zur Grenze für eine konservative Therapie.

Symptomatik	Arzneimittel
Konservativer Therapieversuch	Cuprum metallicum
Bei Frühsymptomen	Magnesium phosphoricum
Neuropathisches Kind	Strychnos ignatii

Cuprum metallicum

Konservativer Therapieversuch aufgrund der klinischen Diagnose.

Dosierung: D30, 1–2 × wöchentlich 5 Globuli

Magnesium phosphoricum

Bei den ersten Anzeichen eines Pylorospasmus.

Dosierung: D6, 3 × täglich 1 Tablette

Strychnos ignatii (Ignatia)

Bei schreckhaften, sehr unruhigen Säuglingen (Neuropathie).

Dosierung: D12, 2 × täglich 5 Globuli

Malabsorptionssyndrom E 73.9

Das Malabsorptionssyndrom als eine chronische nicht entzündliche Durchfallserkrankung ist eine Dünndarmerkrankung mit verminderter Resorption (Kuhmilchprotein- und Nahrungsmittelintoleranz; Zöliakie). Neben diätetischen Maßnahmen eignen sich zur Initialtherapie nachstehende Homöopathika, wobei für eine längerfristige Behandlung → *Konstitutionsmittel* notwendig (Seite 463) sind.

Symptomatik	Arzneimittel
Erbrechen von geklumpten Milch- und Speiseresten	Aethusa cynapium
Starke Blähungen mit Durchfällen	Argentum nitricum
Sauer riechende Stühle; saures Erbrechen	Magnesium carbonicum

Hinweis: Die *Eigenblut-Behandlung* sollte als biologische Basistherapie zusätzlich durchgeführt werden → Seite 465.

Aethusa cynapium

Milchunverträglichkeit, Milch wird in säuerlich riechenden Klumpen erbrochen; wässrige Stühle. Erschöpfte, kaltschweißige, blasse Kinder.

Dosierung: D4, 3–4 × täglich 5 Globuli

Argentum nitricum

Starke Blähungen und heftiges Aufstoßen mit dünnflüssigen Stühlen nach der Nahrungsaufnahme. Zuckerunverträglichkeit.

Dosierung: D12, 2 × täglich 5 Globuli

Magnesium carbonicum

Saures Erbrechen und Absetzen von sauer riechenden Stühlen (grünlich-schleimig); Schreiattacken nach den Mahlzeiten.

Dosierung: D12, 2 × täglich 5 Globuli

Chronisch entzündliche Darmerkrankungen

Colitis ulcerosa K 51.9 und Ileitis terminalis (Morbus Crohn) K 50.9 sind chronisch entzündliche Darmerkrankungen unklarer Ätiologie: erforderlich ist eine fachärztliche Verlaufskontrolle (chirurgische Indikationsstellung, Prognose).
Die genannten Homöopathika eignen sich zur Initial- und Invervalltherapie; zur längerfristigen Behandlung sind → *Konstitutionsmittel* unabdingbar (Seite 463).

Hinweis: Vgl. auch → *Enterokolitis* (Seite 417).
Die *Eigenblut-Behandlung* sollte als biologische Basistherapie zusätzlich durchgeführt werden → Seite 465.

Symptomatik	Arzneimittel
Durchfälle mit starken Krämpfen	Acidum nitricum
Stühle mit Blutabgang	Erigeron canadensis
Blutig-schleimige Stühle	Mercurius corrosivus
Sich gussartig entleerende Stühle	Podophyllum peltatum

Acidum nitricum

Schleimig-blutige Durchfälle mit starken Tenesmen; abdominelle Krämpfe, Analgegend nässend, gereizt (Haut-Schleimhaut); **Analfissuren**.

Dosierung: D12, 2 × täglich 5 Globuli

Erigeron canadensis

Durchfällige Stühle mit Blähungen; **hellrote Blutauflagerungen**.

Dosierung: D4, 3 × täglich 5 Globuli

Mercurius corrosivus

Schleimig-blutige Stühle mit starken Schmerzen bei nächtlicher Verschlechterung. Sekrete und Schweiße sind sehr übel riechend.

Dosierung: D6, 2 × täglich 5 Globuli

Podophyllum peltatum

Wässrige, unter Druck herausschießende Stühle (»Hydrantenstühle«) mit Schleimbeimengung, übel riechend.
Verschlechterung am frühen Morgen.

Dosierung: D6, 3 × täglich 5 Globuli

Darmparasiten

B 82.0 – Nematoden, B 71.9 – Zestoden

Parasitäre Infektionen (Nematoden, Zestoden) sind im Kindesalter häufig. Die Anwendung von Arzneimitteln zur Wurmabtreibung ist häufig nicht zu umgehen.
Bei rezidivierendem Befall ist ein → *Konstitutionsmittel* anzuwenden (Seite 463).

Symptomatik	Arzneimittel
Zur Wurmabtreibung	Cuprum oxydatum nigrum
Durch Wurmbefall verursachte psychische Symptome	Cina
Durch Wurmbefall verursachte Gedeihstörungen	Artemisia abrotanum

Cuprum oxydatum nigrum

Zur Abtreibung von Würmern.

Dosierung: D3, 3 × täglich 1 Tablette (über 4–6 Wochen)

Cina

Bei durch Wurmbefall verursachte Begleitsymptome (psychisch-somatisch). **Versuch der Rezidivprophylaxe**.

Dosierung: D6, 2 × täglich 5 Globuli

Artemisia abrotanum (Abrotanum)

Appetitmangel und Abmagerung **oder Heißhunger ohne Gewichtszunahme**. Bauchkrämpfe mit Flatulenz, wechselnde Stuhlkonsistenz.
Auch subfebrile Temperaturen, unspezifische Lymphadenopathie.

Dosierung: D3, 3 × täglich 5 Globuli

Nieren- und Harnwegserkrankungen

Übersicht

Harnwegsinfektionen, S. 425 – Nephropathien, S. 429

Harnwegsinfektionen N 39.0

Akute Harnwegsinfektionen N 39.0

Harnwegsinfektionen imponieren mit einer signifikanten Bakteriurie und Leukozyturie bei unterschiedlicher klinischer Symptomatik.
Die Homöotherapie kann auch mit einer eventuell notwendigen Chemo- oder Antibiotikatherapie kombiniert werden.

Symptomatik	Arzneimittel
Akuter Harnwegsinfekt	Lytta vesicatoria
Harnwegsinfektion infolge von Nässe und Kälte	Solanum dulcamara
Infekt mit hochpathologischem Urinbefund	Mercurius corrosivus
Reizblasen-Syndrom	Pulsatilla pratensis
Zystitis infolge von Manipulation	Arnica montana

Hinweis: Vgl. auch → *Chronisch rezidivierende Harnwegsinfektionen* (Seite 427).

Lytta vesicatoria (Cantharis)

Akuter Harnwegsinfekt mit Dysurie und Pollakisurie; **sehr starke und brennende Schmerzen**. Typischer Urinbefund.

Dosierung: D6, anfangs bis zu stündlich 3 Globuli

Solanum dulcamara (Dulcamara)

Akuter Harnwegsinfekt, auch Reizblase infolge von Nässe und Kälte, als Folge von raschem Temperaturwechsel (von warm nach kalt). Schmerzhaftes, gehäuftes Wasserlassen; klopfschmerzhaftes Nierenlager.

Dosierung: D6, anfangs bis zu stündlich 3 Globuli

Mercurius corrosivus

Harnwegsinfekt mit krampfartigen Schmerzen; Abgang von schleimig-eitrigem Urin. Fieber mit nächtlichen Schweißausbrüchen.

Dosierung: D6, 3 × täglich 1 Tablette

Pulsatilla pratensis

Reizblase, rezidivierende Harnwegsinfekte auch als Folge von Unterkühlung (z.B. infolge von kalten und nassen Füßen). Vermehrter Harndrang mit krampfartigen Schmerzen, bis zu den Oberschenkeln ausstrahlend. Weinerliches Kind.

Dosierung: D6, anfangs bis zu stündlich 3 Globuli

Arnica montana

Harnwegsinfekt infolge von Manipulation wie Katheterisierung oder auch traumatischer Schädigung.

Dosierung: D6, 3 × täglich 5 Globuli

Hinweis: Zur Nachbehandlung nach einer Antibiotikatherapie eignet sich **Sulfur D30** (1–3 Globuli als Einmalgabe).

Chronische Harnwegsinfektionen N 39.0

Die Behandlung chronisch rezidivierender Verläufe von Harnwegsinfektionen ist eine wichtige Domäne für die Homöotherapie, wobei eine mechanische Abflussbehinderung ggf. chirurgisch zu sanieren ist.
Zur längerfristigen Behandlung sind personotrope Homöopathika notwendig (→ Seite 463).

Symptomatik	Arzneimittel
Zustand nach akutem Harnwegsinfekt	Solidago virgaurea
Dumpfe Schmerzen im Nierenlager	Chimaphila umbellata
Chronisch rezidivierende Harnwegsinfekte	Fabiana imbricata
Stechende Schmerzzustände	Acidum nitricum
Chronische Schleimhauterkrankung	Thuja occidentalis

Hinweis: Die *Eigenblut-Behandlung* sollte als biologische Basistherapie zusätzlich durchgeführt werden → Seite 465.

Solidago virgaurea

Zustand nach Harnwegsinfekt, rezidivierendes Auftreten von Infekten nach Absetzen des Chemotherapeutikums; zur **»Terrain-Sanierung«**.

Dosierung: D2, 3 × täglich 5 Globuli (4–6–8 Wochen)

Chimaphila umbellata

Verstärkter Harndrang mit Brennschmerz während und nach der Miktion. **Dumpfe Schmerzen im Nierenlager**. Schleimiger, üblel riechender Harn.

Dosierung: D3, 3 × täglich 5 Globuli

Fabiana imbricata

Chronifizierende Harnwegsinfekte mit rezidivierenden Schüben akuter Entzündungen, auch bei Nephrolithiasis. Oftmals blande Symptomatik. **Versuch bei beginnender Niereninsuffizienz.***

Dosierung: D4, 3 × täglich 5 Globuli

Acidum nitricum

Stechende Schmerzen in der Harnröhre und am Genitale (»Splitterschmerz«) bei pathologischem Urinstatus (Erythrozyten, Leukozyten; Eiweiß, Zylinder). **Urin dunkel, übel riechend.** Starker Schweißgeruch.

Dosierung: D6, D12, 2 × täglich 5 Globuli

Thuja occidentalis

Chronisch rezidivierende Harnwegsinfektionen, oft mit blander Symptomatik.
Neigung zu Infekten der Atemwege (Sinusitis, Bronchitis) und der Harnwege bei deutlicher Unverträglichkeit und Abneigung gegen Kälte und Nässe.
Häufiger Nebenbefund: Warzen, seborrhoischer Hautstatus.

Dosierung: D12, 2 × täglich 5 Globuli

Hinweis: Als Zwischenmittel eignet sich **Medorrhinum D30** (5 Globuli im Abstand von 4 Wochen, insgesamt 3 ×) sowie abschließend **D200** (einmalig 2 Globuli).

* Zur Differenzialtherapie vgl. *Spezialliteratur*

Nephropathien [N 28.9]

Glomeruläre und tubuläre Nierenerkrankungen manifestieren sich aufgrund unterschiedlichster Ätiologie und Pathogenese in verschiedensten Krankheitsbildern.
Die homöopathische Behandlung (auch als Adjuvans!) setzt eine fachärztliche Diagnostik und Verlaufskontrolle voraus. Zur längerfristigen Behandlung sind personotrope Homöopathika notwendig (Seite 463).

Symptomatik	Arzneimittel
Starke Ödembildung	Apis mellifica
Beginnende Urämie	Cuprum arsenicosum
Chronische Nephropathie	Phosphorus

Hinweis: Die *Eigenblut-Behandlung* sollte als biologische Basistherapie zusätzlich durchgeführt werden → Seite 465.

Apis mellifica

Ödembildung; Oligurie; Harn eiweiß- und zylinderhaltig. Kopfschmerzen; Übelkeit, Erbrechen. Auffallende Durstlosigkeit.

Dosierung: D6, 3 × täglich 5 Globuli

Cuprum arsenicosum

Ödeme; Oligurie; blass-zyanotische Haut; Müdigkeit. **Beginnende Urämie.**

Dosierung: D6, 2 × täglich 1 Tablette

Phosphorus

Chronische Nephropathie; Albuminurie, Blutungen (hämorrhagische Diathese).

Dosierung: D12, 2 × täglich 5 Globuli

Erkrankungen der Genitalorgane

Übersicht

Vulvovaginitis, S. 430 – Balanitis, S. 431 – Epididymitis, Orchitis, S. 432 – Maldescensus testis, S. 433 – Hydrocele testis, S. 434

Vulvovaginitis N 76.0

Bei einer Entzündung der Vulva und Vaginalschleimhaut kann je nach Erreger eine antibiotische Behandlung notwendig werden.

Symptomatik	Arzneimittel
Trockene, entzündlich gereizte Schleimhaut	Atropa belladonna
Hoch akut entzündlicher Prozess	Mercurius solubilis
Dünnflüssiger Fluor vaginalis	Kreosotum

Hinweis: Als zusätzliche Behandlungsmaßnahme bewähren sich Sitzbäder mit **Kamille.**

Atropa belladonna (Belladonna)

Intensive Hautrötung. Vaginalschleimhaut sehr trocken und entzündlich gereizt; starkes Hitzegefühl mit Hyperästhesie.

Dosierung: D6, 3–4 × täglich 5 Globuli

Mercurius solubilis

Hoch akut entzündliches Geschehen mit übel riechendem Sekret und regionärer Lymphknotenschwellung.

Dosierung: D12, 3 × täglich 1 Tablette

Kreosotum

Wund machender scharfer Fluor vaginalis mit Brennen beim Wasserlassen. Vulva entzündlich geschwollen mit **Pruritus**.

Dosierung: D6, 3 × täglich 5 Globuli

Balanitis N 48.1

Die Entzündung des Präputialsackes kann mit dysurischen Beschwerden verbunden sein.

Symptomatik	Arzneimittel
Rötung der Glans; Dysurie	Lytta vesicatoria
Hoch akute Entzündung mit Lymphknotenschwellung	Mercurius solubilis
Entzündung am Haut-Schleimhaut-Übergang	Acidum nitricum

Hinweis: Als zusätzliche Behandlungsmaßnahme bewähren sich Sitzbäder mit **Kamille.**

Lytta vesicatoria (Cantharis)

Starke Rötung der Glans und **Brennschmerzen** beim Wasserlassen.

Dosierung: D6, 3–4 × täglich 5 Globuli

Mercurius solubilis

Hochakut entzündliches Geschehen mit übel riechendem Sekret und regionärer Lymphknotenschwellung.

Dosierung: D12, 3 × täglich 1 Tablette

Acidum nitricum

Entzündliche Schwellung der Glans, Entzündung auf Haut übergehend. Stechende Schmerzen auch beim Wasserlassen; wässriges Sekret.

Dosierung: D6, D12, 3 × täglich 5 Globuli

Epididymitis, Orchitis N 45.9

Entzündungen von Hoden und Nebenhoden sind im Kindesalter relativ selten (DD: Hodentorsion), können aber im Zusammenhang mit Mumps oder Harnwegsinfektionen auftreten.

Symptomatik	Arzneimittel
Plötzlicher Beginn der Entzündungszeichen	Atropa belladonna
Schmerzhafte Schwellung; milchiges Sekret	Pulsatilla pratensis
Protrahierter Verlauf	Thuja occidentalis

Atropa belladonna (Belladonna)

Plötzlicher Beginn mit starken Schmerzen (wellenartig), Schwellung und Rötung; Hitzegefühl.

Dosierung: D6, anfangs bis zu stündlich 3 Globuli

Pulsatilla pratensis

Schwellung und Schmerzen; gehäufter Harndrang; **Druckgefühl am Damm**. Milchiges Sekret.

Dosierung: D4, 3–4 × täglich 5 Globuli

Thuja occidentalis

Subakutes/abklingendes Stadium, auch **persistierende schmerzhafte Schwellung** bei deutlicher Kälte- und Nässeverschlechterung; **protrahierter Verlauf**.

Dosierung: D12, 2 × täglich 5 Globuli

Hinweis: Als Zwischenmittel eignet sich **Medorrhinum D30** (5 Globuli als Einmalgabe).

Maldescensus testis Q 53.9

Störung des Descensus testis, wobei die Einteilung je nach Lage der Hoden (Bauch, Leistenkanal etc.) vorgenommen wird. Eine rechtzeitige hormonelle Behandlung darf nicht versäumt werden!

Symptomatik	Arzneimittel
Wechselnder Hodenhochstand	Apis mellifica
Hodenhochstand	Aurum metallicum
Hodenhochstand	Plumbum metallicum
Begleitender Leistenbruch	Lycopodium

Apis mellifica

Wechselnde Lage des Hodens, oft auch nur einseitiger Hochstand.

Dosierung: D12, 2 × täglich 5 Globuli

Aurum metallicum

Wichtiges Mittel bei Hodenhochstand, überwiegend nach der klinischen Diagnose eingesetzt.
Phänotypisch eher »Langsamentwickler«.

Dosierung: D12, 2 × täglich 1 Tablette

Plumbum metallicum

Hodenhochstand, Hodenatrophie. Allgemeine Retardierung.

Dosierung: D12, 2 × täglich 1 Tablette

Lycopodium

Rechtsseitige Beschwerden, Bindegewebsschwäche mit **Leistenbruch**, Skoliose, ggf. Frühgeburt.

Hinweis: Zusätzlich zu den genannten Homöopathika kann **Testiculum D12** (1 × täglich 5 Globuli) gegeben werden.

Hydrocele testis N 43.3

Ansammlung von seröser Flüssigkeit zwischen den beiden Blättern der Tunica vaginalis (Hoden/Nebenhoden); hohe Spontanremission!

Symptomatik	Arzneimittel
Hydrozele oft auch bei Hodenhochstand	Apis mellifica
Hydrozele	Artemisia abrotanum
Hydrozele, auch als Zustand nach Entzündung	Rhododendron

Apis mellifica

Hydrozele, oft auch gleichzeitig bestehender **Hodenhochstand**.

Dosierung: D6, 2 × täglich 5 Globuli

Artemisia abrotanum (Abrotanum)

Hydrozele unterschiedlicher Genese.

Dosierung: D3, 2 × täglich 5 Globuli

Rhododendron

Hydrozele, auch als Begleiterscheinung **nach einer Entzündung**.

Dosierung: D6, 2 × täglich 5 Globuli

Hinweis: **Artemisia abrotanum** und **Rhododendron** können auch im Wechsel gegeben werden (n. *W. Quilisch*).

Erkrankungen der innersekretorischen Drüsen

Voraussetzung ist eine möglichst exakte Diagnosestellung. Je nach Schwere der Erkrankung kann das personotrope Homöopathikum auch zusätzlich zur konventionellen Behandlung eingesetzt werden.
Eine solche Konstitutionsbehandlung soll eine »Harmonisierung« im Sinne eines Ausgleichs der Über- resp. Unterfunktion innersekretorischer Drüsen bewirken (vgl. Spezialliteratur). Im Wesentlichen sind folgende → *Konstitutionsmittel* zu berücksichtigen (Seite 463):

Unterfunktion	Überfunktion
Barium carbonicum	Acidum silicicum
Calcium carbonicum	Argentum nitricum
Graphites	Calcium fluoratum
Kalium carbonicum	Calcium phosphoricum
Pulsatilla pratensis	Phosphorus
Psorinum	Tuberkulinum

Hinweis: Möglich ist auch die Anwendung der jeweiligen Organ-Nosode als **biologische Basisbehandlung**. Empirisch werden zur Organanregung (»Hypo«) tiefere Potenzen (D3, D4, D6) und zur Organdämpfung (»Hyper«) höhere Potenzen (D12, D30) eingesetzt; weitere Hinweise zu den Organpräparaten sind von den Herstellerfirmen direkt zu erhalten.

Hauterkrankungen

Übersicht

Bakterielle Hauterkrankungen, S. 437 – Viruserkrankungen der Haut, S. 439 – Herpes simplex, S. 439 – Verrucae, S. 441 – Molluscum contagiosum, S. 442 – Allergische Hauterkrankungen, S. 442 – Arzneimittelexanthem, S. 442 – Urtikaria, S. 443 – Quincke-Ödem, S. 443 – Dermatitis, S. 445 – Ekzem, S. 445 – Kontaktdermatitis, S. 445 – Kontaktekzem, S. 445 – Windeldermatitis, S. 446 – Seborrhoisches Säuglingsekzem, S. 447 – Endogenes Ekzem, S. 448

Der homöotherapeutische Ansatz geht von einer systemischen Behandlung aus; die Anwendung von Externa hat nur adjuvanten Charakter.
Die Auswahl des organotropen Homöopathikums orientiert sich insbesondere an der Morphologie sowie an der Akuität; chronische Hauterkrankungen werden mit personotropen Homöopathika behandelt.

Bakterielle Hauterkrankungen

L 01.0 – Impetico, A 46 – Erysipel

L 0.29 – Furunkel, L 70.0 – Acne vulgaris

Je nach Therapieerfahrung kann eine antibiotische Behandlung notwendig werden.
Wegen der morphologischen Entwicklung werden **Impetigo, Erysipel, Furunkel, Acne vulgaris** zusammenfassend besprochen.

Symptomatik	Arzneimittel
Progrediente Entzündungs-symptomatik	Atropa belladonna
Ödematöse Schwellung	Apis mellifica
Bläschenbildung	Rhus toxicodendron
Blasenbildung	Lytta vesicatoria
Abszedierende Entzündung	Hepar sulfuris
Rezidivierende chronische Eiterungen	Acidum silicicum

Hinweis: Die *Eigenblut-Behandlung* sollte als biologische Basistherapie insbesondere bei Rezidiven zusätzlich durchgeführt werden → Seite 465.
Als Externum hat sich **Echinacea-Salbe** bewährt.

Atropa belladonna (Belladonna)

Rötung und Überwärmung der Haut mit **rasch progredienter Entzündungssymptomatik**.

Dosierung: D6, anfangs bis zu stündlich 3 Globuli

Apis mellifica

Ödematöse Schwellung, Bildung von Quaddeln; hellrote bis blasse Hautfarbe. Gefühl von brennender Hitze mit großer Berührungsempfindlichkeit der betroffenen Hautfläche. Besserung durch Kälteanwendung.

Dosierung: D6, 3–4 × täglich 5 Globuli

Rhus toxicodendron

Erysipelartige Schwellung mit Bildung von kleineren Bläschen. Geröteter Hof, wässrig-seröser Inhalt; Brennschmerz. Verschlechterung durch Kälte- und Wasseranwendung.

Dosierung: D12, 3 × täglich 5 Globuli

Lytta vesicatoria (Cantharis)

Erythem mit Bildung von größeren Blasen und Übergang zu Pustelbildung. Besserung durch Kälteanwendung.

Dosierung: D6, 3–4 × täglich 5 Globuli

Hepar sulfuris

Abszedierende Entzündung, übel riechende Eiterbildung, auch bei geringfügigen Verletzungen. Bei schlechter Heilungstendenz zur Anregung der Granulation.

Dosierung: D6, anfangs bis zu stündlich 1 Tablette (zur beschleunigten Abszessreifung)
D12, 2 × täglich 1 Tablette
(Zur Anregung der Granulation)

Acidum silicicum (Silicea)

Rezidivierende, eiternde Entzündungen bei geringer Virulenz; Fistelbildung. Übel riechende Sekretion.
Allgemeine Verschlechterung durch Kälte und Nässe.

Dosierung: D12, 1–2 × täglich 1 Tablette

Viruserkrankungen der Haut

Herpes simplex B 00.9

Virustyp I entwickelt sich im Haut- und Schleimhautbereich um den Mund und im Gesicht, Virustyp II befällt insbesondere die Genitalgegend (*Cave:* Keratoconjunctivitis herpetica).

Symptomatik	Arzneimittel
Folge von Kälte und Nässe	Solanum dulcamara
Im Verlaufe eines Infektes	Rhus toxicodendron
Durch intensive Sonnenbestrahlung	Natrium chloratum
Neigung zur Eiterbildung	Hepar sulfuris

Hinweis: Die *Eigenblut-Behandlung* sollte als biologische Basistherapie bei Rezidiven zusätzlich durchgeführt werden → Seite 465.

Solanum dulcamara (Dulcamara)

Herpes durch Erkältung und Durchnässung, als Folge von raschem Temperaturwechsel (von warm nach kalt).

Dosierung: D6, 3–4 × täglich 5 Globuli

Rhus toxicodendron

Herpes im Verlaufe eines fieberhaften Infekts; Neigung zu Eiterbildung.

Dosierung: D12, 2–3 × täglich 5 Globuli

Natrium chloratum

Herpes durch sehr intensive Sonnenbestrahlung, Aufenthalt am Meer; auch nach Verzehr von Meeresfrüchten.

Dosierung: D12, 2–3 × täglich 5 Globuli

Hepar sulfuris

Herpes mit **Eiterung und Krustenbildung**.

Dosierung: D12, 2–3 × täglich 5 Globuli

Verrucae B 07

Auftreten als Verrucae vulgares, plantares (»Dornwarze«) und planae juvenilis.

Symptomatik	Arzneimittel
Weiche, gezackte Warzen	Acidum nitricum
Weiche, große Warzen	Thuja occidentalis
Verhornte Warzen	Antimonium crudum
Hornige, rissige Warzen	Causticum

Hinweis: Die *Eigenblut-Behandlung* sollte als biologische Basistherapie zusätzlich durchgeführt werden → Seite 465.

Acidum nitricum

Weiche Warzen mit gezackter Oberfläche, auch gestielt.

Dosierung: D12, 2 × täglich 5 Globuli

Thuja occidentalis

Weiche, relativ große Warzen (isoliert) von dunkler Farbe.

Dosierung: D12, 2 × täglich 5 Globuli

Antimonium crudum

Verhornte, sehr harte Warzen, eher flach (**»Dornwarzen«**); Schwielenbildung.

Dosierung: D12, 2 × täglich 1 Tablette

Causticum

Hornige, rissige Warzen, oft an prominenter Stelle, dabei Gefahr der Verletzung.

Dosierung: D12, 3 × täglich 1 Tablette

Hinweis: In der Literatur werden für diesen Anwendungsbereich auch Höchstpotenzen (z.B. C1000) mit 5 Globuli als Einmalgabe empfohlen.

Molluscum contagiosum B 08.1

Halbkugelig aus der Haut herausragende, weißlich-gelbe Knötchen mit zentraler Eindellung (»Dellwarze«).
Eine Behandlung mit personotropen Homöopathika ist notwendig (→ Seite 463).

Die *Eigenblut-Behandlung* sollte als biologische Basistherapie zusätzlich durchgeführt werden → Seite 465.

Allergische Hauterkrankungen

Vgl. auch → *Dermatitis und Ekzem* (Seite 445).

Arzneimittelexanthem L 27.0

Arzneimittelinduzierte Hautveränderungen sind morphologisch oft nicht von Hauterkrankungen anderer Ätiologie zu unterscheiden.

Symptomatik	Arzneimittel
Haut- und Darmsymptomatik	Okoubaka
Zustand nach Antibiotikagabe	Phosphorus
Dermatitis, akneforme Pusteln	Strychnos nux vomica

Hinweis: Die *Eigenblut-Behandlung* sollte als biologische Basistherapie zusätzlich durchgeführt werden (im akuten Stadium: C5, 1 × täglich 3 Tropfen) → Seite 465.

Okoubaka

Unverträglichkeit von chemisch-synthetischen Substanzen; dabei Exanthementwicklung und/oder enteritische Symptome.

Dosierung: D3, 3 × täglich 1 Tablette

Phosphorus

Trocken-schuppendes **Exanthem als Folge einer Antibiotikatherapie**; brennende Schmerzen.

Dosierung: D12, 2 × täglich 5 Globuli
D30, 5 Globuli als Einmalgabe (und bedarfsweise Wiederholung)

Strychnos nux vomica (Nux vomica)

Polymorphe, arzneimittelinduzierte Exantheme; akneforme Pusteln.

Dosierung: D6, 3 × täglich 5 Globuli

Urtikaria, Quincke-Ödem L 50.0, T 78.3

Ursache können allergische Reaktionsmechanismen und auch nicht immunologische Intoleranzreaktionen gegen Pharmaka, physikalische Einwirkungen etc. sein.

Symptomatik	Arzneimittel
Urtikaria bei deutlicher Wärmeverschlechterung	Apis mellifica
Folge intensiver Sonnenbestrahlung	Natrium chloratum
Folge von Kälteeinwirkung	Solanum dulcamara
Urtikaria mit Brennschmerz	Urtica urens

Hinweis: Die *Eigenblut-Behandlung* sollte als biologische Basistherapie zusätzlich durchgeführt werden (im akuten Stadium: C5, 1 × täglich 3 Tropfen) → Seite 465.

Apis mellifica

Quaddelbildung, ödematöse Schwellung; hellrote bis blasse Hautfarbe, Gefühl von **brennender Hitze mit deutlicher Berührungsempfindlichkeit** des betroffenen Hautareals. Besserung durch Kälteanwendung.

Dosierung: D6, 3–4 × täglich 5 Globuli

Natrium chloratum

Urtikaria und »Frieselbildung« bei fettiger oder sehr trockener Haut, vor allem an der Stirn-Haar-Grenze.
Auslöser sind zumeist **intensive Sonneneinstrahlung, Aufenthalt am Meer** sowie Verzehr von Meeresfrüchten.

Dosierung: D12, 2 × täglich 5 Globuli
D30, 5 Globuli als Einmalgabe (bedarfsweise Wiederholung)

Solanum dulcamara (Dulcamara)

Urtikaria durch Erkältung und Durchnässung als Folge von raschem Wetter- und Klimawechsel (von warm nach kalt).

Dosierung: D6, 3–4 × täglich 5 Globuli

Urtica urens

Urtikaria mit starkem Brennschmerz, Jucken bei deutlicher Wärmeverschlechterung.

Dosierung: D4, 3–4 × täglich 5 Globuli

Dermatitis und Ekzem

Bei diesen akuten und chronischen entzündlichen Hauterkrankungen unterschiedlichster Ätiologie erfolgt die längerfristige Behandlung mit personotropen Homöopathika. Die Auswahl muss nach klassischen Kriterien erfolgen (u. a. umfassende Anamnese etc.). Vgl. → *Konstitutionsmittel* (Seite 463).

Die *Eigenblut-Behandlung* sollte als biologische Basistherapie zusätzlich durchgeführt werden → Seite 465.

Kontaktdermatitis und -ekzem L 25.9

Im Hinblick auf die akute respiratorische chronische ekzematöse Reaktion ist die Ausschaltung der schädigenden Noxe(n) entscheidend.

Symptomatik	Arzneimittel
Ödematöse Schwellung	Apis mellifica
Blasenbildung	Lytta vesicatoria
Abszedierende Entzündung	Hepar sulfuris

Apis mellifica

Ödematöse Schwellung, Bildung von Quaddeln; hellrote bis blasse Hautfarbe, Brennschmerz mit deutlicher Berührungsempfindlichkeit der betroffenen Hautstellen. Besserung durch Kälteanwendung.

Dosierung: D6, 3–4 × täglich 5 Globuli

Lytta vesicatoria (Cantharis)

Erythem mit Bildung von größeren Blasen und Übergang zur Pustelbildung. Besserung durch Kälteanwendung.

Dosierung: D6, 3–4 × täglich 5 Globuli

Hepar sulfuris

Abszedierende Entzündung, beginnende Eiterbildung auch bei geringfügigen Verletzungen, Sekretion übel riechend.

Dosierung: D6, 3–4 × täglich 1 Tablette

Windeldermatitis L 22

Flächenhafte Rötung im Windelbereich, auch nässend mit Bläschen/Krustenbildung.
Eine strenge Hygiene und Pflege ist die Basistherapie!

Symptomatik	Arzneimittel
Im Zusammenhang mit Zahnungsdurchfällen	Matricaria chamomilla
Sezernierende, übel riechende Dermatitis	Graphites
Bläschen- und Krustenbildung	Clematis recta

Matricaria chamomilla (Chamomilla)

Entzündliche Rötung im Anus-Genitalbereich; **begleitende Zahnungsdurchfälle**.

Dosierung: D12, 2–3 × täglich 5 Globuli

Graphites

Windeldermatitis mit Krustenbildung; gelbliches, übel riechendes Sekret. Ausbreitungstendenz der Dermatitis auf Unterbauch und Rücken.

Dosierung: D12, 2 × täglich 5 Globuli

Clematis recta

Stark gerötete Haut mit Bläschenbildung (krätzeartig); Krustenbildung. Verschlechterung durch Waschen.

Dosierung: D6, 3 × täglich 5 Globuli

Seborrhoisches Säuglingsekzem L 21.1

Fettige Schuppenauflagerungen im Scheitelbereich (Gneis) zumeist in den ersten beiden Lebensjahren.

Symptomatik	Arzneimittel
Verkrustetes Ekzem; Aphthen	Natrium tetraboracicum
Rissiges Ekzem; Hühneraugen	Petroleum
Nässendes Ekzem; Pustelbildung	Sarsaparilla

Natrium tetraboracicum (Borax)

Verkrustete Kopfhaut mit Schuppenbildung; Neigung zu Hauteiterungen. Anamnestisch auch rezidivierende Aphthen.

Dosierung: D6, 2 × täglich 1 Tablette

Petroleum

Rissiges, verkrustetes Ekzem, schrundig mit deutlicher Verschlechterung in der kalten Jahreszeit; Hühneraugen.

Dosierung: D12, 2 × täglich 5 Globuli

Sarsaparilla

Kopfekzem nässend, eiternd, auch Pustelbildung; lymphatische Mitreaktion.

Dosierung: D12, 2 × täglich 5 Globuli

Endogenes Ekzem L 20.9

Häufigste Ekzemkrankheit des Kindesalters auf der Basis einer Atopie.
Die genannten Homöopathika eignen sich zur Initialtherapie; längerfristig muss mit sorgfältig gewählten → *Konstitutionsmitteln* behandelt werden; eine *Eigenblut-Behandlung* sollte zusätzlich durchgeführt werden.

Symptomatik	Arzneimittel
Nässendes Ekzem mit Krustenbildung	Daphne mezereum
Blutende Exkoriationen, übel riechend	Kreosotum
Ekzem, insbesondere im Kopfbereich	Nerium oleander
Sehr trockenes, borkiges Exzem	Viola tricolor

Hinweis: Vgl. auch → *Seborrhoisches Säuglingsekzem* (Seite 447).
Als Externum kann **Cardiospermum-Salbe** angewendet werden.

Daphne mezereum (Mezereum)

Stark juckendes, nässendes Ekzem mit Krustenbildung; schleimig-eitrige Sekretion; auch Bläschenbildung.
Verschlechterung durch Waschen und in der Bettwärme.

Dosierung: D6, 3 × täglich 5 Globuli

Kreosotum

Nässendes, Schorf bildendes Ekzem, sehr übel riechend.
Neigung zu blutenden Exkoriationen (»kratzt sich wund«).

Dosierung: D12, 2–3 × täglich 5 Globuli

Nerium oleander (Oleander)

Juckendes und nässendes Ekzem, insbesondere im **Kopfbereich**; auch Befall des **Gehörganges**.

Dosierung: D6, 2–3 × täglich 5 Globuli

Viola tricolor

Sehr krustiges, borkiges Sekret; trockene Haut; Papeln, Pusteln.

Dosierung: D3, 3 × täglich 5 Globuli

Psychische Störungen im Kindesalter

Übersicht

Neuropathie, S. 450 – Schulschwierigkeiten, S. 451 – Schlafstörungen, S. 452 – Hyperkinetisches Syndrom, S. 453 – Stottern, S. 453 – Tics, S. 453 – Enuresis, S. 454 – Enkopresis, S. 455

Psychische Störungen umfassen die Einschränkungen der Erlebens- und Beziehungsmöglichkeiten sowie die Beeinträchtigungen der Lern-, Orientierungs- und Problemlösungsmöglichkeiten.*

Die Homöotherapie ist im Rahmen eines Gesamtkonzeptes zur Behandlung psychischer Störungen zu sehen; ihr Therapieansatz kann (längerfristig) nur über personotrope Homöopathika erfolgen. Dies gilt insbesondere auch für Krankheitsbilder wie das autistische Syndrom oder die Anorexia nervosa.

Entwicklungsstörungen lassen sich oft schon während des ersten Lebensjahres erkennen. Idealerweise beginnt die homöopathische Therapie schon in den ersten drei Lebensmonaten.

Neuropathie G 62.9

Die Bezeichnung Neuropathie umfasst Abweichungen der vegetativen und motorischen Reaktionen: Trinkschwierigkeiten, Schreckhaftigkeit etc. im Säuglingsalter; Essstörungen, Nägelkauen in der Kleinkinderzeit; Schmerzsyndrome, Kreislaufdysregulation etc. im Schulalter.

Zur Initialtherapie: vgl. → unter den jeweiligen Organgebieten; zur Langzeitbehandlung: vgl. → *Konstitutionsmittel* (Seite 463).

* *M. F. Specht:* Kinder- und Jugendpsychiatrie. In: *F. C. Sitzmann* (Hrsg.): Kinderheilkunde. 6. Aufl., Hippokrates Verlag GmbH, Stuttgart 1988

Schulschwierigkeiten F 81.9

Die Schulschwierigkeiten äußern sich als Lernstörungen und Reaktionen auf schulbezogene Probleme.

Symptomatik	Arzneimittel
Schulangst	Argentum nitricum
Schwächezustände	Acidum phosphoricum
Konzentrationsmangel	Kalium phosphoricum

Argentum nitricum

Große Nervosität und Angst vor Klassenarbeiten; Bauchkrämpfe und Durchfall am Morgen vor der Prüfung.

Dosierung: D12, 2 × täglich 5 Globuli

Acidum phosphoricum

Psychische und physische Schwäche; klagt über wachstumsbedingte Knochenschmerzen. Benötigt häufige Ruhepausen, um danach weiterarbeiten zu können.

Dosierung: D6, 3 × täglich 5 Globuli

Kalium phosphoricum

Kann sich nicht auf die Schularbeiten konzentrieren; klagt über **Kopfschmerzen** nach der Schule und den Hausaufgaben; ist **rasch ermüdbar**.

Dosierung: D6, 3 × täglich 1 Tablette

Hinweis: Empirisch bewährt haben sich nach *M. Dorcsi*

Luesinum D200 bei Rechenschwäche
Medorrhinum D200 bei Schreibschwäche
Tuberkulinum D200 bei Lernproblemen von Fremdsprachen.

Die Nosoden werden als Einmalgabe (5 Globuli in mehrwöchigen Abständen) zusammen mit dem individuell gewählten Konstitutionsmittel gegeben.

Schlafstörungen G 47.9

Die Anwendung eines Homöopathikums hat das Ziel, den physiologischen Schlaf-wach-Rhythmus wiederherzustellen.

Symptomatik	Arzneimittel
Schlafstörungen wegen Gedankenfluss	Coffea arabica
Das Kind macht die Nacht zum Tag	Cypripedium pubescens
Angst in der Dunkelheit	Datura stramonium

Coffea arabica

Einschlafstörungen wegen großem Gedanken- und Ideenfluss; allgemeine Unruhe, **wälzt sich im Bett**. Schweißausbrüche.

Dosierung: D6, abends 5 Globuli

Cypripedium pubescens

Mitten in der Nacht wacht das Kind auf, spricht, singt und möchte spielen; es ist nur schwer zu beruhigen.

Dosierung: D6, abends 5 Globuli

Datura stramonium (Stramonium)

Das Kind hat nachts Angst in der Dunkelheit, möchte nicht allein im Zimmer bleiben; angstvolle Phantasien (**Pavor nocturnus**).

Dosierung: D12, abends 5 Globuli
D30, 1–2 × wöchentlich 5 Globuli

Hyperkinetisches Syndrom F 90.9

Ausgeprägte, ungehemmte Überaktivität im Sinne einer motorischen Unruhe (auch sog. Aufmerksamkeits-Mangel-Syndrom).
Im Wesentlichen sind differenzialtherapeutisch vor allem folgende personotrope Homöopathika zu berücksichtigen (→ Seite 463):

Lycopodium
Phosphorus
Sulfur
Strychnos ignatii (Ignatia)

Stottern, Tics F 98.5, F 95.2

Für die homöopathische Behandlung ist es wichtig, die »Causa« (Ätiologie) zu eruieren, welche zumeist auf psychischem Gebiet liegt, wie z.B. die Folgen von Schreck, Aufregung etc. Differenzialtherapeutisch sind personotrope Homöopathika zu berücksichtigen (Seite 463).

Symptomatik	Arzneimittel
Schulschwierigkeiten	Amanita muscaria
Folgen von Schreck und Angst	Opium
Reizüberflutung	Tarantula hispanica

Amanita muscaria (Agaricus)

Stottern, Unruhezustände mit unkoordinierten Bewegungen, auch Grimassieren.
Kognitive Entwicklungsstörungen.

Dosierung: D12, 1–2 × täglich 1 Tablette
D30, 1–2 × wöchentlich 1 Tablette

Opium

Psychische und somatische **Folgen von Schreck und Angst**, wie z.B. Schlafstörungen, Stottern, Tics.

Dosierung: D12, 1–2 × täglich 5 Globuli
D30, 1–2 × wöchentlich 5 Globuli

Tarantula hispanica

Übererregung von Psyche und Soma, auch mit choreatischen Bewegungen und Zuckungen.

Dosierung: D12, 1–2 × täglich 5 Globuli
D30, 1–2 × wöchentlich 5 Globuli

Enuresis F 98.0

Einnässen (tags/nachts) ist Ausdruck einer psychosomatischen Erkrankung.
Differenzialtherapeutisch sind die personotropen Homöopathika zu berücksichtigen (→ Seite 463).

Symptomatik	Arzneimittel
Inkontinenz tags und nachts	Atropa belladonna
Gehäufter Harndrang	Equisetum hiemale
Schließmuskelschwäche	Petroselinum

Atropa belladonna (Belladonna)

Inkontinenz am Tage und bei Nacht (im ersten Schlaf); nächtliches Aufschreien, Kopfrollen.

Dosierung: D12, 1–2 × täglich 5 Globuli
D30, 1–2 × wöchentlich 5 Globuli

Equisetum hiemale

Häufiger Harndrang, Harnabgang im ersten Schlaf; auch chronische »**Reizblase**«.

Dosierung: D4, 2–3 × täglich 5 Globuli

Petroselinum

Unwiderstehlicher Harndrang; muss dringend Wasser lassen (funktionelle Schließmuskelschwäche).

Dosierung: D6, 2–3 × täglich 5 Globuli

Hinweis: Als Zwischenmittel eignet sich **Tuberkulinum D200** (5 Globuli als Einmalgabe) in mehrwöchigen Abständen.

Enkopresis F 98.1

Häufiger, unkontrollierter Stuhlabgang auch ohne organische Ursache.
Differenzialtherapeutisch sind personotrope Homöopathika zu berücksichtigen (→ Seite 463).

Symptomatik	Arzneimittel
Durchfälliger Stuhl mit Blähungen	Aloe
Abgang von hartem Stuhl	Causticum

Hinweis: Vgl. auch → *Enterokolitis* (Seite 417).

Aloe

Heftigster Stuhldrang, weiche bis wässrige Stuhlentleerung **mit viel Blähungen**.

Dosierung: D6, 2–3 × täglich 5 Globuli

Causticum

Unfreiwilliger **Abgang von hartem, knolligem Stuhl**, auch zusammen mit **unfreiwilligem Harnabgang**.

Dosierung: D6, 2–3 × täglich 1 Tablette

Impfungen und Impffolgen

Impfungen sowie deren (unerwünschte) Folgen werden häufig kontrovers diskutiert. Pragmatisch kann unterteilt werden in

- absolut notwendige Impfungen (Polio, Diphtherie, Tetanus),
- relativ notwendige Impfungen (Masern, Mumps, Keuchhusten).

Um mögliche unerwünschte Wirkungen zu minimieren, können folgende Homöopathika eingesetzt werden:

Symptomatik	Arzneimittel
Allgemeine und lokale Impfunverträglichkeit	Thuja occidentalis
Ekzembildung nach Impfung	Acidum silicicum
Unruhezustände nach Impfung	Zincum metallicum
Krankheitsschub nach Impfung	Sulfur

Thuja occidentalis

Lokale Impfreaktion mit Pustelbildung; allgemeine Unverträglichkeit der Impfung.

Dosierung: D12, 2 × täglich 5 Globuli (über 2–3 Wochen)

Hinweis: Zur Prophylaxe: 2 Tage vor der Impfung mit der Medikation beginnen.

Acidum silicicum (Silicea)

Erstmaliges **Auftreten** bzw. deutliche **Verschlechterung einer ekzematischen Erkrankung** nach einer Impfung.

Dosierung: D12, 1–2 × täglich 1 Tablette
D30, 1–2 × wöchentlich 1 Tablette

Zincum metallicum

Motorische Unruhezustände und Schlafstörungen nach einer Impfung resp. Verschlechterung dadurch.

Dosierung: D12, 1–2 × täglich 1 Tablette
D30, 1–2 × wöchentlich 1 Tablette

Sulfur

Verschlimmerung einer chronischen Krankheit nach Impfung. Lokale Schwellung sowie Hautreaktionen (Ekzem).

Hinweis: Bei anhaltenden Nebenwirkungen einer Impfung kann die entsprechende **Nosode** (z.B. Diphtherinum) als **D30** (5 Globuli als Einmalgabe) in mehrwöchigen Abständen zusätzlich gegeben werden.

Unfälle und Folgezustände

Notfallmedizinische Maßnahmen (Elementarhilfe) können nicht durch Homöopathika ersetzt werden. Sie konkurrieren auch nicht mit einer notwendigen chirurgischen Therapie; dies gilt auch für Vergiftungen.
Homöopathika können nach Schweregrad (Verletzung, Verbrennung) allein oder in Kombination mit konventionellen Methoden zumal bei einer ambulanten Unfallversorgung eingesetzt werden. Bewährt hat sich die Homöotherapie auch zur Behandlung von Folgezuständen.

Hinweis: Als Externa haben sich **Echinacea-Salbe, Calendula-Salbe** und **Hamamelis-Tinktur** bewährt.

Symptomatik	Arzneimittel
Venöse Blutungen	Hamamelis virginiana
Commotio cerebri	Hypericum perforatum
Frakturbehandlung	Calcium phosphoricum
Hämatome	Arnica montana
Insektenstiche	Ledum palustre
Operationsfolgen	Chininum arsenicosum
Sonnenallergie	Natrium chloratum
Sonnenstich	Atropa belladonna
Sportverletzungen	Rhus toxicodendron
Verbrennungen	Lytta vesicatoria
Verbrennungsfolgen	Causticum
Vergiftungsfolgen	Okoubaka

Arnica montana

Allgemeines **Wundheilmittel** insbesondere bei **stumpfen, auch großflächigen Traumen** mit ausgeprägten Hämatomen. Postoperative Blutungen. **Wundheilungsstörungen**.

Dosierung: D8/12, 3 × täglich 5 Globuli
D30, 1–2 × wöchentlich 5 Globuli

Atropa belladonna (Belladonna)

Insolation mit gerötetem Gesicht, weiten Pupillen; Unruhe. Hautrötung.

Dosierung: D6, anfangs bis zu stündlich 3 Globuli

Calcium phosphoricum

Bei Frakturen zur Anregung der Kallusbildung; auch bei Grünholzfrakturen.

Dosierung: D6, 2 × täglich 1 Tablette

Hinweis: Als Wechsel-/Folgemittel ist **Symphytum ∅/D3**, 2–3 × tgl. 5 Trpf. bewährt.

Causticum

Zustand nach Verbrennung mit Keloidbildung und Neigung zu **Gewebsschrumpfung**, wiederaufbrechende Wunden.

Dosierung: D6, 2 × täglich 1 Tablette

Hinweis: Als Externum bewährt sich **Silicea-Salbe**.

Chininum arsenicosum

Zustand nach fieberhafter Erkrankung oder Operation mit Blut- und Sekretverlust.

Dosierung: D6, 2 × täglich 1 Tablette

Hamamelis virginiana

Profuse (venöse) Blutungen infolge von Trauma; auch **bei Nasenbluten**.

Dosierung: D6, anfangs bis zu stündlich 3 Globuli

Hypericum perforatum

Commotio und deren Folgen, wie Übelkeit, Schwindelgefühl, Kopfschmerzen.

Dosierung: D6, 3–4 × täglich 5 Globuli
D30, 1–2 × wöchentlich 5 Globuli (bei länger zurückliegenden Ereignissen)

Ledum palustre

Insektenstiche; auch **bei beginnender Entzündung** und starkem Juckreiz.

Dosierung: D6, 3 × täglich 5 Globuli
D30, 1–2 × wöchentlich 5 Globuli (bei verzögert eintretender Besserung)

Hinweis: Als Externum bewährt sich **Hamamelis-Salbe**.

Lytta vesicatoria (Cantharis)

Verbrennungen mit Blasenbildung; starke Schmerzen.

Dosierung: D6, anfangs bis zu stündlich 3 Globuli

Natrium chloratum

Sonnenunverträglichkeit und Folgen von zu starker Besonnung mit Hautrötung, Bildung von Pusteln; Juckreiz.

Dosierung: D12, 2 × täglich 1 Tablette

Okoubaka

Folgen einer Ingestion/Intoxikation mit anhaltender Übelkeit, Erbrechen und Stuhlunregelmäßigkeit; allgemeines Unwohlsein.

Dosierung: D3, 3 × täglich 1 Tablette

Rhus toxicodendron

Überanstrengung oder **Verletzung** von Muskeln, Sehnen und Bändern; **Muskelkater, Distorsion**.

Dosierung: D12, 2 × täglich 5 Globuli

Konstitutionsmittel

Zu Wirkung, Anwendung und Charakterisierung der folgenden Konstitutionsmittel vgl. Kapitel → »Dermatologie«, Seite 174 ff.

Acidum arsenicosum (Arsenicum album) → Seite 174
Acidum silicicum (Silicea) → Seite 175
Antimonium crudum → Seite 176
Barium carbonicum → Seite 177
Calcium carbonicum → Seite 178
Calcium fluoratum → Seite 178
Calcium phosphoricum → Seite 178
Causticum → Seite 179
Graphites → Seite 179
Lycopodium → Seite 180
Magnesium carbonicum → Seite 180
Natrium chloratum → Seite 181
Phosphorus → Seite 181
Pulsatilla pratensis → Seite 181
Sulfur → Seite 183
Thuja occidentalis → Seite 183

Spezifisch in der Pädiatrie anwendbar sind Kalium carbonicum und Strychnos ignatii (Ignatia).

Kalium carbonicum

Blasses, schwächliches, wärmebedürftiges Kind. Starkes Schwitzen, auch bei geringster Anstrengung sowie nachts. Rezidivierende Atemwegsinfekte.
Deutliche Verschlechterung der Beschwerden durch Kälte und Zugluft; Besserung durch Wärme und in Ruhe.

Dosierung: D12, 2 × täglich 1 Tablette
D30, 1–2 × wöchentlich 1 Tablette

Strychnos ignatii (Ignatia)

Kapriziöse und eigenwillige Kinder mit auffallendem Stimmungswechsel und ständigem Seufzen; widersprüchliches Verhalten, launisch.
Verhaltensauffälligkeiten als Folge von psychischen Traumen. Ausgeprägte Empfindlichkeit gegen Geräusche.

Dosierung: D12, 2 × täglich 5 Globuli
D30, 1–2 × wöchentlich 5 Globuli

Nosoden*

Zu Anwendung und Dosierung der Nosoden vgl. Kapitel → »Dermatologie«, Seite 184

Tuberkulinum (Koch) → Seite 184
Psorinum → Seite 184
Medorrhinum → Seite 184
Luesinum → Seite 185

* Vgl. *G. Köhler*: Lehrbuch der Homöopathie. Band I. 5. Aufl. Hippokrates Verlag GmbH, Stuttgart 1988

Eigenblut-Behandlung

Vgl. hierzu Kapitel → »HNO-Heilkunde und Allergologie«, Seite 31.

Geriatrie

Erkrankungen von ZNS und Kopfbereich 469
Augenerkrankungen 477
Ohrenerkrankungen 482
Erkrankungen der Mundhöhle 484
Rachen- und Nasenerkrankungen 487
Atemwegserkrankungen 491
Herzerkrankungen 497
Arterielle Erkrankungen 502
Venöse Erkrankungen 509
Schilddrüsenerkrankungen 515
Magen-Darm-Erkrankungen 518
Erkrankungen von Leber, Galle und Pankreas 525
Erkrankungen der Nieren und ableitenden
Harnwege 530
Erkrankungen der männlichen Genitalorgane 537
Erkrankungen der weiblichen Genitalorgane 541
Rheumatische Erkrankungen 545
Hauterkrankungen 554
Operationsfolgen und Verletzungen 570
Tumorerkrankungen 572
Externa 575
Konstitutionsmittel 576

Bei der Behandlung älterer Menschen sind auch physikalische und diätetische Maßnahmen von großer Bedeutung.

Erkrankungen von ZNS und Kopfbereich

Übersicht

Depressionen, S. 469 – Unruhezustände, S. 470 – Tremor, S. 470 – Parkinson-Syndrom, S. 470 – Schlafstörungen, S. 471 – Kopfschmerzen, S. 472 – Schwindel, S. 473 – Vegetative Beschwerden, S. 475– Schwächezustände, S. 475

Das Indikationsgebiet kann je nach Ursache und organischer Progredienz eine Grenze für die Homöopathie als Regulationstherapie sein (z.B. Parkinson-Syndrom). Außerdem ist eine personotrope Behandlung für die Langzeitbehandlung sinnvoll (z.B. Depression).
Differenzialdiagnostisch sind insbesondere Erkrankungen von Schilddrüse, Herz und Kreislauf zu berücksichtigen.

Depressionen F 03

Das gleichzeitige Therapieren mit Psychopharmaka sollte nur unter strenger Indikationsstellung erfolgen, da diese Präparategruppen die homöotherapeutische Regulation blockieren.
Die Auswahl des bevorzugt personotrop indizierten Homöopathikums erfolgt streng individuell; folgende → *Konstitutionsmittel* kommen differenzialtherapeutisch in Frage (Seite 576).

Acidum arsenicosum (Arsenicum album)
Acidum silicicum (Silicea)
Arnica montana
Aurum metallicum
Barium carbonicum
Lycopodium
Natrium chloratum
Sepia
Zincum metallicum

Unruhezustände, Tremor, Parkinson-Syndrom R 45.1, R 25.1, G 20

Unruhezustände können sich in psychischen und somatischen Symptomen äußern; aus homöotherapeutischer Sicht (»Krankheitsbild«) gehören dazu auch Tremor und Parkinson-Syndrom.

Symptomatik	Arzneimittel
Unruhe, Tremor	Amanita muscaria
Unmotiviertes Verhalten	Datura stramonium
Erregungszustände	Tarantula hispanica
Unruhe, Schlaflosigkeit	Zincum valerianicum

Amanita muscaria (Agaricus)

Unkoordinierte Bewegungen, Zuckungen der Glieder, Grimassieren, Kraftlosigkeit, lähmungsartige Schwäche, **Tremor, Muskelkontraktionen**.

Dosierung: D12, 2 × täglich 1 Tablette

Datura stramonium (Stramonium)

Erregungszustände mit Schreckhaftigkeit, Verwirrung; **unmotiviertes Verhalten**, choreatische Bewegungen auch mit Pavor nocturnus.

Dosierung: D12, 2 × täglich 5 Tropfen

Tarantula hispanica

Zuckungen, Krämpfe, Tremor bei Überempfindlichkeit der Sinnesorgane; **Erregung, motorische Unruhe**.

Dosierung: D12, 2 × täglich 5 Tropfen

Zincum valerianicum

Unruhe, Schlaflosigkeit, Nervenschmerzen mit Zuckungen der Glieder.

Dosierung: D6, 2 × täglich 1 Tablette

Schlafstörungen G 47.2

Homöopathika wirken nicht im Sinne einer herkömmlichen »Schlaftablette«, sondern sollen den physiologischen Schlaf-wach-Rhythmus wieder herstellen.

Symptomatik	Arzneimittel
Nächtliches Herzjagen	Aconitum napellus
Problembehaftete Situationen	Avena sativa
Unruhe, Schweißausbrüche	Coffea arabica
Ein- und Durchschlafstörungen	Passiflora incarnata

Hinweis: Vgl. auch → *Unruhezustände*, Seite 470

Aconitum napellus

Nächtliche Anfälle von heftigem Herzjagen mit Schweißausbrüchen und **starken Angstzuständen**, Atembeklemmung.

Dosierung: D12, abends 5 Tropfen (situativ wiederholen)

Avena sativa

Schlafstörungen wegen Erschöpfung, problematischer Situationen; kann sich nicht mehr richtig konzentrieren am Tage.

Dosierung: D2, abends 5 Tropfen (situativ wiederholen)

Coffea arabica

Fühlt sich »wie aufgedreht«; starker Gedankenfluss mit Herzklopfen und Schwitzen.

Dosierung: D6, abends 5 Tropfen (situativ wiederholen)

Passiflora incarnata

Schlafstörungen, **schlechtes Einschlafen, häufiges nächtliches Erwachen**. Vorbehandlung mit Synthetika.

Dosierung: D2, abends 5 Tropfen (situativ wiederholen)

Kopfschmerzen R 51

Die Ursachen der Kopfschmerzen sind – soweit möglich – ursächlich abzuklären. Ein Soforteffekt kann von Homöopathika nicht erwartet werden; mittelfristiges Therapieziel ist ein Nachlassen rezidivierender Schmerzzustände.

Symptomatik	Arzneimittel
Doppelsehen bei Migräne	Cyclamen europaeum
Kopfschmerzen; HWS-Syndrom	Gelsemium sempervirens
Pulsierende Kopfschmerzen	Atropa belladonna
Kopfschmerzen bei Hepatopathie	Sanguinaria canadensis

Hinweis: Vgl. auch → *Wirbelsäulenerkrankungen*, Seite 547 → *Operationsfolgen und Verletzungen*, Seite 570.

Atropa belladonna (Belladonna)

Klopfender und hämmernder Schmerz mit Pulsieren der Karotiden. Röte und Hitzegefühl im Gesicht. Ausgeprägte Empfindlichkeit gegen Lärm, Licht, Berührung.

Dosierung: D6, anfangs bis zu stündlich 1 Tablette

Cyclamen europaeum

Migräneartige Kopfschmerzen mit vegetativer Begleitsymptomatik wie Flimmern vor den Augen und Doppelsehen, Schwindelgefühl.

Dosierung: D6, anfangs bis zu stündlich 3 Tropfen

Gelsemium sempervirens

Kopfschmerzen mit Beginn im Nacken, ziehen über den Kopf und setzen sich im Stirn-Augen-Bereich fest. Gefühl von Benommenheit und Schwindel, Sehstörungen.
Verschlimmerung der Beschwerden durch Wärme und Bewegung.

Dosierung: D6, anfangs bis zu stündlich 3 Tropfen

Sanguinaria canadensis

Schmerzbeginn am Morgen, der sich zum Mittag hin massiv steigert, um zum Abend eher wieder abzuklingen. **Blutandrang zum Kopf** mit Schwindel und Ohrensausen. Auch **im Zusammenhang mit Wechseljahresbeschwerden oder Leberstoffwechselstörungen**.

Dosierung: D6, anfangs bis zu stündlich 3 Tropfen

Schwindel R 42

Das Symptom Schwindel kann Folge verschiedener Grunderkrankungen sein und bedarf deshalb der diagnostischen Klärung.

Symptomatik	Arzneimittel
Ménière-Symptomenkomplex	Anamirta cocculus
Arteriosklerotisch bedingter Schwindel	Barium carbonicum
Lageabhängiger Schwindel	Conium maculatum
Schwindel mit Übelkeit	Nicotiana tabacum
Kreislaufbedingter Schwindel	Veratrum album

Hinweis: Vgl. auch → *Arterielle Erkrankungen*, Seite 502.

Anamirta cocculus (Cocculus)

Schwindelzustände in Zusammenhang mit Ménière'-schem Symptomenkomplex, auch bewegungsabhängig (Fahren, Fliegen).

Dosierung: D6, 3 × täglich 5 Tropfen

Barium carbonicum

Arteriosklerotisch bedingter Schwindel; Vergesslichkeit, Depression, Unruhe.

Dosierung: D12, 2 × täglich 1 Tablette

Conium maculatum

Schwindel, der stark lageabhängig ist. Zeichen der Alterung, Tremor; Regression.

Dosierung: D6, D12, 2 – 3 × täglich 5 Tropfen

Nicotiana tabacum (Tabacum)

Schwindel mit Übelkeit, Schweißausbruch, **auch Durchfall und Herzklopfen.**

Dosierung: D6, D12, 2 – 3 × täglich 5 Tropfen

Veratrum album

Kreislaufbedingte Schwindelzustände, auch mit Ohnmachtsanfällen. Schweißausbruch, blasses Gesicht.

Dosierung: D4, D6, 3 – 4 × täglich 5 Tropfen

Vegetative Beschwerden, Schwächezustände F 45.3, R 53

Die Ursachen für die allgemeinen Beschwerden sind – soweit möglich – abzuklären, u.a. Mangel an Vitaminen und Spurenelementen.
Differenzialtherapeutisch sind die personotropen Homöopathika zu berücksichtigen → Seite 576.

Symptomatik	Arzneimittel
Körperliche und geistige Erschöpfung	Acidum phosphoricum
Lähmungsartige Erschöpfung	Acidum picrinicum
Erschöpfung als Folge von Kummersituationen	Ambra grisea
Kreislaufstörungen mit vegetativen Beschwerden	Haplopappus baylahuen

Acidum phosphoricum

Körperliche und geistige **Erschöpfung durch Überanstrengung, Überarbeitung oder auch vorausgegangene Erkrankung** mit Müdigkeit am Tage und nächtlicher Schlaflosigkeit.

Dosierung: D6, 3 × täglich 5 Tropfen

Acidum picrinicum

Lähmungsartige Erschöpfung mit depressiver Verstimmung. Kopfschmerzen, Schwindelgefühl. Verschlechterung der Beschwerden durch Wärme.

Dosierung: D6, 2 – 3 × täglich 5 Tropfen

Ambra grisea

Erschöpfungszustände als Folge von Kummer mit stark vegetativer Begleitsymptomatik wie z.B. Atembeschwerden, Herzklopfen, Raynaud-Syndrom; Platzangst, menschenscheu.

Dosierung: D6, 2 – 3 × täglich 1 Tablette

Haplopappus baylahuen

Erschöpfung, Schwächegefühl und depressive Verstimmung im Zusammenhang mit zu niedrigem Blutdruck.

Dosierung: D3, 3 × täglich 1 Tablette

Augenerkrankungen

Übersicht

Blepharo-Konjunktivitis, S. 477 – Hordeolum, S. 478 – Katarakt, S. 479 – Glaukom, S. 480

Je nach Schweregrad der Erkrankung kann die Homöopathie nur adjuvant eingesetzt werden. Eine fachärztliche Befundung und Verlaufskontrolle ist insbesondere bei Glaukom und Katarakt notwendige Voraussetzung.

Blepharo-Konjunktivitis H 10.5

Die Blepharo-Konjunktivitis (»Rotes Auge«) wird homöotherapeutisch je nach Entzündungsphase behandelt (Grenze beachten!).

Symptomatik	Arzneimittel
Akutes Entzündungsstadium	Atropa belladonna
Entzündung mit Ödembildung	Apis mellifica
Starkes Augentränen, Lichtempfindlichkeit	Euphrasia officinalis*
Entzündungserscheinungen durch Überbeanspruchung	Ruta graveolens*
Reizzustände bei Trockenheit	Aluminium oxydatum

* Auch als Augentropfen erhältlich

Atropa belladonna (Belladonna)

Hochrote Entzündung, stechende und brennende Schmerzen mit Tränenfluss; starke Lichtempfindlichkeit.

Dosierung: D6, anfangs bis zu stündlich 1 Tablette

Apis mellifica

Entzündung mit Schwellung der Augenlider, Fremdkörpergefühl, Hitzegefühl; brennende Schmerzen.
Besserung durch kühle Umschläge. **Auch allergisch bedingt.**

Dosierung: D6, anfangs bis zu stündlich 3 Tropfen

Euphrasia officinalis

Schwellung und Rötung, beständiges Tränen. Gefühl von **Brennen und Beißen bei starker Lichtempfindlichkeit.**

Dosierung: D4, anfangs bis zu stündlich 3 Tropfen

Ruta graveolens

Entzündungszustand aufgrund **von Überanstrengung und Ermüdung**.

Dosierung: D3, anfangs bis zu stündlich 3 Tropfen

Aluminium oxydatum (Alumina)

Reizzustand am Auge aufgrund von **Mangel an Tränenflüssigkeit** (»trockenes Auge«) auch mit Lidptosis.

Dosierung: D12, 2 × täglich 1 Tablette

Hordeolum H 00.0

Entzündungen am Auge sind erfahrungsgemäß mit Homöopathika gut zu behandeln, hier insbesondere die rezidivierenden Gerstenkörner.

Symptomatik	Arzneimittel
Eitrig-entzündlicher Prozess	Hepar sulfuris
Resorption	Sulfur jodatum
Rezidivierende Gerstenkörner	Delphinium staphisagria

Hepar sulfuris

Eitrig-entzündlicher Prozess, starke Schmerzen bei großer Berührungsempfindlichkeit.

Dosierung: D6, 3 – 4 × täglich 1 Tablette

Sulfur jodatum

Zur Resorption im subakuten Entzündungsstadium sowie bei Neigung zu entzündlichen Prozessen.

Dosierung: D6, 2 × täglich 1 Tablette

Delphinium staphisagria (Staphisagria)

Akute und rezidivierende **Gerstenkörner** (sehr bewährt!).

Dosierung: D6, 2 – 3 × täglich 5 Tropfen
D12, 1 – 2 × täglich 5 Tropfen (zur Redzidivprophylaxe)

Katarakt H 26.9 (H 25.9 – Atlaskatarakt)

Die Linsentrübung (»Grauer Star«) kann Ursache verschiedenster Grunderkrankungen sein; die Homöotherapie kann nur adjuvant und unter fachärztlicher Kontrolle erfolgen!
Die homöopathische Behandlung erfolgt nach der sog. **Waterloh-Kur**.

Calcium fluoratum D12

Dosierung: morgens 1 Tablette (17 Tage lang)

Magnesium fluoratum D6

Dosierung: morgens 1 Tablette (17 Tage lang)

Magnesium fluoratum D12

Dosierung: morgens 1 Tablette (17 Tage lang)

Magnesium carbonicum D8

Dosierung: morgens 5 Tropfen (4 Wochen lang)

Die Kur wird etwa 3 – 4 × pro Jahr durchgeführt.

Glaukom H 40.9

Dem Glaukom (»Grüner Star«) als krankhafte Steigerung des Augeninnendruckes liegen verschiedene Ursachen zugrunde. Die Homöotherapie erfolgt adjuvant und unter fachärztlicher Kontrolle (*Cave:* Erblindung)!

Symptomatik	Arzneimittel
Pulsieren, Funkensehen	Glonoinum
Kongestion im Kopfbereich	Paris quadrifolia
Rot-grüner Hof-Sehen	Phosphorus

Nach *W. Quilisch* und *K. Stauffer*

Glonoinum

Pulsieren im Kopfbereich, Blitze- und Funkensehen. Druckgefühl der Augen.

Dosierung: D6, 3 × täglich 5 Tropfen

Paris quadrifolia

Kongestionsgefühl im Kopf- und insbesondere im Augenbereich. Starkes Druck- und Zuggefühl an den Augen.

Dosierung: D4, 2 – 3 × täglich 5 Tropfen

Phosphorus

Sehstörungen wie mit Nebel umgeben, rot-grüne Umrandung von Gegenständen **(Hofbildung)**. (Personotrope Symptome beachten.)

Dosierung: D12, 2 × täglich 5 Tropfen

Ohrenerkrankungen*

Übersicht

Tinnitus, S. 482 – Schwerhörigkeit, S. 483

Tinnitus H 93.1

Tinnitus und (Innenohr-)Schwerhörigkeit sind zwei im Alter häufiger vorkommende Erkrankungen, deren Ursache oft nicht geklärt resp. organisch-sklerotisch bedingt ist (Grenze der Homöopathie).

Symptomatik	Arzneimittel
Pulsierendes Empfinden	Petroleum
Erschwertes Hören	Phosphorus
Gefühlsstörungen	Secale cornutum
Verschlechterung durch Lärm	Theridion
Muskelverkrampfungen	Tarantula hispanica

Mod. n. *K.-H. Friese*

Petroleum

Ohrgeräusche, die klopfend, auch **pulssynchron** auftreten. Neigung zu Ekzemen.

Dosierung: D6, 3 × täglich 5 Tropfen

* Vgl. auch Kapitel »HNO-Heilkunde und Allergologie«, Seite 31 ff.

Phosphorus

Verschiedene **Ohrgeräusche, die auch widerhallen**; Schwerhörigkeit. Gefühl von Verstopfung in den Ohren. (Personotrope Symptomatik beachten).

Dosierung: D12, 2 × täglich 5 Tropfen

Secale cornutum

Ohrensausen, auch in Verbindung mit allgemein sklerotischen Beschwerden (Verwirrtheit, Verstimmung, Schwindel, Kopfschmerzen); Sensibilitätsstörungen.

Dosierung: D4, 2 – 3 × täglich 5 Tropfen

Theridion

Ohrensausen und Ohrgeräusche mit **auffallender Verschlechterung durch Geräusche und Lärm**.

Dosierung: D12, 2 × täglich 5 Tropfen

Tarantula hispanica

Ohrgeräusche in Zusammenhang mit **Zuckungen und Verkrampfungen der Muskulatur**. Unruhe- und Erregungszustände.

Dosierung: D12, 2 × täglich 5 Tropfen

Schwerhörigkeit H 91.1

Die Ursachen sind häufig nicht zu eruieren, das Audiogramm gibt Hinweise auf die Art der Schwerhörigkeit. Insbesondere bei der altersbedingten Schwerhörigkeit sind folgende personotrope Homöopathika zu berücksichtigen → Seite 576.

Acidum silicicum (Silicea)
Barium carbonicum
Calcium carbonicum
Causticum Phosphorus

Hinweis: Vgl. auch → *Tinnitus*, Seite 482

Erkrankungen der Mundhöhle

Übersicht

Beschwerden und Erkrankungen der Zähne, S. 483 –
Gingivitis, S. 486 – Stomatitis, S. 486

Beschwerden und Erkrankungen der Zähne

Homöopathika können Maßnahmen der konservativen Zahnheilkunde ergänzen und bei Entzündungsprozessen und Wundheilungsstörungen eingesetzt werden.
Vgl. auch → *Gingivitis, Stomatitis*, Seite 486.
Eine intensive Mund- und Zahnhygiene ist Voraussetzung.

Symptomatik	Arzneimittel
Zahnextraktion K 08.1	Arnica montana
Zahnärztlicher Eingriff	Hypericum perforatum
Entzündlicher Prozess	Mercurius solubilis
Zahnfleischbluten	Phosphorus
Rückbildungsprozesse	Calcium fluoratum
Parodontose K 05.4	Acidum silicicum
Zähneknirschen K 45.8	Cuprum metallicum

Arnica montana

Zustand nach Zahnextraktion und zahnärztlichen Eingriffen; Wundschmerzen, Blutung.

Dosierung: D6, 2 – 3 × täglich 5 Tropfen

Hypericum perforatum

Zustand nach **zahnärztlichen Eingriffen, insbesondere im Bereich Zahnwurzel**; neuralgiforme Schmerzen.

Dosierung: D4, 2 – 3 × täglich 5 Tropfen

Hinweis: **Arnica montana** und **Hypericum perforatum** können auch im Wechsel eingenommen werden.

Mercurius solubilis

Entzündung im Bereich des Zahnhalteapparates; leicht blutendes, schwammiges Zahnfleisch. Foetor ex ore. Speichelfluss.

Dosierung: D12, 1 – 2 × täglich 1 Tablette

Phosphorus

Zahnfleischblutungen, auch in Zusammenhang **mit Parodontose**.

Dosierung: D12, 2 × täglich 5 Tropfen

Calcium fluoratum

Rückbildungssymptomatik im Bereich **des Zahnhalteapparates und Knochens**.

Dosierung: D12, 2 × täglich 1 Tablette

Acidum silicicum (Silicea)

Parodontosebedingte Beschwerden wie Zahnfleischbluten, empfindliche Zahnhälse, Schmerzen.

Dosierung: D12, 2 × täglich 1 Tablette
D30, 1 – 2 × wöchentlich 5 Globuli

Cuprum metallicum

Nächtliches **Zähneknirschen**; auch verbunden mit **Wadenkrämpfen**.

Dosierung: D4, D6, 2 – 3 × täglich 1 Tablette

Gingivitis, Stomatitis K 05.1, K 12.1

Entzündliche Erkrankungen der Mundhöhle haben vielfältigste Ursachen (z.B. Darmmykose). Außerdem ist an eine Unverträglichkeitsreaktion der Prothesenhaftmittel zu denken.

Symptomatik	Arzneimittel
Bläschen- und Geschwürbildung	Natrium tetraboracicum
Mundwinkelrhagaden	Acidum nitricum
Gingivitis, Stomatitis	Mercurius vivus

Natrium tetraboracicum (Borax)

Bläschen- und Geschwürsbildung der Mundschleimhäute, insbesondere auch durch Unverträglichkeitsreaktion auf Prothesenhaftmittel. Starke Schmerzen, kann nichts essen.

Dosierung: D6, 2 – 3 × täglich 1 Tablette

Acidum nitricum

Mundwinkelrhagaden, die schmerzen. Fauliger Mundgeruch.
Blutungsneigung der Gingiva, Neigung zu Aphthenbildung.

Dosierung: D12, 2 × täglich 5 Tropfen

Mercurius vivus

Schwammiges, geschwollenes Zahnfleisch mit Speichelfluss und Foetor ex ore; Zahneindrücke am Zungenrand. Geschwürsbildung.

Dosierung: D12, 2 × täglich 1 Tablette

Rachen- und Nasenerkrankungen*

Übersicht

Pharyngo-Laryngitis, S. 487 – Angina tonsillaris, S. 488 – Rhinitis, S. 489 – Sinusitis, S. 489

Pharyngo-Laryngitis J 06.0

Differenzialtherapeutisch sind insbesondere die unter → *Angina tonsillaris*, Seite 488, genannten Homöopathika zu berücksichtigen.

Symptomatik	Arzneimittel
Heiserkeit, Reizhusten	Ammonium bromatum
Quälender Kitzelhusten	Euspongia officinalis
Überanstrengte Stimmbänder	Arum triphyllum
Stimmbandlähmung	Causticum

Ammonium bromatum

Entzündlich gereizte, trockene Schleimhäute; große Heiserkeit. Reizhusten, wenig Schleim; deszendierender Infekt.

Dosierung: D4, anfangs bis zu stündlich 1 Tablette

Euspongia officinalis (Spongia)

Quälender Kitzelhusten bei tonloser Stimme. Gefühl, als ob man durch einen Schwamm atme.

Dosierung: D4, anfangs bis zu stündlich 3 Tropfen

* Vgl. auch Kapitel »HNO-Heilkunde und Allergologie«, Seite 31 ff.

Arum triphyllum

Heiserkeit und kratzendes Gefühl im Rachenraum **durch Überanstrengung der Stimme**.

Dosierung: D3, 3 × täglich 5 Tropfen

Causticum

Tonlose Stimme mit Kitzelhusten (Stimmbandparese). Kitzelhusten, der **mit unfreiwilligem Harnabgang** verbunden ist.

Dosierung: D6, 2 – 3 × täglich 1 Tablette

Angina tonsillaris J 03.9

Symptomatik	Arzneimittel
Dunkelrote Schleimhaut-schwellung	Pyhtolacca americana
Stark schmerzhafte Angina	Guajacum
Hals- und Ohrensausen	Capsicum annuum

Phytolacca americana

Dunkelrote Schleimhäute, stark geschwollene Tonsillen mit stechenden Schmerzen, die bis in die Ohren ausstrahlen.
Schwellung der regionären Lymphknoten.

Dosierung: D6, anfangs bis zu stündlich 3 Tropfen

Guajacum

Schwellung der Tonsillen mit **Rötung und beginnender Eiterung**, starke Schluckschmerzen; **übler Körper- und Mundgeruch**. Trockener, schmerzhafter Husten.

Dosierung: D6, anfangs bis zu stündlich 3 Tropfen

Capsicum annuum

Akute Entzündung im gesamten Rachenraum, Tonsillitis.
Ohrenschmerzen.
Schmerzen haben brennenden Charakter.

Dosierung: D6, anfangs bis zu stündlich 3 Tropfen

Rhinitis, Sinusitis J 31.0, J 32.9

Die Rhinitis ist häufig Initialsymptom einer Sinusitis oder eines grippalen Infekts; die persistierende Rhinitis resp. die Sinusitis kann auch eine Schwerhörigkeit mit verursachen.

Symptomatik	Arzneimittel
Brennend scharfes Nasensekret	Allium cepa
Starke Mitbeteiligung der Augen	Euphrasia officinalis
Verlegte Nasenatmung mit tagsüber starker Sekretion	Strychnos nux vomica
Sinusitis mit absteigendem Infekt	Lobaria pulmonaria
Sinusitis mit reduziertem Allgemeinbefinden	Luffa operculata
Basismittel	Echinacea

Allium cepa

Brennend scharfes Nasensekret mit nur mäßiger Konjunktivitis (»milder Tränenfluss«); heftige Niesattacken und brennende Kopfschmerzen.
Verschlechterung morgens beim Aufstehen; Besserung im Freien.

Dosierung: D6, anfangs bis zu stündlich 3 Tropfen

Euphrasia officinalis

Lichtscheu und Konjunktivalreizung mit brennendem Tränenfluss bei milder Nasensekretion, anfangs wässrig, später schleimig.

Dosierung: D4, anfangs bis zu stündlich 3 Tropfen

Strychnos nux vomica (Nux vomica)

Verlegte Nasenatmung insbesondere nachts; morgendlicher Niesreiz mit reichlicher Sekretion.
Gereizte Nasenschleimhäute mit Wundsein. Hitzegefühl im Kopfbereich; Hitze- und Frostschauder im Wechsel.

Dosierung: D6, 3 – 4 × täglich 5 Tropfen

Lobaria pulmonaria (Sticta)

Absteigende Katarrhe mit wässrigem oder dick-gelbem Sekret, verlegte Nasenatmung mit Borkenbildung. Morgendliche Schleimsekretion; dumpfe Stirnkopfschmerzen.

Dosierung: D6, 3 – 4 × täglich 5 Tropfen

Luffa operculata

Dünnflüssiges oder zähes gelbliches Nasensekret mit blutiger Borkenbildung, Reizhusten, **starke Kopfschmerzen; reduziertes Allgemeinbefinden** auch mit subfebrilen Temperaturen.

Dosierung: D6, 3 – 4 × täglich 1 Tablette

Echinacea

Als **Basismittel** zusätzlich zum individuell angezeigten Homöopathikum.

Dosierung: D2, 3 – 4 × täglich 5 Tropfen

Atemwegserkrankungen

Übersicht

Bronchitis, S. 491 – Emphysem-Bronchitis, S. 492 – Pneumonie, S. 494 – Asthma bronchiale, S. 495

Bei den verschiedensten Atemwegserkrankungen lassen sich Homöopathika erfolgreich einsetzen, so dass Allopathika häufig reduziert resp. abgesetzt werden können. Trotz der klinischen Einteilung sind differenzialtherapeutisch alle genannten Homöopathika zu berücksichtigen.

Bronchitis J 40

Klinisch wird zwischen einer akuten und rekurrierenden Bronchitis unterschieden; letztere besteht länger als 2 Wochen und tritt mehr als 2 × pro Jahr auf. Bei der obstruktiven Bronchitis steht die exspiratorische Dyspnoe mit unproduktivem Husten im Vordergrund.

Symptomatik	Arzneimittel
Schmerzhafter Reiz- und Krampfhusten	Bryonia cretica
Nächtlicher Reizhusten	Hyoscyamus niger
Trocken-krampfartige Hustenanfälle	Cuprum aceticum
Anhaltender Kitzelhusten	Rumex crispus

Bryonia cretica

Sehr trockener, äußerst schmerzhafter Husten, stechende Thoraxschmerzen beim geringsten Hustenstoß. Schleimhäute trocken mit Schluckbeschwerden. Fieber; großes Durstgefühl.

Dosierung: D6, anfangs bis zu stündlich 3 Tropfen

Hyoscyamus niger

Starker Reizhusten insbesondere nach dem Hinlegen mit nächtlicher Verschlechterung. Der Husten ist trocken und krampfartig.

Dosierung: D4, 3 – 4 × täglich 5 Tropfen

Cuprum aceticum

Trocken-krampfartige Hustenanfälle, wenig zäh-schleimiges Sputum; **Dyspnoe. Nächtliche Verschlimmerung**.

Dosierung: D6, 3 – 4 × täglich 1 Tablette

Rumex crispus

Trockener, anhaltender Reizhusten (Kitzelhusten); Niesreiz. Kälte und tiefes Einatmen lösen sofort weitere Hustenstöße aus.
Verschlimmerung zum Morgen hin.

Dosierung: D4, anfangs bis zu stündlich 3 Tropfen

Emphysem-Bronchitis J 44.8

Klinisch im Vordergrund steht die starke Verschleimung; diese lässt sich mit Homöopathika gut lösen.

Symptomatik	Arzneimittel
Zäh-schleimiges Sputum	Ammonium carbonicum
Asthmoide Beschwerden	Carbo vegetabilis
Starke Rasselgeräusche	Kalium stibyl-tartaricum
Schwer löslicher Schleim	Polygala senega

Hinweis: Vgl. auch → *Asthma bronchiale*, Seite 495

Ammonium carbonicum

Trockener Husten mit deutlich hörbaren Rasselgeräuschen, nur geringes, zäh-schleimiges Sputum; **Atemnot**. Verlauf häufig als absteigender Katarrh.
Deutliche Verschlechterung in der Wärme sowie zum frühen Morgen hin. Phänotypisch eher dickliche, leistungsschwache Patienten.

Dosierung: D6, 3 – 4 × täglich 1 Tablette

Carbo vegetabilis

Erstickender Husten mit starkem Lufthunger (»Altershusten«); ausgeprägte Zyanose bei reduziertem Allgemeinzustand. Meteorismus; kardiale Beschwerden.

Dosierung: D6, D12, 2 – 3 × täglich 1 Tablette

Kalium stibyl-tartaricum (Antimonium tartaricum)

Zähes, reichliches Sputum, das nicht abgehustet werden kann; Expektoration bringt nur kurzfristige Erleichterung. Kurzatmiger, blasser Patient.

Dosierung: D6, 3 – 4 × täglich 1 Tablette

Polygala senega (Senega)

Rau klingender Husten mit schwer löslichem Schleim; Wundheitsgefühl im Brustbereich.

Dosierung: D4, 3 – 4 × täglich 5 Tropfen

Pneumonie J 18.9

In Abhängigkeit des Erregerspektrums ist eine gezielte Antibiotikatherapie notwendig. Eine zusätzliche Homöotherapie ist möglich und hat sich an der dominierenden Symptomatik zu orientieren.
Im Wesentlichen sind die unter → *Bronchitis*, Seite 491 und → *Emphysem-Bronchitis*, Seite 492 genannten Homöopathika zu berücksichtigen.
Zur **Nachbehandlung** eignen sich folgende Homöopathika:

Symptomatik	Arzneimittel
Schwächezustand mit subfebrilen Temperaturen	Chininum arsenicosum
Verzögerte Rekonvaleszenz	Medicago sativa
Anhaltender Husten	Lycopodium

Chininum arsenicosum

Anhaltender Schwächezustand, auch mit subfebrilen Temperaturen. Schweißausbrüche, Schwindelgefühl.

Dosierung: D6, 2 – 3 × täglich 1 Tablette

Medicago sativa

Verzögerte Rekonvaleszenz mit Appetitlosigkeit, Müdigkeit; blasse Hautfarbe.

Dosierung: D4, 3 × täglich 5 Tropfen

Lycopodium

Anhaltender Husten mit sich schlecht lösendem Schleim (in der Rekonvaleszenzphase). Befindensverschlechterung zum Nachmittag hin. Trotz gutem Appetit mit kleinen Mahlzeiten gesättigt.

Dosierung: D12, 2 × täglich 1 Tablette

Hinweis: Als Zwischenmittel eignet sich **Sulfur D30**.

Asthma bronchiale J 45.9

Beim älteren Menschen besteht das Asthma bronchiale zumeist schon viele Jahre, weshalb einer Regulationstherapie Grenzen gesetzt sind. Die genannten Homöopathika eignen sich vor allem zum Versuch der Einsparung nebenwirkungsreicher Antiasthmatika (Ausschleichen, nur ggf. Absetzen!).

Symptomatik	Arzneimittel
Anfallsweiser Husten beim Hinlegen	Aralia racemosa
Trockener Reizhusten mit Atemnot	Lobelia inflata
Spastische Bronchitis mit schwer löslichem Sputum	Grindelia robusta
Feuchtigkeitsverschlechterung	Natrium sulfuricum
Basismittel	Acidum formicicum

Hinweis: Vgl. auch → *Emphysem-Bronchitis*, Seite 492

Aralia racemosa

Anfallsweiser Husten abends beim Hinlegen, wobei **nur wenig Schleim abgehustet** werden kann. Fremdkörpergefühl im Kehlkopfbereich. Große Empfindlichkeit gegen Kälte und Zugluft.

Dosierung: D6, 3 – 4 × täglich 5 Tropfen

Lobelia inflata

Trockener Reizhusten, der sich bis zum Asthmaanfall steigern kann. Atemnot mit dem Gefühl, als ob der Brustkorb zusammengeschnürt sei.
Vagotone Begleitsymptome wie Blässe, kalter Schweiß und Angst.

Dosierung: D6, 3 – 4 × täglich 5 Tropfen

Grindelia robusta

Sich steigernde Hustenanfälle mit reichlichem, schwer löslichem Schleim (Rasselgeräusche). Atemnot im Liegen, Erstickungsgefühl.

Dosierung: D6, 3 – 4 × täglich 5 Tropfen

Natrium sulfuricum

Typische Verschlechterung durch Feuchtigkeit und Nässe (Herbst) mit Hustenanfällen und starker Verschleimung. Cholezysto- und Hepatopathie; morgendliche Diarrhö. Frösteln und Kälteempfindlichkeit.

Dosierung: D6, 3 – 4 × täglich 1 Tablette

Acidum formicicum

Als **Basisbehandlung** bei Asthma bronchiale sowie bei Emphysem-Bronchitits; Neigung zu Infekten und Dermatosen (Ekzem).

Dosierung: D12, 1 – 2 × wöchentlich 1 Ampulle i.v.
oder 1 – 2 × täglich 5 Tropfen;
D200: 1 Ampulle i.v. als Einmalgabe
(je nach Reaktion wiederholen)

Herzerkrankungen

Übersicht

Funktionelle Herzbeschwerden, S. 497 – Angina pectoris, S. 498 – Herzinsuffizienz, S. 499 – Rhythmusstörungen, S. 501

Die Homöopathie ist insbesondere bei funktionell bedingten Herzbeschwerden und leichteren organischen Herzerkrankungen indiziert und konkurriert nicht mit einer kardialen Substitutionstherapie. Ebenso ist die Homöopathie nicht indiziert beim hoch akuten Angina-pectoris-Anfall oder beim Myokardinfarkt. Möglich ist jedoch eine homöopathische Begleittherapie resp. eine adjuvante Nachbehandlung z.B. eines Myokardinfarkts.

Funktionelle Herzbeschwerden I 51.8

Im eigentlichen Sinne handelt es sich um eine Ausschlussdiagnose. Auch können die Beschwerden nichtkardialer Genese sein, z.B. Dysthyreose, Depression.

Symptomatik	Arzneimittel
Nächtliches Herzjagen	Aconitum napellus
Herz- und Oberbauchbeschwerden	Leonorus cardiaca
Herzbeschwerden bei Dysthyreose	Lycopus virginicus
Herzschmerzen bei psychischen Belastungen	Sumbulus

Aconitum napellus

Nächtliches Aufschrecken mit Herzjagen und Angstzuständen (Patient glaubt, sterben zu müssen), Ruhelosigkeit, Atemnot.

Dosierung: D12, abends 5 Tropfen (bei anhaltenden Beschwerden wiederholen)

Leonorus cardiaca

Unspezifische **Herzbeschwerden mit Druckgefühl und Stechen**; unregelmäßiger Puls, auch **Oberbauchbeschwerden**.

Dosierung: D3, 3 × täglich 5 Tropfen

Lycopus virginicus

Herzstolpern, Herzbeschwerden, allgemeines Unruhe- und Angstgefühl, Dysthyreose.

Dosierung: D3, 3 × täglich 5 Tropfen

Sumbulus

Herzschmerzen und Herzjagen **nach geringster Anstrengung. Die psychischen Reaktionen** gehen häufig einher mit Magenschmerzen und Diarrhö.

Dosierung: D2, D3, 3 × täglich 5 Tropfen

Angina pectoris I 20.9

Homöopathika eignen sich bevorzugt zur längerfristigen Intervalltherapie.

Symptomatik	Arzneimittel
Pektanginöse Anfälle	Selenicereus grandiflorus
Neigung zu Ohnmachten	Naja tripudians
Zustand nach Myokardinfarkt	Myrtillocactus geometrizans
Habitus apoplecticus	Arnica montana

Selenicereus grandiflorus (Cactus grandiflorus)

Bewährt **bei rezidivierenden pektanginösen Anfällen** mit den typischen Symptomen (präkardiales Druckgefühl, Parästhesien im linken Arm, Blutandrang zum Kopf).

Dosierung: D3, 3 × täglich 5 Tropfen

Naja tripudians

Pektanginöse Beschwerden, die in den linken Arm und in den Rücken ausstrahlen; **Blutdruckschwankungen**, Kreislauflabilität mit Neigung zu Ohnmachten; livide Hautverfärbung. **Angst- und Beengungsgefühl**.

Dosierung: D12, 2 × täglich 5 Tropfen

Myrtillocactus geometrizans

Stechende Herzbeschwerden, Gefühl von Unwohlsein im Herzbereich mit unterschiedlichen Sensationen; insbesondere gegen **Beschwerden nach Myokardinfarkt**. Durch die Anwendung können möglicherweise Nitro-Präparate eingespart werden.

Dosierung: D2, 3 × täglich 5 Tropfen

Arnica montana

Pektanginöse Beschwerden vor allem infolge körperlicher Anstrengung oder Aufregung. Habitus apoplecticus mit hochrotem, gedunsen wirkendem Gesicht, Schwindelgefühl und Ohrensausen, gehäuftes Nasenbluten und Neigung zu Ekchymosen.

Dosierung: D12, 2 × täglich 5 Tropfen

Herzinsuffizienz I 50.9

Bei Berücksichtigung der Individualsymptomatik können die Homöopathika in den **Stadien I und II** der Herzinsuffizienz eingesetzt werden.

Symptomatik	Arzneimittel
Druckgefühl am Herzen	Crataegus
Zustand nach Infekt und Operation	Iberis amara
Pulsunregelmäßigkeit	Prunus laurocerasus
Nachlassende Leistungsfähigkeit	Apocynum cannabinum
Ohnmachtsartige Schwächezustände	Carbo vegetabilis

Crataegus

Unspezifische Herzbeschwerden (Druckgefühl, Ziehen in der Brust, Herzunruhe), besonders **bei größerer körperlicher Anstrengung und in Stresssituationen**.

Dosierung: D2, 3 × täglich 5 Tropfen

Iberis amara

Herzbeschwerden beim Liegen, vor allem auf der linken Seite. **Unregelmäßiger Puls sowie Neigung zu Schwindel und Atemnot**.
Zur Kräftigung nach akuten Erkrankungen und Operationen.

Dosierung: D3, 3 × täglich 5 Tropfen

Prunus laurocerasus (Laurocerasus)

Pulsunregelmäßigkeit, vor allem nachts auftretende Hustenanfälle, **Neigung zur Ödembildung am Abend**.

Dosierung: D2, 3 × täglich 10 Tropfen

Apocynum cannabinum

Typische Zeichen einer **beginnenden Herzinsuffizienz** (auch mit Arrhythmien).

Dosierung: D2, 3 × täglich 10 Tropfen

Carbo vegetabilis

Geschwächte Blutzirkulation bei aufgedunsenem, trägen Patienten. **Neigung zu ohnmachtsartigen Schwächezuständen.** Zyanosezeichen mit »Lufthunger«. Meteorismus.

Dosierung: D6, D12, 2 – 3 × täglich 1 Tablette

Rhythmusstörungen I 49.9

Die Homöopathika eignen sich sowohl bei funktionellen Rhythmusstörungen wie auch zur adjuvanten Therapie.

Symptomatik	Arzneimittel
Unregelmäßiger Pulsschlag	Adonis vernalis
Tumultartige Herzaktionen	Kalmia latifolia
Ausgeprägte Extrasystolie	Cytisus scoparius

Adonis vernalis

Unregelmäßiger Pulsschlag, Zeichen beginnender Herzinsuffizienz (auch mit unspezifischen Herzbeschwerden). **Vorausgegangen ist oft eine fieberhafte Erkrankung.**

Dosierung: D2, D3, 3 × täglich 5 Tropfen

Kalmia latifolia

Herzsensationen mit Pulsunregelmäßigkeit (»tumultartige Herzaktionen«). Die Schmerzen strahlen auch in den Arm aus. Rheumatoide Begleitbeschwerden.

Dosierung: D4, 3 × täglich 5 Tropfen

Cytisus scoparius (Spartium scoparium)

Ausgeprägte Extrasystolie (auch mit pektanginösen Beschwerden). Notwendig ist eine längerfristige Behandlung.

Dosierung: D2, 3 × täglich 5 Tropfen

Arterielle Erkrankungen

Übersicht

Hypotonie, S. 502 – Orthostatische Dysregulation, S. 502 – Hypertonie, S. 503 – Arteriosklerose, S. 505 – Durchblutungsstörungen, S. 505 – Apoplex und Folgezustände, S. 507

Arterielle Gefäßerkrankungen im Alter sind zumeist durch organische Manifestationen gekennzeichnet (z.B. Arteriosklerose). Insofern sind Erkrankungen wie z.B. der fixierte Hypertonus oder der Apoplex nur adjuvant zu behandeln. Homöopathika eignen sich auch zur Minimierung unerwünschter Wirkungen der Antihypertensiva.

Hypotonie, orthostatische Dysregulation I 95.9, I 95.1

Homöopathika eignen sich sowohl zur Akutbehandlung wie auch zur längerfristigen Therapie. Die RR-Werte verändern sich trotz subjektiver Besserung häufig nicht.

Symptomatik	Arzneimittel
Akute Kreislaufschwäche	Veratrum album
Orthostatisch bedingte Kreislaufbeschwerden	Haplopappus baylahuen
Erschöpfungszustände bei Hypotonie	Kalium carbonicum

Veratrum album

Akute Kreislaufschwäche, allgemeines Unwohlsein; kaltschweißig, blasses Gesicht. Oft auch Folgezustand von Infektionskrankheiten. Neigung zu **Ohnmachtsanfällen**.

Dosierung: D4, bis zu alle 2–3 min 3 Tropfen (Akutsituation), zur längerfristigen Behandlung 3 bis 4 × täglich 5 Tropfen

Haplopappus baylahuen

Orthostatisch bedingte Kreislaufbeschwerden mit Müdigkeit, Abgeschlagenheit, Schwindelgefühl, Schwarzwerden vor den Augen beim längeren Stehen; Kopfschmerzen. Charakteristisch ist auch eine **depressive Verstimmung**.

Dosierung: D3, 3 × täglich 1 Tablette

Kalium carbonicum

Schwächezustände und Erschöpfung bei Hypotonie. Charakteristisch sind **Schweiße** bei der geringsten Anstrengung; **Wirbelsäulenschmerzen**.

Dosierung: D6, 3 × täglich 1 Tablette

Hypertonie I 10

Der labile Hypertonus kann im Allgemeinen gut homöopathisch behandelt werden; der fixierte Hypertonus nur adjuvant.

Symptomatik	Arzneimittel
Pykniker mit Bluthochdruck	Aurum metallicum
Arteriosklerotisch bedingte Hypertonie	Barium carbonicum
Muskulöser, plethorischer Typ	Arnica montana
Blasser Hochdruck	Plumbum metallicum
Blutdruckschwankungen	Naja tripudians
Hochdruck mit Schwindelgefühl	Viscum album

Aurum metallicum

Pykniker mit rotem Hochdruck und dem typischen Bild des Habitus apoplecticus (gerötetes Gesicht, Vollblütigkeit); auffällige **Stimmungsschwankungen** zwischen Angst, Depression, Gereiztheit und Jähzorn.

Dosierung: D12, 1 – 2 × täglich 1 Tablette
D30, 1 – 2 × wöchentlich 5 Globuli

Barium carbonicum

Arteriosklerotisch bedingte Hypertonie; typische **Zeichen des Alterungsprozesses und der Involution**, Vergesslichkeit und seniles Verhalten; Schwindelgefühl.

Dosierung: D12, 1 – 2 × täglich 1 Tablette
D30, 1 – 2 × wöchentlich 5 Globuli

Plumbum metallicum

Blasser Hochdruck, Schwindelgefühl, Gedächtnisschwäche, Angstzustände. Hagerer Typ, sehr kälteempfindlich, **Gefäßspasmen**.

Dosierung: D12, 1 – 2 × täglich 1 Tablette
D30, 1 – 2 × wöchentlich 5 Globuli

Arnica montana

Hochrotes, gedunsenes Gesicht; gehäuftes Nasenbluten; Ohrensausen, Schwindelgefühl und Benommenheit. **Muskulöser, kräftiger plethorischer Typ**.

Dosierung: D12, 1 – 2 × täglich 5 Tropfen
D30, 1 – 2 × wöchentlich 5 Globuli

Naja tripudians

Blutdruckschwankungen mit pektanginösen Herzbeschwerden; nächtliches Aufschrecken, Gefühl von Verengung am Hals und am Herzen; unregelmäßiger Puls. Neigung zu Schwächeanfällen.

Dosierung: D12, 2 – 3 × täglich 5 Tropfen

Viscum album

Hochdruck mit Schwindelgefühl, Kopfschmerz und Schlaflosigkeit; auch Schwäche und Apathie. Typische Begleitsymptome sind **pektanginöse und asthmoide Beschwerden** sowie arthrotisch bedingte Gelenkschmerzen.

Dosierung: D4, 3 × täglich 5 Tropfen

Arteriosklerose, Durchblutungsstörungen I 70.9, I 99

Durchblutungsstörungen (zerebral, peripher) sind in den Anfangsstadien homöopathisch zu behandeln. Bei arteriosklerotisch bedingten Beschwerden sind insbesondere die kardiotropen Homöopathika → Seite 500 zu berücksichtigen.

Symptomatik	Arzneimittel
Taubheitsgefühl; Neigung zu Dekubitus	Artemisa abrotanum
Gefäßverengung	Espeletia grandiflora
Gangrän	Kreosotum
Schmerzen, Kältegefühl	Secale cornutum

Artemisa abrotanum (Abrotanum)

Schmerzen und Taubheitsgefühl bei Verschlechterung durch Kälte und Nässe.
Neigung zu Dekubitus; Perniones.

Dosierung: D3, 3 × täglich 5 Tropfen
Salbe zur externen Behandlung

Espeletia grandiflora

Bei **Durchblutungsstörungen** als klinische Indikation; auch in Folge von Nikotinabusus.

Dosierung: D3, 3 × täglich 5 Tropfen

Kreosotum

Gangrän mit übel riechender, blutiger Sekretion; starke Schmerzen.

Dosierung: D6, 2 – 3 × täglich 5 Tropfen

Secale cornutum

Durchblutungsstörungen mit **Kribbeln, Schmerzen, Taubheits- und Kältegefühl**. Schwerhörigkeit.

Dosierung: D6, 2 – 3 × täglich 5 Tropfen

Apoplex und Folgezustände I 64

Zur Behandlung der Apoplexfolgen vgl. auch die entsprechenden Kapitel.
Die Physiotherapie ist eine unverzichtbare Basistherapie.

Symptomatik	Arzneimittel
Apoplektischer Zustand	Arnica montana
Lähmungszustände	Aluminum oxydatum
Harn- und Stuhlinkontinenz	Causticum
Spastik, schlaffe Lähmung	Zincum metallicum

Arnica montana

Hochrotes, gedunsenes Gesicht. **Benommenheit; Ohrensausen, Nasenbluten.** Schwindelgefühl.

Dosierung: D4, D6, anfangs bis zu stündlich 3 Tropfen (im subakuten Stadium)
D12, 2 × täglich 5 Tropfen (postapoplektisch)
D30, 1 – 2 × wöchentlich 5 Tropfen

Aluminium oxydatum (Alumina)

Apoplex mit Lähmungsfolgen im Gesicht und Extremitäten. Schwindelgefühl; Gangunsicherheit.
Erschöpfter, hagerer Patient mit trockener Haut.

Dosierung: D12, 2 × täglich 1 Tablette
D30, 1 – 2 × wöchentlich 5 Tropfen

Causticum

Lähmungserscheinungen insbesondere mit Harn- und Stuhlinkontinenz. Senile, depressive Stimmungslage.

Dosierung: D12, 2 × täglich 1 Tablette
D30, 1 – 2 × wöchentlich 5 Tropfen

Zincum metallicum

Motorische Unruhe mit Spastik und Tremor; **später schlaffe Lähmung** und Lethargie.

Dosierung: D12, 2 × täglich 1 Tablette
D30, 1 – 2 × wöchentlich 5 Tropfen

Venöse Erkrankungen

Übersicht

Phlebitis, S. 509 – Chronisch venöse Insuffizienz, S. 511 – Hämorrhoiden, S. 512 – Analthrombosen, S. 512

Erkrankungen des venösen Systems sind sehr häufig und bedürfen einer konsequenten Therapie. Obige Einteilung ist ein orientierender Anhaltspunkt.
Als Basisbehandlung sind **physikalische Maßnahmen** unumgänglich.
Als **Externa** bewähren sich (vgl. → Seite 575):

- bei Varikose: **Sabdariffa-Salbe**
- bei Stauungsdermatose: **Cardiospermum-Salbe**
- bei Ulcus cruris varicosum: **Calendula-Salbe**

Phlebitis I 80.9

Entzündung der oberflächlichen Venen; unbedingt zu beachten ist die Differenzialdiagnose: Phlebothrombose *(Cave)*.

Symptomatik	Arzneimittel
Beginnende Entzündungssymptomatik	Atropa belladonna
Akute Phlebitis	Lachesis mutus
Phlebitis nach Trauma	Arnica montana
Rezidivierende Phlebitiden	Hamamelis virginiana

Atropa belladonna (Belladonna)

Akute, plötzlich einsetzende Entzündung mit Rötung und Schwellung der betroffenen Venenabschnitte; starke Berührungsempfindlichkeit.

Dosierung: D6, anfangs stündlich 3 Tropfen (Frühstadium)

Lachesis mutus

Hoch akute Phlebitis mit Entzündungszeichen. Starke Schmerzempfindlichkeit bei deutlicher Wärmeunverträglichkeit.

Dosierung: D12, anfangs 1 × täglich 1 Ampulle i.v. oder i.m., nach Abklingen des hoch entzündlichen Stadiums peroral D12 (2 × täglich 5 Tropfen).
Bei starker Entzündung: Lachesis D12 und Echinacea D4 als Mischinjektion i.v. oder i.m. gemäß obigem Dosierungsschema (längstens 10 Tage).

Arnica montana

Phlebitis infolge eines Traumas. Hauteinblutungen; Zerschlagenheitsgefühl. **Ulcus cruris varicosum**.

Dosierung: D6, D12, 2–3 × täglich 5 Tropfen
D30, 1–2 × wöchentlich 5 Tropfen

Hamamelis virginiana

Schmerzhafte, berührungsempfindliche Varizen von dunkelbläulicher Farbe; Neigung zu rezidivierenden Entzündungen, **Gefäßfragibilität**.
Zerschlagenheitsgefühl am ganzen Körper.

Dosierung: D4, 3 × täglich 5 Tropfen

Hinweis: Hamamelis-Tinktur als Externum (1 : 10 verdünnt) zur Lokalbehandlung.

Chronisch-venöse Insuffizienz I 87.2

Die organotropen Homöopathika erfassen in ihrem Wirkungsprofil Varikose, Stauungsdermatose sowie das Ulcus cruris varicosum.

Symptomatik	Arzneimittel
Varikose; Hämorrhoidalleiden	Aesculus hippocastanum
Chronisch-venöse Insuffizienz	Calcium fluoratum
Ulkus, Dermatose	Silybum marianum
Ulkus mit übel riechender Sekretion	Carbo vegetabilis
Therapieresistentes Ulkus, Dermatose	Sulfur

Aesculus hippocastanum

Venöse Belastung (konstitutionell) mit Bildung von Varizen und Hämorrhoiden. Neigung zu Ulcus cruris varicosum. Schmerzhaft geschwollene Beine; Obstipation. LWS-Syndrom.

Dosierung: D4, D6, 2 × täglich 5 Tropfen, auch mit Zwischengabe von
Calcium fluoratum D30, 1 – 2 × wöchentlich 5 Tropfen

Calcium fluoratum

Es besteht eine konstitutionelle Bindegewebsschwäche. **Venöse Stauungen mit Varizenbildung.** Dermatose, auch Ulcus cruris varicosum. Deutliche Wärmeverschlechterung.

Dosierung: D6, D12, 1 – 2 × täglich 1 Tablette
D30, 1 – 2 × wöchentlich 5 Tropfen
Als Zwischengabe bewährt sich **Acidum silicicum (Silicea)** D30, 1 – 2 × wöchentlich 5 Globuli

Silybum marianum (Carduus marianus)

Chronisch-venöse Insuffizienz, auch Hämorrhoidalleiden. Ulcus cruris varicosum. Hepatogene Belastung. Neigung zu Obstipation.

Dosierung: D3, 3 × täglich 1 Tablette

Carbo vegetabilis

Ulcus cruris bei Varikose. **Bläulich schwarzer Untergrund bei marmorierter Umgebung; übel riechendes Sekret.** Die Schmerzen werden als sehr brennend empfunden. Kardiopulmonale Beschwerden bei starkem Meteorismus.

Dosierung: D12, 1 – 2 × täglich 5 Tropfen
D30, 1 – 2 × wöchentlich 5 Tropfen

Sulfur

Ulcus cruris varicosum. Varikose; **allgemein schmutzig wirkendes Hautbild**. Neigung zu rauer schrundiger Haut; Eiterungstendenz.

Dosierung: D12, 1 × täglich 1 Tablette (Reaktion beobachten).

Hämorrhoiden, Analthrombosen I 84.9, I 84.3

Homorrhoidalleiden erfordern als Basistherapie eine ausgewogene Kost, da häufig eine Obstipation vorliegt.
Bei einer Analthrombose ist oftmals eine chirurgische Intervention notwendig.

Symptomatik	Arzneimittel
Hämorrhoidalleiden	Myrrhis odorata
Hämorrhoiden infolge Obstipation bei Reizmittelabusus	Strychnos nux vomica
Nässende, entzündlich gereizte Hämorrhoiden	Paeonia officinalis
Hämorrhoiden bei Hepatopathie	Silybum marianum
Analthrombose	Crotalus horridus

Hinweis: Vgl. die unter → *Chronisch-venöse Insuffizienz* genannten Homöopathika, Seite 511.

Myrrhis odorata

Hämorrhoidalleiden bei inneren und äußeren Hämorrhoiden.

Dosierung: D3, 3 × täglich 5 Tropfen
(10%ige Salbe als Rezeptur)

Strychnos nux vomica (Nux vomica)

Schmerzhafte Hämorrhoiden, nicht blutend.
Verschlechterung nach dem Stuhlgang; **Obstipation bei Reizmittelabusus**.

Dosierung: D6, D12, 2–3 × täglich 1 Tablette

Paeonia officinalis

Entzündlich gereizte Hämorrhoiden mit starker Berührungsempfindlichkeit; nässende Tendenz.
Schmerzen während und nach der Defäkation. **Analfissur (nässend); Pruritus ani.**

Dosierung. D3, 3 × täglich 5 Tropfen
(10%ige Salbe als Rezeptur)

Silybum marianum (Carduus marianus)

Hämorrhoiden bei Hepatopathie; Obstipation.

Dosierung: D3, 3 × täglich 1 Tablette

Crotalus horridus

Akute Analthrombose mit typischen Entzündungszeichen; dunkel schwärzliche Verfärbung der Thrombose, Umgebung entzündlich geschwollen.

Dosierung: D12, anfangs 1 × täglich 1 Ampulle i.v. oder i.m., nach Abklingen des akuten Prozesses peroral D12, 2 × täglich 5 Tropfen.
Bei starker Entzündung: **Crotalus horridus D12** und **Echinacea D4** als Mischinjektion i.v. oder i.m. gemäß obigem Dosierungsschema.

Schilddrüsenerkrankungen

Übersicht

Hyperthyreose, S. 515 – Hypothyreose, S. 515 – Knotenbildung, S. 516

Bei älteren Patienten treten Dysfunktionen der Schilddrüse oft maskiert auf oder imponieren mit atypischen Symptomen (Diagnostik!). Keinesfalls darf eine Substitutions- oder Supressionstherapie versäumt werden.

Hyper- und Hypothyreose E 05.9, E 03.9

Symptomatik	Arzneimittel
Migräneartige Kopfschmerzen	Flor de piedra
Beschwerden der Verdauungsorgane	Hedera helix
Herzbeschwerden	Leonorus cardiaca
Schweißausbruch, Hitzegefühl	Lycopus virginicus
Basismittel	Thyreoidinum

Die **Dosierung** der Homöopathika erfolgt in Abhängigkeit der Dysfunktion der Schilddrüse:

▷ Hyperthyreote Stoffwechsellage:
D12, 1 × täglich 5 Tropfen/1 Tablette.
D30, 1 – 2 × wöchentlich 5 Globuli.

▷ Euthyreote Stoffwechsellage:
D6, D12, 1 – 2 × täglich 5 Tropfen/1 Tablette

▷ Hypothyreote Stoffwechsellage:
D3, D4, D6, 2 – 3 × täglich 5 Tropfen/1 Tablette

Flor pe piedra

Vergrößerung der Schilddrüse, Druckgefühl; Herzbeschwerden. Begleitsymptome können sein **Migräne mit Sehstörungen sowie Galle-Leber-Beschwerden**.

Dosierung: s. o.

Hedera helix

Druck- und Spannungsgefühl an der Schilddrüse; auch **vegetative Symptome wie Herzjagen**. Gesteigerter Appetit; Neigung zu dünnen Stühlen.
Auch Zustand nach Strumektomie.

Dosierung: s. o.

Leonorus cardiaca

Unspezifische Herzbeschwerden wie Herzunruhe, Herzjagen.

Dosierung: D4, D6, 2 – 3 × täglich 5 Tropfen

Lycopus virginicus

Allgemeine **Nervosität mit Schweißausbrüchen**, Hitzegefühl und Herzjagen.

Dosierung: D4, D6, 2 – 3 × täglich 5 Tropfen

Tyhreoidinum

Als **Basismittel** in Kombination mit dem individuell angezeigten Homöopathikum.

Dosierung: s. o.

Knotenbildung E 04.9

Je nach Ausbreitung der Knotenbildung (*Cave:* Malignom) sind der homöopathischen Regulationstherapie Grenzen gesetzt. Die Schilddrüsenhormone sind zu kontrollieren.

Symptomatik	Arzneimittel
Struma	Badiaga
Zyste	Conium maculatum
Struma mit Beengungsgefühl	Euspongia officinalis
(harte) Struma	Lapis albus

Hinweis: Erfahrungsgemäß sprechen weiche Strumen und kleinere Zysten besonders gut an.

Dosierung: 3 Wochen Therapie, 1 Woche Pause, 3 Wochen Therapie usw.; eine mehrmonatige Behandlung ist notwendig.

Badiaga

Schilddrüsenvergrößerung mit **Anfällen von Herzjagen, Unruhe, Heißhunger**.

Dosierung: D4, 2–3 × täglich 1 Tablette

Lapis albus

(Harte) Struma als klinische Indikation.

Dosierung: D4, 2–3 × täglich 1 Tablette

Hinweis: **Lapis albus** und **Badiaga** können auch im täglichen resp. wöchentlichen Wechsel gegeben werden.

Conium maculatum

Struma mit **Zystenbildung** zum Versuch der Regression.

Dosierung: D6, D12, 1–2 × täglich 5 Tropfen

Euspongia officinalis (Spongia)

Druckgefühl an der Schilddrüse bei Struma; **berührungsempfindlich, Beengungsgefühl**.

Dosierung: D4, D6, 2 × täglich 1 Tropfen
D12, 1 × täglich 5 Tropfen

Magen-Darm-Erkrankungen

Übersicht

Dyspepsie, S. 518 – Gastralgie, S. 518 – Ulkuskrankheit, S. 519 – Gastroenteritis, S. 521 – Diarrhö, S. 521 – Obstipation, S. 523

Da die Verdauungsorgane eine funktionelle Einheit darstellen, ist aus methodischen Gründen eine Zuordnung klinische Diagnose/Leitsymptomatik sinnvoll.

Dyspepsie, Gastralgie K 30, R 10.1

Dyspeptische Beschwerden (Non-ulcer Dyspepsia = NUD) ist durch ein Symptomenbündel gekennzeichnet (*Cave:* Ulkus). Die Homöotherapie orientiert sich an der Leitsymptomatik.

Symptomatik	Arzneimittel
Übel riechende Ausscheidungen	Asa foetida
Blähbauch, Lufthunger	Carbo vegetabilis
Krampfartige Beschwerden	Cuprum metallicum
Starke Blähungen, Aufstoßen	Lycopodium
Säurebeschwerden	Robinia pseudoacacia

Asa foetida

Stark übel riechende Ausscheidungen (Aufstoßen, Abgang von Blähungen); Abdomen aufgetrieben. Wechselnde Stühle, übel riechend.

Dosierung: D4, D6, 3 × täglich 5 Tropfen

Carbo vegetabilis

Meteorismus mit Völlegefühl, Aufstoßen und Blähungen; krampfartige Schmerzen, Fettunverträglichkeit. **Herzbeschwerden und Luftnot.**

Dosierung: D4, D6, 3 × täglich 1 Tablette

Cuprum metallicum

Krampfartiges Aufstoßen; Krämpfe im Bauchraum. Übelkeit, Erbrechen mit Besserung durch Kalttrinken.

Dosierung: D6, 3 × täglich 1 Tablette

Lycopodium

Aufgetriebenes Abdomen mit deutlicher Verschlechterung nach dem Essen. Rasches Sättigungsgefühl. Patient kann am Leib nichts Enges vertragen. Chronische **Hepatopathie**.

Dosierung: D6, D12, 2 – 3 × täglich 1 Tablette

Robinia pseudoacacia

Sodbrennen, saures Aufstoßen, auch saures Erbrechen. Säuerlich riechende Stühle.

Dosierung: D4, D6, 2 – 3 × täglich 5 Tropfen

Ulkuskrankheit L 98.4

Die Ulkuskrankheit ist nicht nur als Lokalerkrankung (Ventrikulum, Duodenum) zu verstehen, sondern muss ganzheitlich betrachtet werden. Zur längerfristigen Behandlung sind deshalb streng individuell gewählte *Konstitutionsmittel* notwendig → Seite 576.

Symptomatik	Arzneimittel
Schwächegefühl	Acidum nitricum
Krampfartige Oberbauchschmerzen	Bismutum subnitricum
Unverträglichkeit von Bier	Kalium bichromicum
Unverträglichkeit von Fettem und Alkohol	Mandragora e radice
Gereizter, unbeherrschter Patient	Semecarpus anacardium
Basismittel	Acidum formicicum

Acidum nitricum

Entzündliche Schleimhauterkrankungen mit Neigung zur Ulzeration; **Mundwinkelrhagaden**. Magenbeschwerden mit Aufstoßen, Sättigungsgefühl.
Analfissur; Diarrhö, Hämorrhoidalleiden. **Schwächegefühl.**

Dosierung: D12, 2 × täglich 5 Tropfen

Bismutum subnitricum

Krampfartige Oberbauchschmerzen mit übel riechendem Aufstoßen. Schmerzen **bis in die Schulterblätter ausstrahlend**.
Schmerzlinderung durch Rückwärtsbeugen.

Dosierung: D6, 3 × täglich 1 Tablette

Kalium bichromicum

Unverträglichkeit von Bier, trotzdem Verlangen nach Alkohol. Übelkeit, saures Erbrechen, Kopfschmerzen.
Nach dem Essen Völlegefühl und brennende Magenschmerzen.

Dosierung: D6, D12, 2–3 × täglich 1 Tablette

Mandragora e radice

Krampfartige Magenschmerzen, die sich durch Essen bessern. Meteorismus; Obstipation.
Unverträglichkeit von Genussmitteln und fetten Speisen.
Cholezysto- und Hepatopathie.

Dosierung: D6, D12, 2 – 3 × täglich 1 Tablette

Semecarpus anacardium (Anacardium)

Nüchtern- und Spätschmerz, Besserung nach dem Essen; spastische Obstipation. Juckreiz der Haut mit Ekzem. **Gereizter, unbeherrschter Patient.**

Dosierung: D6, D12, 2 – 3 × täglich 1 Tablette

Acidum formicicum

Als **Basismittel**, auch zusätzlich zum individuell angezeigten Homöopathikum.

Dosierung: D12, 1 – 2 × wöchentlich 1 Ampulle s.c. am Plexus solaris
D30, 1 – 2 × wöchentlich 5 Globuli

Gastroenteritis, Diarrhö K 52.9

Anamnestisch ist nach dem Auslöser (»Folge von …«) zu suchen (so genanntes Schlüsselsymptom).
Bei anhaltender Diarrhö ist eine Substitutionstherapie gerade beim älteren Menschen notwendig; eine chronische Diarrhö kann auch Symptom eines Malignoms sein.

Symptomatik	Arzneimittel
Brechdurchfall	Acidum arsenicosum
Zu üppiges Essen und Trinken	Antimonium crudum
Genuss- und Reizmittelabusus	Strychnos nux vomica
Kost- und Klimawechsel	Okoubaka
Morgendliche Diarrhö	Podophyllum peltatum
Diarrhö mit Inkontinenz	Aloe

Acidum arsenicosum (Arsenicum album)

Heftiger Brechdurchfall mit Gefahr der Demineralisation. Große Schwäche und Müdigkeit, der Patient ist **ängstlich und unruhig.** Verlangen nach kaltem Getränk.

Dosierung: D12, 3 – 4 × täglich 5 Tropfen

Antimonium crudum

Erbrechen infolge von **Weingenuss und zu üppigem Essen (»überladener Magen«).** Das Erbrechen bringt keine Erleichterung. Weißlich belegte Zunge. Hornhaut- und Schwielenbildung an Fußsohlen und Handflächen.

Dosierung: D6, 3 × täglich 1 Tablette

Strychnos nux vomica (Nux vomica)

Krampfartige Bauchschmerzen, Sodbrennen, Neigung zu Erbrechen und Blähungen. Hämorrhoidalbeschwerden, **Unverträglichkeit von Kaffee, Tabak und Alkohol sowie gewürzten Speisen**.

Dosierung: D6, 3 – 4 × täglich 5 Tropfen

Okoubaka

Nahrungsmittelintoxikation; Brechdurchfall infolge von verdorbenen Speisen resp. Kost- und Klimaumstellung (**Reisediarrhö**).

Dosierung: D3, 3 – 4 × täglich 1 Tablette

Podophyllum peltatum

Morgendliche Diarrhö, reichlich schmerzlose Stühle; Hämorrhoidalbeschwerden bei Gefahr eines Rektumprolaps.

Dosierung: D4, D6, 3 – 4 × täglich 1 Tablette

Aloe

Wässrig-schleimige Stühle, klumpig, auch blutig tingiert. Abgang von reichlich Winden mit **Inkontinenzneigung**.

Dosierung: D6, 3 – 4 × täglich 5 Tropfen

Obstipation K 59.0

Das indizierte Homöopathikum ist kein sofort wirksames Laxans, sondern dient der Stuhlregulierung bei länger bestehender Obstipation (Ursache?).
Diätetische Maßnahmen sind die Basistherapie.

Symptomatik	Arzneimittel
Atonische Obstipation	Aluminium oxydatum
Hepatogene Obstipation	Magnesium chloratum
Darmatonie durch Bettlägerigkeit	Opium
Spastische Obstipation	Plumbum metallicum

Aluminium oxydatum (Alumina)

Kleinkugeliger, **trockener Stuhl; kein Dranggefühl**. Auch weicher Stuhl kann nur schwer entleert werden (»Schmieren«).

Dosierung. D6, 3 × täglich 1 Tablette

Magnesium chloratum

Hellfarbene, bröckelige Stühle, **Hepatopathie**.

Dosierung: D6, 3 × täglich 1 Tablette

Opium

Obstipation ohne Dranggefühl, **Folge eines psychischen Ereignisses** (Schreck etc.). Darmatonie infolge längerer Bettlägerigkeit.

Dosierung: D12, 2 × täglich 5 Tropfen
D30, 1 – 2 × wöchentlich 5 Globuli

Plumbum metallicum

Obstipation mit **Darmspasmen; schafkotartiger Stuhl.**

Dosierung: D12, 2 × täglich 1 Tablette

Erkrankungen von Leber, Galle und Pankreas

Übersicht

Cholezystopathie, S. 525 – Hepatopathie, S. 527 – Pankreopathie, S. 528

Bei Beachtung der Leitsymptomatik sind differenzialtherapeutisch alle in diesem Kapitel genannten Homöopathika zu berücksichtigen.
Jedwede Arzneimitteltherapie bedarf diätetischer Maßnahmen als Basisbehandlung.

Cholezystopathie K 82.9

Die hoch akute Cholezystitis – zumal mit kolikartigen Schmerzen – ist nur bedingt homöopathisch zu behandeln; die Cholelithiasis ist unter dem Gesichtspunkt der probatorischen Steinabtreibung, insbesondere jedoch zur Behandlung der Steindiathese geeignet.

Symptomatik	Arzneimittel
Kolikartige Schmerzen, auch bei Steinleiden	Atropa belladonna und Hydrastis canadensis
Postcholezystektomiesyndrom	Veronica virginica
Steinleiden, wechselnde Stühle	Berberis vulgaris
Steinleiden bei Hepatopathie	Lycopodium
Basismittel bei Steinleiden	Calculi biliarii

Hinweis: Vgl. auch → *Hepatopathie*, Seite 527.

Atropa belladonna (Belladonna)

Plötzlich einsetzende kolikartige Schmerzen; berührungsempfindliches Abdomen. Starke Geräusch- und Lichtempfindlichkeit.

Dosierung: D4, anfangs bis zu alle 2 – 3 Minuten 3 Tropfen

im Wechsel mit

Hydrastis canadensis

Krampfartige Oberbauchschmerzen mit Schwäche und Senkungsgefühl im Magen. Hellfarbene Stühle.

Dosierung: D3, anfangs bis zu alle 2 – 3 Minuten 3 Tropfen

Hinweis: Bei rezidivierenden Beschwerden 3 × täglich 5 Tropfen

Veronica virginica (Leptandra)

Subakutes Stadium einer Cholezystitis mit brennenden Schmerzen und übel riechenden Stühlen; **Postcholezystektomie-Syndrom**.

Dosierung: D4, 3 × täglich 1 Tablette

Berberis vulgaris

Übelkeit, Magendruck, Schmerzen stechender, brennender, drückender Art im Oberbauchbereich; Appetitlosigkeit. **Neigung zur Steinbildung (Gallenblase, Nieren).**

Dosierung: D6, 3 × täglich 1 Tablette

Lycopodium

Sättigungsgefühl nach wenigen Bissen, Hungergefühl unmittelbar nach dem Essen; saures Aufstoßen, **Meteorismus; Unverträglichkeit von Druck am Abdomen**. Kolikartige Schmerzen im rechten Oberbauch. **Hepatopathie.**

Dosierung: D6, D12, 2 × täglich 1 Tablette

Calculi biliarii

Als **Basismittel** bei Steinleiden; auch in Verbindung mit dem individuell gewählten Homöopathikum.

Dosierung: D12, 1 – 2 × täglich 1 Tablette

Hepatopathie K 76.9

Hepatopathien – entzündliche und degenerative Krankheitsverläufe – können homöopathisch behandelt werden, wobei je nach Stadium der Erkrankung der Regulationstherapie Grenzen gesetzt sind (z.B. Zirrhose).

Symptomatik	Arzneimittel
Schmerzen bis zum rechten Schulterblatt ausstrahlend	Chelidonium majus
Oberbauchbeschwerden; Neigung zu Cholezystitis	Silybum marianum
Oberbauchschmerzen mit Völlegefühl	Flor de piedra
Neigung zu Diarrhö; Landkartenzunge	Taraxacum officinale
Metabolisch-toxische Lebererkrankung	Picrorhiza

Hinweis: Bei Leberzirrhose hat sich (palliativ) eine Mischung bewährt aus gleichen Teilen von
Aqua nucis vomicae
Aqua quassiae aa

Dosierung: 3 × täglich 15 Tropfen

Chelidonium majus

Belegte Zunge, bitterer Mundgeschmack, **Schmerzen im Oberbauchbereich, die bis zum rechten Schulterblatt ausstrahlen**. Obstipierter oder diarrhöischer Stuhl, gelblich gefärbt.

Dosierung: D4, 3 × täglich 1 Tablette

Silybum marianum (Carduus marianus)

Übelkeit, Erbrechen, **Schmerzen mit Druckgefühl, auch kolikartig, im Oberbauch**. Varikosis.

Dosierung: D2, D3, 3 × täglich 1 Tablette

Flor de piedra

Oberbauchbeschwerden mit Aufstoßen und Blähungen. Dysthyreose. Ekzem; Pruritus.

Dosierung: D6, 3 × täglich 1 Tablette

Taraxacum officinale

Druckschmerzen im Oberbauch. Abneigung gegen fette Speisen. Meteorismus. Belegte Zunge; Landkartenzunge.

Dosierung: D4, 3 × täglich 1 Tablette

Picrorhiza

Oberbauchbeschwerden mit Appetitlosigkeit und Obstipation; Müdigkeit. **Ätiologisch: Entzündung, metabolisch toxisch bedingt.**

Dosierung: D3, 3 × täglich 1 Tablette

Pankreopathie K 85

Neben konsequenten diätetischen Maßnahmen (u.a. Alkohol- und Fettkarenz) ist die Homöotherapie vor allem bei chronifizierenden Verläufen angezeigt.

Symptomatik	Arzneimittel
Oberbauchschmerzen; Stearrhö	Eichhornia
Starke Säurebeschwerden	Iris versicolor
Brennende Schmerzen; rasche Ermüdbarkeit	Phosphorus

Eichhornia

Übelkeit, Völlegefühl, Blähungen mit Oberbauchschmerzen; fettige Stühle, auch Obstipation.

Dosierung: D3, 3 × täglich 1 Tablette

Iris versicolor

Übelkeit und Erbrechen von Saurem, kolikartige Schmerzen; fett glänzende und säuerlich riechende Stühle.
Hepatogene Migräne.

Dosierung: D6, 3 × täglich 1 Tablette

Phosphorus

Brenngefühl im Magen mit Verlangen nach häufigen (kleineren) Mahlzeiten; Flatulenz, weiche, geruchlose Stühle, die den Patienten schwächen. Obstipation.
Personotrope Symptomatik beachten.

Dosierung: D12, 2 × täglich 1 Tablette

Erkrankungen der Nieren und ableitenden Harnwege

Übersicht

Zystitis, S. 530 – Pyelitis, S. 530 – Harninkontinenz, S. 533 – Nephropathien, S. 535

Zystitis, Pyelitis N 30.9, N 12

Akute Zystitis, Pyelitis N 30.0, N 10

Harnwegsinfektionen imponieren mit einer signifikanten Bakteriurie und Leukozyturie bei unterschiedlicher klinischer Symptomatik. Die Homöotherapie kann auch mit einer eventuell notwendigen Chemo- oder Antibiotikatherapie kombiniert werden.

Symptomatik	Arzneimittel
Akuter Harnwegsinfekt	Lytta vesicatoria
Harnwegsinfektion infolge von Nässe und Kälte	Solanum dulcamara
Infekt mit hoch pathologischem Urinbefund	Mercurius sublimatus corrosivus
Reizblasen-Syndrom	Pulsatilla pratensis
Zystitis infolge von Manipulation	Arnica montana

Hinweis: Vgl. auch → *Chronische Zystitis/Pyelitis*, Seite 531.

Lytta vesicatoria (Cantharis)

Akuter Harnwegsinfekt mit Dysurie und Pollakisurie; sehr **starke und brennende Schmerzen**. Typischer Urinbefund.

Dosierung: D6, anfangs bis zu stündlich 3 Tropfen

Solanum dulcamara (Dulcamara)

Akuter Harnwegsinfekt, auch Reizblase **infolge von Nässe und Kälte, als Folge von raschem Temperaturwechsel (von warm nach kalt)**. Schmerzhaftes, gehäuftes Wasserlassen; klopfschmerzhaftes Nierenlager.

Dosierung: D6, anfangs bis zu stündlich 3 Tropfen

Mercurius sublimatus corrosivus

Harnwegsinfekt mit krampfartigen Schmerzen; **Abgang von schleimig-eitrigem Urin**. Fieber mit nächtlichen Schweißausbrüchen.

Dosierung: D6, 3 × täglich 1 Tablette

Pulsatilla pratensis

Reizblase, rezidivierende Harnwegsinfekte auch als Folge von Unterkühlung (z.B. infolge von kalten und nassen Füßen). Vermehrter Harndrang mit krampfartigen Schmerzen, bis zu den Oberschenkeln ausstrahlend.

Dosierung: D6, anfangs bis zu stündlich 3 Tropfen

Arnica montana

Harnwegsinfekt infolge von Manipulation wie **Katheterisierung oder auch traumatischer Schädigung (postoperativ)**.

Dosierung: D6, 3 × täglich 5 Tropfen
Hinweis: Zur Nachbehandlung nach einer Antibiotikatherapie eignet sich **Sulfur D30** (5 Tropfen als Einmalgabe).

Chronische Zystitis/Pyelitis N 30.2, N 11.9

Die Behandlung chronisch rezidivierender Verläufe von Harnwegsinfektionen sind eine wichtige Domäne für die Homöotherapie, wobei eine mechanische Abflussbehinderung ggf. chirurgisch zu sanieren ist. Zur längerfristigen

Behandlung sind → *Konstitutionsmittel* notwendig, vgl. → Seite 576.

Symptomatik	Arzneimittel
Zustand nach akutem Harnwegs-infekt	Solidago virgaurea
Dumpfe Schmerzen im Nierenlager	Chimaphila umbellata
Chronisch rezidivierende Harnwegsinfekte	Fabiana imbricata
Stechende Schmerzzustände	Acidum nitricum
Chronische Schleimhauterkrankung	Thuja occidentalis

Solidago virgaurea

Zustand nach Harnwegsinfekt, rezidivierendes Auftreten von Infekten nach Absetzen des Chemotherapeutikums; zur »Terrain-Sanierung«.

Dosierung: D2, 3 × täglich 5 Tropfen (4 – 6 – 8 Wochen)

Chimaphila umbellata

Verstärkter Harndrang mit Brennschmerz während und nach der Miktion. **Dumpfe Schmerzen im Nierenlager.** Schleimiger, übel riechender Harn.

Dosierung: D3, 3 × täglich 5 Tropfen

Fabiana imbricata

Chronifizierende Harnwegsinfekte mit **rezidivierenden Schüben akuter Entzündungen**, auch bei Nephrolithiasis. Oftmals blande Symptomatik. Versuch bei beginnender Niereninsuffizienz.*

Dosierung: D4, 3 × täglich 5 Tropfen

* Zur Differenzialtherapie vgl. Spezialliteratur

Acidum nitricum

Stechende Schmerzen in der Harnröhre und am Genitale (»Splitterschmerz«) bei pathologischem Urinstatus (Erythrozyten, Leukozyten; Eiweiß, Zylinder). Urin dunkel, übel riechend. Starker Schweißgeruch; Schwächegefühl.

Dosierung: D6, D12, 2 × täglich 5 Tropfen

Thuja occidentalis

Chronisch rezidivierende Harnwegsinfektionen, oft mit blander Symptomatik. **Neigung zu Infekten der Atemwege (Sinusitis, Bronchitits) und der Harnwege** bei deutlicher Unverträglichkeit und Abneigung gegen Kälte und Nässe.
Häufiger Nebenbefund: Warzen, seborrhoischer Hautstatus.

Dosierung: D12, 2 × täglich 5 Tropfen

Hinweis: Als Zwischenmittel eignet sich **Medorrhinum D30** (5 Tropfen im Abstand von 4 Wochen, insgesamt 3 ×) sowie abschließend **D200**.

Harninkontinenz R 32

Die Harninkontinenz kann Symptom verschiedener Störungen sein (z.B. Stress-, Urge- oder Überlaufinkontinenz). Je nach Ausbreitung ist eine operative Intervention nicht zu umgehen.
Die Homöotherapie versteht sich als konservativer Therapieversuch.

Hinweis: Vgl. auch → *Erkrankungen der männlichen und weiblichen Genitalorgane*, Seite 537 und 541.

Symptomatik	Arzneimittel
Urinabgang bei Erschütterungen	Causticum
Unwiderstehlicher Harndrang, Reizblase	Petroselinum
Blasenschwäche bei Prostatahyperplasie	Conium maculatum
Blasenschwäche bei Senkungsbeschwerden	Sepia

Causticum

Harninkontinenz, **unwillkürlicher Harnabgang** bei Husten und Niesen sowie beim Gehen.

Dosierung: D4, D6, 3 × täglich 1 Tablette

Petroselinum

Unwiderstehlicher Harndrang; kann den Urin nicht halten, wobei nur kleine Mengen ausgeschieden werden. **Reizblase.**

Dosierung: D6, 3 × täglich 5 Tropfen

Conium maculatum

Blasenschwäche bei Prostatavergrößerung; Restharnbildung mit rezidivierenden Blasenentzündungen.
Allgemeine Zeichen der Alterung; Arteriosklerose, Regression im Physischen und Psychischen.

Dosierung: D12, 2 × täglich 5 Tropfen
D30, 1 – 2 × wöchentlich 5 Globuli

Sepia

Blasenschwäche bei Senkungsbeschwerden mit Prolapsgefühl. Rezidivierende Entzündungen der Harnwege.

Dosierung: D12, 2 × täglich 5 Tropfen
D30, 1 – 2 × wöchentlich 5 Globuli

Hinweis: **Gelsemium D4** und **Oleander D4** jeweils 2 bis 3 × täglich 5 Tropfen im Wechsel als bewährte Kombination zur Behandlung der Harninkontinenz (nach *W. Quilisch*).

Nephropathien N 28.9

Glomeruläre und tubuläre Nierenerkrankungen manifestieren sich aufgrund unterschiedlichster Ätiologie und Pathogenese in verschiedene Krankheitsbilder.
Die homöopathische Behandlung (auch als Adjuvans!) setzt eine fachärztliche Diagnostik und Verlaufskontrolle voraus. Zur längerfristigen Behandlung sind → *Konstitutionsmittel* notwendig (Seite 576).

Symptomatik	Arzneimittel
Starke Ödembildung	Apis mellifica
Beginnende Urämie	Cuprum arsenicosum
Chronische Nephropathie	Phosphorus

Apis mellifica

Ödembildung; Oligurie; Harn eiweiß- und zylinderhaltig. Kopfschmerzen; Übelkeit; Erbrechen. Auffallende Durstlosigkeit.

Dosierung: D6, 3 × täglich 5 Tropfen

Cuprum arsenicosum

Ödeme; Oligurie; **blass-zyanotische Haut; Müdigkeit**. Beginnende Urämie.

Dosierung: D6, 2 × täglich 1 Tablette

Phosphorus

Chronische Nephropathie; **Albuminurie, Blutungen** (hämorrhagische Diathese).

Dosierung: D12, 2 × täglich 5 Tropfen

Erkrankungen der männlichen Genitalorgane

Übersicht

Prostatitis, S. 537 – Epididymitis, S. 537 – Prostatahyperplasie, S. 539

Bei entzündlichen Erkrankungen der Genitalorgane ist die Homöopathie vor allem in den subakuten und chronischen Stadien angezeigt (Diagnostik!). Dies gilt auch für die Stadien I und II der Prostatahyperplasie (*Cave:* Karzinom).

Prostatitis, Epididymitis N 41.9, N 45.9

Die Homöotherapie konkurriert nicht mit einer eventuell notwendigen Antibiotikatherapie! Zu Beginn der Erkrankung oder im akuten Geschehen (dann als Adjuvans) kann folgende Mischinjektion i.v. oder i.m. appliziert werden:

▷ Initialtherapie:
Lachesis D12
Echinacea D4
Pyrogenium D30 aa

▷ Danach:
Lachesis D12
Echinacea D4
Mercurius solubilis D12aa

2 × täglich 1 Ampulle/die bis zum Abklingen der Akutsymptomatik (längstens 10 Tage!).

Aus biologischer Sicht eignen sich Homöopathika (siehe unten) zur Nachbehandlung im Sinne einer Schleimhautsanierung.

Hinweis: Venerische Erkrankungen erfordern eine spezifische Antibiotikatherapie!

Symptomatik	Arzneimittel
Anfallsweise erschwertes Wasserlassen	Pareira brava
Kälte- und Nässe-überempfindlichkeit	Pulsatilla pratensis
Schmerzhafte Hodenschwellung	Clematis recta
Rezidivierende Infekte	Thuja occidentalis

Pareira brava

Schmerzen im Urogenitalbereich mit **anfallsweise erschwertem Wasserlassen; dunkler Urin**.

Dosierung: D4, 3 × täglich 5 Tropfen

Pulsatilla pratensis

Schmerzhafte **Schwellung und Druckgefühl im Dammbereich** bei gehäuftem Wasserlassen; starker Harndrang. **Milchiges Prostatasekret.**

Dosierung: D4, D6, 3 × täglich 5 Tropfen

Clematis recta

Schmerzhafte Schwellung, auch im Verlauf der Samenstränge. Dünner Harnstrahl, die Blase kann nicht vollständig entleert werden.

Dosierung: D4, D6, 3 × täglich 5 Tropfen

Thuja occidentalis

Rezidivierende Entzündungen; deutliche Verschlechterung durch Kälte und Nässe.
Allgemeine Infektneigung; Sinu-Bronchitis.

Dosierung: D12, 2 × täglich 5 Tropfen

Prostatahyperplasie N 40

Differenzialtherapeutisch sind auch die unter Prostatitis, Epididymitis genannten Homöopathika zu berücksichtigen.

Symptomatik	Arzneimittel
Harnabflussbehinderung	Serenoa repens
Schmerzhafter, vergeblicher Harndrang	Digitalis purpurea
Rezidivierende Entzündungen	Populus tremuloides
Prostatavergrößerung	Magnesium jodatum
Typische Zeichen des Alterungsprozesses	Barium carbonicum

Serenoa repens (Sabal serrulatum)

Harnabflussstörung; leichte Schmerzen im Dammbereich. **Nächtlicher Harndrang**, es geht nur eine geringe Harnmenge ab.

Dosierung: D2, 3 × täglich 5 Tropfen

Digitalis purpurea

Verzögerte Harnentleerung, **Harndrang ist schmerzhaft. Restharnbildung**.

Dosierung: D3, 3 × täglich 5 Tropfen

Hinweis: **Serenoa repens** und **Digitalis purpurea** können auch im täglichen Wechsel gegeben werden (n. *W. Quilisch*).

Populus tremuloides

Rezidivierende Entzündungen mit brennenden Schmerzen beim Wasserlassen; verzögerte Harnentleerung. Restharnbildung.

Dosierung: D2, 3 × täglich 5 Tropfen

Magnesium jodatum

Prostatahyperplasie; ältere Patienten mit Allgemeinsymptomen wie Vergesslichkeit, nachlassende Leistungsfähigkeit.

Dosierung: D6, 2 × täglich 1 Tablette

Barium carbonicum

Prostatahyperplasie; typische **Zeichen des arteriosklerotisch bedingten Alterungsprozesses**.

Dosierung: D12, 2 × täglich 1 Tablette

Erkrankungen der weiblichen Genitalorgane*

Übersicht

Senium, S. 541 – Lageveränderung des Genitale, S. 541 – Kolpitis, S. 543

Senium

Das Senium kennzeichnet den Abschluss der Wechseljahre. Durch den Östrogenmangel sind Atrophie und Schrumpfung die Hauptsymptome, was sich in mehreren, aber typischen klinischen Erscheinungsbildern (vgl. die jeweiligen Kapitel) widerspiegelt:

Degenerativer Rheumatismus → Seite 223
Deszensus → Seite 312
Fluor vaginalis → Seite 296
Harninkontinenz → Seite 533
Colpitis senilis → Seite 543
Pruritis vulvae → Seite 292

Lageveränderung des Genitale

N 81.4 – Descensus uteri, N 81.4 – Uterus prolaps

N 81.3 – Totalprolaps

Lageveränderungen des weiblichen Genitale manifestieren sich als Descensus uteri, partieller Uterusprolaps und Totalprolaps. Ja nach Ausprägung und Beschwerden gibt es fließende Übergänge zwischen konservativer Behandlung und chirurgischer Intervention.
Aus homöotherapeutischer Sicht können die folgenden Arzneimittel eingesetzt werden:

* Vgl. auch Kapitel *»Gynäkologie und Geburtshilfe«*, Seite 257 ff.

Symptomatik	Arzneimittel
Erschlaffung der Bänder	Fraxinus americana
Wirbelsäulenschmerzen	Helonias dioica
Ausstrahlende Schmerzen	Lilium tigrinum
Starkes Senkungsgefühl	Sepia
Allgemeiner Schwächezustand	Stannum metallicum

Fraxinus americana

Senkungsbeschwerden mit Gefühl von Schwere im Unterleib; Myom. Starker, wässriger Fluor vaginalis. Hitzewallungen, depressive Verstimmung.

Dosierung: D3, 2 – 3 × täglich 5 Tropfen

Helonias dioica

Senkungsbeschwerden mit starken Wirbelsäulenschmerzen. Abgearbeitete Patientin mit Besserung durch Umgebungswechsel.

Dosierung: D4, 2 – 3 × täglich 5 Tropfen

Lilium tigrinum

Senkungsbeschwerden mit ausstrahlendem Schmerz in Vulva und Ovarien; Beschwerden verschlechtern sich deutlich im Stehen.
Reizbare, zu Depressionen neigende Patientin, sexuell sehr aktiv. Kreislauflabilität mit Tachykardien.

Dosierung: D6, 2 – 3 × täglich 5 Tropfen

Sepia

Senkungsbeschwerden mit ausgeprägtem Gefühl des Nach-unten-Drängens; Ptose und Schwäche des Bindegewebes. Abneigung gegen Kohabitation.

Dosierung: D6, D12, 2 × täglich 1 Tablette

Stannum metallicum

Senkungsbeschwerden bei allgemeiner Schwäche und Kraftlosigkeit. Erschöpfte Patientinnen; rezidivierende Atemwegserkrankungen.

Dosierung: D12, 2 × täglich 1 Tablette

Kolpitis N 76.0

Die entzündliche Reaktion der Vaginalhaut hat als typisches Leitsymptom den Fluor vaginalis; je nach Keimspektrum hat die antibiotische Therapie Vorrang. Die östrogenmangelbedingte Schleimhautschwäche kann mit nachstehenden Homöopathika behandelt werden:

Symptomatik	Arzneimittel
Trockene, entzündlich gereizt Vaginalschleimhaut	Atropa belladonna
Schleimhautulzeration	Acidum nitricum
Zäh-klebriger Fluor vaginalis	Natrium tetraboracicum
Dünnflüssiger, wund machender Fluor vaginalis	Kreosotum
Juckender, scharfer Fluor vaginalis	Lilium tigrinum

Hinweis: Das indiziertes Homöopathikum kann auch zur Lokalbehandlung als **Vaginaltablette** verwendet werden (Arzneistoffträger: Laktose). Die Patientin muss darüber entsprechend informiert werden!

Atropa belladonna (Belladonna)

Vaginalschleimhaut sehr trocken und entzündlich gereizt; starkes Hitzegefühl mit Hyperästhesie.

Dosierung: D6, D12, 2–3 × täglich 1 Tablette

Acidum nitricum

Blutig, scharfer Fluor, wie Fleischwasser; Splitterschmerz, Neigung zu Schleimhautulzera.

Dosierung: D6, D12, 2–3 × täglich 5 Tropfen

Natrium tetraboracicum (Borax)

Scharfer, zäh-klebriger Fluor vaginalis mit brennenden Schmerzen; zur Zeit der Ovulation oft verstärkt.

Dosierung: D4, D6, 2–3 × täglich 1 Tablette

Kreosotum

Oft im Zusammenhang mit einer Entzündung (Vulvitis). **Wund machender, scharfer Fluor vaginalis mit Brennen beim Wasserlassen**. Vulva entzündlich geschwollen mit starkem Pruritus.

Dosierung: D6, D12, 2–3 × täglich 5 Tropfen

Lilium tigrinum

Juckender, scharfer Fluor vaginalis, von gelb-grüner Farbe, stark riechend. Oft sind Mykosen die Ursache.

Dosierung: D6, D12, 2–3 × täglich 5 Tropfen

Rheumatische Erkrankungen*

Übersicht

Degenerative Gelenkerkrankungen, S. 545 – Wirbelsäulenerkrankungen, S. 547 – Osteoporose, S. 548 – Weichteilrheumatismus, S. 550 – Gicht, S. 552

Degenerative Gelenkerkrankungen M 19.9

Bewegungsschmerz mit typischem Anlauf- und Ermüdungsschmerz sowie Funktionseinschränkung ohne systemische Entzündungszeichen sind charakteristisch; die aktivierte Arthrose zeigt lokale Entzündungszeichen.

Symptomatik	Arzneimittel
Aktivierte Arthrose	Filipendula ulmaria
Rheumatoide Gelenkschmerzen mit Gefühl der Steifigkeit	Rhus toxicodendron
Gelenkschmerzen bei Wetterwechsel, »tief sitzende« Schmerzen	Rhododendron
Hüft- und Kniegelenkschmerzen	Harpagophytum procumbens
Gelenkschmerzen, Bewegungseinschränkung, Deformierung	Causticum

Hinweis: Das Homöopathikum kann zu Behandlungsbeginn und bei starken Schmerzen auch als Quaddeltherapie am Locus dolendi eingesetzt werden (2–3 × wöchentlich; eine Kombination mit einem Lokalanästhetikum ist möglich).

* Vgl. auch Kapitel »Rheumatologie und Orthopädie«, Seite 187 ff.

Filipendula ulmaria (Spiraea ulmaria)

Aktivierte Arthrose mit reißenden Schmerzen.
Typisches Begleitsymptom sind die starken Schweiße.
Verschlechterung durch Feuchtigkeit.

Dosierung: D3, D6, 3 – 4 × täglich 5 Tropfen

Rhus toxicodendron

Rheumatoide Gelenkschmerzen mit dem Gefühl der Steifigkeit; **auslösend bzw. verschlimmernd sind Durchnässung, Unterkühlung sowie traumatische Ereignisse (Überanstrengung etc.)**.
Verschlechterung in Ruhe sowie nachts, Besserung durch fortgesetzte Bewegung sowie durch Wärmeapplikation.

Dosierung: D12, 2 – 3 × täglich 5 Tropfen

Rhododendron

Schwellung und Rötung der Gelenke mit heftigen, ziehenden Schmerzen; Schwäche und Schweregefühl sowie Ameisenlaufen. Auch »tief sitzende« Schmerzen an Periost oder Aponeurosen. Auffallendes Begleitsymptom ist ein übel riechender Urin mit Schmerzen in der Harnröhre bei gehäuftem Wasserlassen.
Verschlechterung über Nacht bis zum Morgen sowie durch Wetterwechsel, Nässe und vor Gewitter.

Dosierung: D6, D12, 3 × täglich 5 Tropfen

Harpagophytum procumbens

Gelenkschmerzen, insbesondere der Hüft- und Kniegelenke.

Dosierung: D4, D6, 3 × täglich 5 Tropfen

Causticum

Schmerz, Bewegungseinschränkung, Deformierung. **Gefühl von Anspannung und Verkürzung an Sehnen und Muskeln**, auch anfallsweise auftretende Schmerzen.

Verschlechterung bei kaltem, trockenem Wetter, mit Besserung bei Regen.

Dosierung: D4, D6, 3 × täglich 1 Tablette

Wirbelsäulenerkrankungen M 47.9

Bewegungstherapie und physikalische Behandlung sind notwendige Voraussetzung, wobei Homöopathika auch zur Schmerzlinderung eingesetzt werden können.

Symptomatik	Arzneimittel
Verspannungen der Nackenmuskulatur mit Kopfschmerzen	Actaea racemosa
HWS-Syndrom	Lachnanthes tinctoria
Nackensteifigkeit mit dumpfen Kopfschmerzen	Gelsemium sempervirens
Schmerzen im LWS- und Sakralbereich	Aesculus hippocastanum
Kokzygodynie	Castor equi

Hinweis: Das Homöopathikum kann zu Behandlungsbeginn und bei starken Schmerzen auch als Quaddeltherapie am Locus dolendi eingesetzt werden (2–3 × wöchentlich; eine Kombination mit einem Lokalanästhetikum ist möglich).

Actaea racemosa (Cimicifuga)

Migräneartige Kopfschmerzen, auch mit Sehstörungen und Schwindelgefühl, **Verspannungen der Nackenmuskulatur**; große Wetterempfindlichkeit.
Verschlechterung durch nasskaltes Wetter mit Besserung durch Wärmeanwendung.

Dosierung: D6, anfangs bis zu stündlich 3 Tropfen, bei eintretender Besserung 3 × täglich 5 Tropfen

Lachnanthes tinctoria

Nackensteifigkeit und Schmerzen mit Bewegungsverschlechterung. Kältegefühl oder kalte Schweiße im Nacken-Schulterbereich.

Dosierung: D4, 3 × täglich 5 Tropfen

Gelsemium sempervirens

Schmerzen und Steifigkeit im Nacken mit dumpfen Kopfschmerzen. Allgemeine Müdigkeit und Benommenheit; druckempfindliche Halswirbelkörper.
Verschlechterung durch Bewegung oder Erschütterung.

Dosierung: D6, D12, 3 × täglich 5 Tropfen

Aesculus hippocastanum

Wandernde, tief sitzende Schmerzen im Lumbal- und Sakralbereich.
Verschlechterung nach dem Schlaf sowie durch Gehen und im Stehen.

Dosierung: D4, D6, anfangs bis zu stündlich 5 Tropfen, bei eintretender Besserung 3 × täglich 5 Tropfen

Castor equi

Schmerzen am Steißbein, auch nicht traumatischer Ätiologie.

Dosierung: D4, D6, 3 × täglich 1 Tablette

Osteoporose M 81.8

Die Mineralisationsminderung des knöchernen Skeletts ruft teilweise akute Schmerzzustände hervor. Die Homöopathika eignen sich auch für eine längerfristige Behandlung, vor allem zur Schmerzlinderung; ihre Anwendung erfolgt aber nicht im Sinne einer oralen Kalzium-Substitution.

Symptomatik	Arzneimittel
Osteoporotische Schmerzen	Calcium carbonicum
Neigung zu pathologischen Frakturen	Calcium fluoratum
Osteoporotische Schmerzen; Zustand nach Fraktur	Calcium phosphoricum
Knochen- und Gelenkschmerzen	Strontium carbonicum
Osteoporose	Acidum silicicum

Hinweis: Die Arzneimittel können auch als Quaddeltherapie in Kombination mit einem Lokalanästhetikum eingesetzt werden (2 – 3 × wöchentlich).

Calcium carbonicum

Osteoporotische Schmerzen, Knochen- und Gelenkschmerzen. Phänotypisch eher pastöse, träge Patienten.

Dosierung: D12, 2 × täglich 1 Tablette

Calcium fluoratum

Osteoporotische Schmerzen; Neigung zu Frakturen, Versuch auch bei Knochenschmerzen durch Metastasen. Phänotypisch hastig, fahrig wirkende Patienten mit Bindegewebsschwäche (»eingesunkenes Aussehen«).

Dosierung: D12, 2 × täglich 1 Tablette

Calcium phosphoricum

Osteoporotische Schmerzen, Zustand nach Fraktur, metastatisch bedingte Knochenschmerzen. Phänotypisch eher nervöse, schwache, leicht ermüdende Patienten.

Dosierung: D12, 2 × täglich 1 Tablette

Strontium carbonicum

Osteoporotische Schmerzen, Knochen- und Gelenkschmerzen. Phänotypisch arteriosklerotische Patienten mit Hypertonieneigung und psychischer Verstimmung.

Dosierung: D12, 2 × täglich 1 Tablette

Acidum silicicum (Silicea)

Osteoporotische Schmerzen. Phänotypisch eher schwacher, depressiver, »starrer« Patient.

Dosierung: D12, 2 × täglich 1 Tablette

Hinweis: **Acidum silicicum D30**, 1 × wöchentlich 1 Tablette auch als Zwischengabe zusätzlich zu den oben genannten Homöopathika.

Weichteilrheumatismus M 79.0

Unter dem Begriff des extraartikulären Rheumatismus (Weichteilrheumatismus) wird eine Vielzahl unterschiedlichster Erkrankungen subsummiert. Klinisch-therapeutisch hat es sich bewährt, dass zur Definition Schmerzphänomene den anatomischen Weichteilsubstraten zugeordnet werden.

Symptomatik	Arzneimittel
Stechende Schmerzen, ausgeprägte Bewegungsverschlechterung	Bryonia cretica
Nächtliche LWS-Schmerzen mit Ischialgien	Strychnos nux vomica
Folgen von Durchnässung und Unterkühlung	Rhus toxicodendron
Lumboischialgie mit starken Parästhesien	Gnaphalium polycephalum

Bryonia cretica

Stechende Schmerzen mit starken Muskelverspannungen, Verschlimmerung durch jegliche Bewegung.
Zumeist Folge von Unterkühlung. Besserung durch Ruhigstellung und Gegendruck auf den schmerzenden Bereich.

Dosierung: D3, D4, anfangs bis zu stündlich 3 Tropfen, bei eintretender Besserung 3 × täglich 5 Tropfen

Strychnos nux vomica (Nux vomica)

Starke Schmerzen, kann sich im Bett erst umdrehen, nachdem er sich aufgerichtet hat (»als wolle das Kreuz brechen«). Schmerzen in die Beine ausstrahlend. Verschlechterung nachts, durch geringste Zugluft, mit Besserung durch Wärme.

Dosierung: D4, D6, anfangs bis zu stündlich 3 Tropfen, bei eintretender Besserung 3 × täglich 5 Tropfen

Hinweis: Bei Lumbago können beide Arzneimittel auch im Wechsel eingesetzt werden.

Rhus toxicodendron

Folgen von Überanstrengung oder Zerrung, auch durch thermische Einflüsse (Kälte, Nässe).
Besserung durch lokale Wärme und Massage.

Dosierung: D12, anfangs bis zu stündlich 3 Tropfen, bei eintretender Besserung 2 × täglich 5 Tropfen

Gnaphalium polycephalum

Lumboischialgie mit ausgeprägten Parästhesien. Besserung in Ruhe.

Dosierung: D4, D6, 3 × täglich 5 Tropfen

Gicht M 10.9

Anfallsartige Schmerzen mit Rötung und Schwellung nur eines Gelenks (zumeist Großzehengrundgelenk = Podagra). Je nach Symptomatik unterscheidet auch die Homöotherapie zwischen einer Behandlung im akuten Gichtanfall und im beschwerdefreien Intervall.
Die Senkung einer Hyperurikämie mit Homöopathika ist zusammen mit diätetischen Maßnahmen oftmals möglich.

Akuter Gichtanfall M 10.9

Symptomatik	Arzneimittel
Plötzlich einsetzende Schmerzen und Entzündung	Atropa belladonna
Gelenkschwellung mit großer Berührungsempfindlichkeit	Apis mellifica
Überwärmung, Schwellung, dunkle Rötung	Colchicum autumnale

Atropa belladonna (Belladonna)

Plötzlich einsetzende Schmerzen, oft auch anfallsweise auftretend. Stark gerötetes überwärmtes Gelenk mit großer Berührungsempfindlichkeit.

Dosierung: D6, anfangs bis zu stündlich 1 Tablette, bei eintretender Besserung 3 × täglich 1 Tablette

Apis mellifica

Teigige, rötlich-livide Gelenkschwellung mit brennenden Schmerzen, Berührungsempfindlichkeit. Besserung durch lokale Kälteanwendung.

Dosierung: D6, anfangs bis zu stündlich 3 Tropfen, bei eintretender Besserung 3 × täglich 5 Tropfen

Colchicum autumnale

Überwärmung, Schwellung, dunkle Rötung des Gelenks mit lähmungsartiger Schwäche der Extremität, oft auch Parästhesien.
Auffallende Begleitsymptome sind die Wetterfühligkeit sowie eine starke Geruchsempfindlichkeit.

Dosierung: D6, anfangs bis zu stündlich 3 Tropfen, bei eintretender Besserung 3 × täglich 5 Tropfen

Intervallbehandlung

Symptomatik	Arzneimittel
Rezidivierende Gichtanfälle	Acidum benzoicum
Hyperurikämie, Hepatopathie	Adlumia fungosa
Hyperurikämie	Perilla ocymoides

Acidum benzoicum

Anamnestisch bekannte Gichtanfälle, **uncharakteristische Gelenkschmerzen, Gichttophie**.

Dosierung: D4, 3 × täglich 5 Tropfen

Adlumia fungosa

Hyperurikämie, Hepatopathie mit erhöhten Transaminasen, Fettstoffwechselstörung.

Dosierung: D3, 3 × täglich 5 Tropfen

Perilla ocymoides

Zur Senkung erhöhter Harnsäurewerte.

Dosierung: D3, 3 × täglich 5 Tropfen

Hauterkrankungen

Übersicht

Bakterielle Hauterkrankungen, S. 554 – Erysipel, S. 554 – Furunkel, S. 556 – Karbunkel, S. 556 – Phlegmone, S. 556 – Virale Hauterkrankungen, S. 558 – Herpes zoster, S. 558 – Ekzemkrankheiten, S. 559 – Arzneimittelexanthem, S. 561 – Benigne Hauttumoren, S. 562 – Seborrhoische Warzen, S. 562 – Zysten, S. 563 – Proktologische Erkrankungen, S. 565 – Analekzem, S. 565 – Analfissur, S. 565 – Hautschäden und Hautverletzungen, S. 567

Bakterielle Hauterkrankungen

Je nach therapeutischen Erfahrungen und Schwere des Krankheitsbildes (z.B. Phlegmone) ist zusätzlich zur Homöotherapie eine antibiotische Behandlung notwendig.

Erysipel M 46

Akute Infektion in den Lymphspalten des oberen Coriums durch β-hämolysierende Streptokokken der Gruppe A, seltener durch Staphylococcus aureus.
Das Krankheitsbild stellt eine Grenze für die Homöotherapie dar; eine Begleit- und Nachbehandlung ist sinnvoll.

Symptomatik	Arzneimittel
Beginnende Entzündungssymptomatik	Atropa belladonna
Ödematöse Schwellung	Apis mellifica
Hoch entzündlicher Prozess mit Sepsisneigung	Lachesis mutus

Atropa belladonna (Belladonna)

Rötung und Überwärmung der Haut mit rasch progredienter Entzündungssymptomatik; stechende Schmerzen bei großer Berührungsempfindlichkeit.

Dosierung: D6, anfangs bis zu stündlich 3 Tropfen oder 1 Tablette

Apis mellifica

Ödematöse Schwellung, hellrote bis blasse Hautfarbe. Gefühl von brennender Hitze mit großer Berührungsempfindlichkeit der betroffenen Hautareale.
Besserung durch Kälteanwendung.

Dosierung: D6, 3 – 4 × täglich 5 Tropfen

Lachesis mutus

Stark entzündlicher Prozess mit livider Hautverfärbung bei typischen Entzündungszeichen. Reduziertes Allgemeinbefinden mit Neigung zur Septikämie.

Dosierung: D12, 2 – 3 × täglich 5 Tropfen

Hinweis: Beim Erysipel hat sich folgende Mischinjektion i.v. bewährt (auch zusätzlich zum Antibiotikum):

- ▷ Initialtherapie:
  Lachesis D12
  Echinacea D4
  Pyrogenium D30 aa
- ▷ Danach:
  Lachesis D12
  Echinacea D4
  Mercurius solubilis D12 aa

2 × täglich 1 Ampulle bis zum Abklingen der Akutsymptomatik (maximal 10 Tage!)

Furunkel, Karbunkel, Phlegmone L 02.9, L 03.9

Tiefe bakterielle, abszedierende Entzündung, meist durch Staphylococcus aureus verursacht. Die genannten Homöopathika sind bei entzündlichen Prozessen differenzialtherapeutisch zu berücksichtigen.
Die Phlegmone ist eine abszedierende Infektion mit diffuser Ausbreitung in tiefe Hautschichten entlang der Faszien, Sehnen und Muskulatur. Das Krankheitsbild stellt eine Grenze für die Homöopathie dar!

Symptomatik	Arzneimittel
Beginnende Entzündungssymptomatik	Atropa belladonna
Entzündungsprozess mit Eiterungstendenz	Mercurius solubilis
Abszedierende Entzündung	Hepar sulfuris
Abszessreifung	Myristica sebifera
Hoch akuter Eiterungsprozess	Calcium sulfuricum
Entzündungsprozess mit Sepsisneigung	Lachesis mutus
Rezidivierende chronische Eiterung	Acidum silicicum

Hinweis: Je nach Lokalisation bewähren sich zur externen Behandlung Kompressen mit verdünnter **Echinacea-Urtinktur** (1 : 10) und anschließend Auftragen von **Calendula-Salbe**.

Atropa belladonna (Belladonna)

Rötung und Überwärmung der Haut mit rasch progredienter Entzündungssymptomatik; stechende Schmerzen bei großer Berührungsempfindlichkeit.

Dosierung: D6, anfangs bis stündlich 3 Tropfen oder 1 Tablette

Mercurius solubilis

Übel riechende Sekretion bei regionärer Lymphangitis; nächtlicher, übel riechender Schweiß; auch subfebrile Temperaturen.
Krankheits- und Schwächegefühl.

Dosierung: D12, 2 × täglich 1 Tablette

Hepar sulfuris

Abszedierende Entzündung, übel riechende Eiterbildung mit starken Schmerzen bei ausgeprägter Berührungsempfindlichkeit.
Bei schlechter Heilungstendenz. Zur Anregung der Granulation.

Dosierung: D6, 3 – 4 × täglich 1 Tablette
D12, 2 × täglich 1 Tablette (zur Abheilung)

Myristica sebifera

Zur Beschleunigung der spontanen Abszesseröffnung (»homöopathisches Messer«).

Dosierung: D3, 4 – 5 × täglich 3 Tropfen (bis zur Eröffnung)

Calcium sulfuricum

Nach Eröffnung anhaltender Eiterabfluss, eher dickflüssig; keine Tendenz zur Granulation.
Auch bewährt bei peritonsillären und periproktischen Abszessen (nach Eröffnung).

Dosierung: D4, 3 – 4 × täglich 1 Tablette

Lachesis mutus

Stark entzündlicher Prozess mit livider Hautverfärbung bei typischen Entzündungszeichen. Reduziertes Allgemeinbefinden mit Neigung zur Septikämie.

Dosierung: D12, 2 – 3 × täglich 5 Tropfen

Acidum silicicum (Silicea)

Rezidivierende, eiternde Entzündungen bei geringer Virulenz; Neigung zur **Fistelbildung, übel riechende Sekretion**. Allgemeine Verschlechterung durch Kälte und Nässe.

Dosierung: D12, 1 – 2 × täglich 1 Tablette

Virale Hauterkrankungen

Herpes zoster B 02.9

Der Herpes zoster ist eine Zweitinfektion mit dem Varizellen-Zoster-Virus. Die Wirkungsprofile der Homöopathika umfassen sowohl das akute Stadium wie auch die Zosterneuralgie, so dass sie zusammenfassend besprochen werden.

Symptomatik	Arzneimittel
Heftige Brennschmerzen	Acidum arsenicosum
Bläschen mit hellem Sekret	Daphne mezereum
Bläschen mit blutiger Sekretion; Interkostalschmerzen	Ranunculus bulbosus
Eitrige Herpesbläschen	Rhus toxicodendron
Schwere Zosterneuralgie	Luesinum-Nosode

Acidum arsenicosum (Arsenicum album)

Herpetiform angeordnete Bläschen mit heftigen Brennschmerzen bei nächtlicher Verschlechterung, Besserung durch Wärmeanwendung.
Reduzierter Allgemeinzustand, auffallende Begleitsymptome sind Angst und Unruhe.

Dosierung: D12, 2 × täglich 5 Tropfen
D30, 1 – 2 × wöchentlich 5 Globuli
(Zoster-Neuralgie)

Daphne mezereum (Mezereum)

Herpesbläschen mit hellem Sekret und Neigung zu Verkrustung nach spontaner Eröffnung.
Nach erfolgter Abheilung der Bläschen entwickeln sich starke Neuralgien; bevorzugte Lokalisationen sind Thorax- und Gesichtsbereich.

Dosierung: D6, D12, 2 – 3 × täglich 5 Tropfen

Ranunculus bulbosus

Herpesbläschen, auch mit blutig-serösem Inhalt. Insbesondere (linksseitig) Interkostalschmerzen, heftig brennend. Deutliche Verschlechterung bei Wetterwechsel sowie bei Berührung und Bewegung.

Dosierung: D6, D12, 2 – 3 × täglich 5 Tropfen

Rhus toxicodendron

Anfangs seröse, später auch eitrige Herpesbläschen. Brennende und stechende Schmerzen bei deutlicher Verschlechterung durch Kälte, Nässe und Wetterumschwung.
Häufig auch Neuritiden im betroffenen Segment.

Dosierung: D12, 2 × täglich 5 Tropfen
D30, 2 – 3 × wöchentlich 5 Globuli
(Zoster-Neuralgie)

Luesinum-Nosode

Erschöpfende, nächtliche Schmerzattacken.

Dosierung: D30, 1 – 2 × wöchentlich 5 Tropfen und seltener, je nach individueller Reaktion

Ekzemkrankheiten L 30.9

Die Ekzemkrankheiten lassen sich aufgrund ihres klinischen Bildes bestimmten Ekzemtypen, d.h. klinischen Indikationen zuordnen und korrelieren dabei mit organotropen Homöopathika.

Symptomatik	Arzneimittel
Trocken-ekzematöse Haut	Acidum nitricum
Schleimartige Sekretion	Calcium carbonicum
Tief gehende Hautrisse, Brennschmerz	Petroleum
Basisbehandlung	Acidum formicicum

Acidum nitricum

Sehr trockene, zu Rissen neigende ekzematöse Haut, schmerzhaft und leicht blutend; gelbliche Hautverfärbung, oft auch Schuppenbildung.
Deutliche Verschlechterung durch Wasseranwendung.

Dosierung: D12, 2 × täglich 5 Tropfen

Calcium carbonicum

Trockene Haut, auch mehlartige Schuppenbildung oder serös-eitrige Sekretionen. Allgemein eher pastöser Habitus mit schlaffer Haut. Neigung zu Atemwegskatarrhen mit Lymphadenopathie.

Dosierung: D12, 2 × täglich 1 Tablette

Petroleum

Sehr tief gehende Risse in den betroffenen Hautstellen, die Haut wirkt insgesamt schmutzig. Blutungstendenz und Brennschmerz der Risse. Verschlechterung durch Wasseranwendung und in Kälte.

Dosierung: D12, 2 × täglich 5 Tropfen

Acidum formicicum

Als **Basisbehandlung** bei Dermatosen; auch in Verbindung mit Eigenblut.

Dosierung: D12, 1 – 2 × wöchentlich 1 Ampulle i.v.
oder 1 –2 × täglich 5 Tropfen;
D200: 1 Ampulle i.v. als Einmalgabe

Arzneimittelexanthem L 27.0

Arzneimittelinduzierte Hautveränderungen sind morphologisch oft nicht von Hauterkrankungen anderer Ätiologie zu unterscheiden (Anamnese!).

Symptomatik	Arzneimittel
Urtikaria bei deutlicher Wärmeverschlechterung	Apis mellifica
Haut- und Darmsymptomatik	Okoubaka
Zustand nach Antibiotikatherapie	Phosphorus
Dermatitis, akneforme Pusteln	Strychnos nux vomica
Basismittel	Acidum formicicum

Apis mellifica

Quaddelbildung, ödematöse Schwellung; hellrote bis blasse Hautfarbe, Gefühl von brennender Hitze mit deutlicher Berührungsempfindlichkeit.
Besserung durch Kälteanwendung, bei Wärme deutliche Verschlechterung.

Dosierung: D6, 3 – 4 × täglich 5 Tropfen

Okoubaka

Unverträglichkeit von chemisch-synthetischen Substanzen; dabei Exanthementwicklung und/oder enteritische Symptome.

Dosierung: D3, 3 × täglich 1 Tablette

Phosphorus

Trocken-schuppendes Exanthem als Folge einer Antibiotikatherapie; brennende Schmerzen.

Dosierung: D12, 2 × täglich 5 Tropfen
D30, 5 Tropfen als Einmalgabe (bedarfsweise Wiederholung) n. *G. Köhler*

Strychnos nux vomica (Nux vomica)

Polymorphe, arzneimittelinduzierte Exantheme; akneforme Pusteln.

Dosierung: D6, 3 × täglich 5 Tropfen

Acidum formicicum

Als **Basisbehandlung** bei Neigung zu allergischen Reaktionen, Dermatosen.

Dosierung: D12, 1 – 2 × wöchentlich 1 Ampulle i.v. oder 1 – 2 × täglich 5 Tropfen;
D200: 1 Ampulle i.v. als Einmalgabe

Benigne Hauttumoren

Seborrhoische Warzen L 82

Hellbraune bis schwarze, breitbasige, epidermale Akanthose.

Symptomatik	Arzneimittel
Atrophische Haut, dunkle Warzen	Acidum arsenicosum
Dunkle, auch gezackte Warzen	Lycopodium
Multiple, dunkle Warzen	Thuja occidentalis

Acidum arsenicosum (Arsenicum album)

Schuppende, atrophische Haut mit dunkel-schwärzlichen Warzen, oft auch brennend-juckende Empfindung.

Dosierung: D12, 1 – 2 × täglich 5 Tropfen
D30, 1 – 2 × wöchentlich 5 Globuli

Lycopodium

Dunkle Warzen, auch gezackt aussehend bei eher dunklem Teint. Häufig besteht eine Hepatopathie; ekzematöse Belastung.

Dosierung: D12, 1 – 2 × täglich 1 Tablette
D30, 1 – 2 × wöchentlich 5 Globuli

Thuja occidentalis

Multiple Warzen, auch dunkle Alterswarzen; Seborrhö. Verdicktes Hautprofil (Orangenhaut).
Neigung zu rezidivierenden Infekten.

Dosierung: D12, 1 – 2 × täglich 5 Tropfen
D30, 1 – 2 × wöchentlich 5 Globuli

Zysten

Zysten haben einen Hohlraum und sind von einer epithelialen Zystenwand umgeben. Sie treten u.a. als Milien (stecknadelkopfgroße Zysten) oder als Atherom (Grützbeutel) auf.

Symptomatik	Arzneimittel
Pastöse Typen mit Lymphadenopathie	Calcium carbonicum
Milien	Delphinium staphisagria
Zur Resorption	Sulfur jodatum

Calcium carbonicum

Atherom bei eher pastösen Menschen mit Infektneigung der Atemwege; Lymphadenopathie, Kopfschweiße.

Dosierung: D6, D12, 1 – 2 × täglich 1 Tablette

Delphinium staphisagria (Staphisagria)

Bildung von **Milien auch mit Entzündungsneigung**. Hohe Rezidivrate.

Dosierung: D6, D12, 2 × täglich 5 Tropfen

Sulfur jodatum

Seborrhoische, furunkulöse Hautbelastung. Zur **Resorption** eines Atheroms.

Dosierung: D4, D6, 2 × täglich 1 Tablette

Proktologische Erkrankungen

Analekzem, Analfissur L 30.9, K 60.2

Symptomatik	Arzneimittel
Fissura ani	Acidum nitricum
Fissura ani mit Hämorrhoiden	Krameria triandra
Analekzem	Aluminium oxydatum
Insuffizienz des Analsphinkters	Aloe
Abszedierender Prozess	Hepar sulfuris
Fistelnde Prozesse	Acidum silicicum
Pruritus ani, Hämorrhoiden	Sulfur

Vgl. auch *Venöse Erkrankungen* → Seite ■

Hinweis: Neben analhygienischen und diätetischen Maßnahmen (weicher Stuhl) bewähren sich Sitzbäder mit **Eichenrindenextrakt**, anschließende Anwendung von **Paeonia-** oder **Hamamelis-Salbe**.

Acidum nitricum

Fissura ani mit starken Splitterschmerzen, die lange anhalten; Blutungsneigung, Hämorrhoiden.

Dosierung: D6, 2 – 3 × täglich 5 Tropfen

Krameria triandra (Ratanhia)

Fissura ani mit Hämorrhoiden; Brennen und Jucken am After, auch mit nässenden Schleimhautsekretionen.

Dosierung: D4, 3 × täglich 5 Tropfen

Aluminium oxydatum (Alumina)

Analekzem bei trockener und rissiger Haut; atonische Obstipation. Häufig chronifizierende Verläufe.

Dosierung: D12, 2 × täglich 1 Tablette

Aloe

Sphinkterschwäche mit unkontrollierbarem Stuhl- und Urinabgang. Blutende Hämorrhoiden.

Dosierung: D3, 2 – 3 × täglich 5 Tropfen

Hepar sulfuris

Abszedierende Entzündung, auch bei paraproktitischen Abszessen. Nach Eröffnung und Eiterabfluss auch zur Anregung der Granulation.

Dosierung: D12, 2 – 3 × täglich 1 Tablette

Acidum silicicum (Silicea)

Bei chronisch eiternden und fistelnden Prozessen, z.B. Analfisteln bei M. Crohn.

Dosierung: D6, D12, 2 × täglich 1 Tablette
D30, 1 – 2 × wöchentlich 1 Tablette

Sulfur

Pruritus ani, After schmerzhaft und wund, stark gerötet. Hämorrhoiden; obstipierter oder auch durchfälliger Stuhl. Ekzemneigung, Hepatopathie.

Dosierung: D12, 1 × täglich 1 Tablette
(Reaktion beobachten!)

Hautschäden und Hautverletzungen

Hautschäden und Hautverletzungen können mechanisch bedingt sein; in der Folge bilden sich Blasen, Schwielen und Clavi (»Hühneraugen«).
Die Hautveränderungen durch Kälte und Hitze (Verbrennungswunde) lassen sich je nach Grad und Ausmaß homöopathisch behandeln; dies gilt auch für die Verbrennungsfolgen (Narbe; Keloid).

Symptomatik	Arzneimittel
Schwielenbildung, Clavus L 84	Antimonium crudum
Clavus; Narbengewebe; Keloid L 90.5, L 91	Causticum
Dekubitus L 89	Artemisia abrotanum
Hautrötung L 53.9	Atropa belladonna
Blasenbildung N 32.2	Lytta vesicatoria
Gangrän R 02	Kreosotum
Gangrän mit Sepsisneigung	Lachesis mutus
Narben, Keloid	Graphites
Narbengewebe	Acidum hydrofluoricum

Hinweis: Vgl. auch *Operationsfolgen und Verletzungen* → Seite 570.
Zur externen Behandlung → Seite 575

Antimonium crudum

Sehr starke Schwielenbildung; Verhornung an Handflächen und Fußsohlen; Bildung von Clavi.

Dosierung: D12, 1 – 2 × täglich 1 Tablette
D30, 1 – 2 × wöchentlich 5 Globuli

Causticum

Schwielenbildung, Clavi.
Zustand nach Verbrennung mit **Keloidbildung**. Neigung zu **Gewebsschrumpfung**.

Dosierung: D6, 2 × täglich 1 Tablette

Atropa belladonna (Belladonna)

Hautrötung, Hitzegefühl; starker Brennschmerz.

Dosierung: D6, anfangs bis stündlich 3 Tropfen

Lytta vesicatoria (Cantharis)

Verbrennungen mit **Blasenbildung; starke Schmerzen.**

Dosierung: D6, anfangs bis stündlich 3 Tropfen

Graphites

Schmerzen, Beschwerden durch **Bildung von Narbengewebe; Keloid**.

Dosierung: D4, D6, 2 × täglich 1 Tablette

Hinweis: Die Narben können ein- bis dreimal in mehrwöchigen Abständen mit **Formicain** und **Calcium fluoratum D12** als Mischampulle unterspritzt werden (Störfeldbehandlung).

Acidum hydrofluoricum

Bildung von **Narbengewebe, welches sehr stark juckend ist**. Neigung zu Hyperhydrosis.

Dosierung: D12, 3 × täglich 5 Tropfen

Artemisia abrotanum (Abrotanum)

Mikroangiopathien mit Parästhesien, Schmerzen bei deutlicher Verschlechterung durch Kälte, Nässe und Nebel.
Dekubitus-Prophylaxe.

Dosierung: D3, 3 × täglich 5 Tropfen

Kreosotum

Übel riechende, scharfe, blutige Sekretion bei sehr starken Schmerzen; Tendenz zu Ulzeration. Feuchte Gangrän.

Dosierung: D6, 2 × täglich 5 Tropfen

Lachesis mutus

Dunkler Ulkusrand, sehr starke Entzündungszeichen, übel riechendes blutiges Sekret. Deutliche Unverträglichkeit von Wärme.

Dosierung: D12, 1 × täglich 1 Ampulle i.v. oder i.m.
(oder 2 × täglich 5 Tropfen)

Hinweis: Bei feuchter Gangrän mit Sepsisneigung hat sich folgende Mischinjektion i.v. bewährt:

▷ Initialtherapie:
Lachesis D12
Echinacea D4
Pyrogenium D30 aa

▷ Danach:
Lachesis D12
Echinacea D4
Mercurius solubilis D12 aa

2 × täglich 1 Ampulle bis zum Abklingen der Akutsymptomatik (maximal 10 Tage!).

Operationsfolgen und Verletzungen

Neben den sonst üblichen Interna und Externa können die folgenden Homöopathika eingesetzt werden.

Symptomatik	Arzneimittel
Blutungen, Wundheilungsstörungen, Katheter-Zystitis T 81, T 79.9	Arnica montana
Arzneimittelunverträglichkeit T 88.7	Strychnos nux vomica
Laparotomiefolgen T 81.9	Delphinium staphisagria
Verwachsungsbeschwerden T 88.8	Graphites
Nervenschmerzen posttraumatisch	Hypericum perforatum
Verzögerte Rekonvaleszenz	Avena sativa
Zustand nach Blutverlusten	Chininum arsenicosum

Arnica montana

Allgemeines Wundheilmittel. Postoperative Blutungen; Wundheilungsstörungen. Katheter-Zystitis sowie Entzündung nach Intubation (Laryngo-Tracheitis).

Dosierung: D6, 3 – 4 × täglich 5 Tropfen
Hinweis: Arnica kann auch prophylaktisch eingesetzt werden (z.B. 5 Tage präoperativ).

Strychnos nux vomica (Nux vomica)

Obstipation, auch infolge von Narkotika. **Unverträglichkeitsreaktion von chemisch-synthetischen Arzneimitteln.** Anhaltendes Erbrechen, Magenschmerzen.

Dosierung: D6, 3 – 4 × täglich 1 Tablette

Delphinium staphisagria (Staphisagria)

Laparotomiefolgen wie Meteorismus, Darmatonie und Subileus.

Dosierung: D4, 3 – 4 × täglich 5 Tropfen

Graphites

Schmerzen und Beschwerden nach Operationen (Verwachsungen). Narbenkeloid.

Dosierung: D4, 3 – 4 × täglich 1 Tablette

Hinweis: Die Narben können auch 1 – 3 × in mehrwöchigen Abständen mit **Formicain** und **Calcium fluoratum D12** als Mischampulle unterspritzt werden (Störfeldbehandlung).

Hypericum perforatum

Neuralgiforme Schmerzen (»Nervenschmerzen«) auch infolge von OP-Lagerung, Immobilisation.

Dosierung: D4, 3 – 4 × täglich 5 Tropfen

Avena sativa

In der **Rekonvaleszenz** zur Steigerung von Appetit und Hebung des Allgemeinbefindens.

Dosierung: Urtinktur 3 – 4 × täglich 5 Tropfen

Chininum arsenicosum

Zustand nach starken Blut- und Sekretverlusten, Wundheilungsfieber; verzögerte Rekonvaleszenz.

Dosierung: D6, 2 × täglich 1 Tablette

Tumorerkrankungen D 48.9

Neben Operation, Radio- und Chemotherapie sollte die biologische Krebstherapie als so genannte vierte Behandlungssäule trotz ihrer überwiegend empirischen Grundlagen eingesetzt werden. Die genannten Homöopathika verstehen sich als zusätzliche Therapiemöglichkeit und zur Begleitbehandlung von Folgeerscheinungen.

Symptomatik	Arzneimittel
Karzinom-Schmerzen	Acidum arsenicosum
Pleuraerguss J 90	Artemisia abrotanum
Aszites R 18	Aqua quassiae/ Aqua nucis vomicae
Blutige Sekrete	Kreosotum
Zustand nach Radiotherapie	Cadmium sulfuricum
Lymphödem I 89.0	Acidum hydrofluoricum
Knochenmetastasen C 79.5	Strontium carbonicum
Lebermetastasen	Flor de Piedra
Hyperemesis R 11	Strychnos nux vomica

Acidum arsenicosum (Arsenicum album)

Sehr unruhige, ängstliche Patienten mit deutlich reduziertem EZ und AZ. **Starke Schmerzzustände mit nächtlicher Verschlechterung.**

Dosierung: D12, 2 × täglich 5 Tropfen
D30, 1 – 2 × wöchentlich 5 Tropfen

Artemisia abrotanum (Abrotanum)

Bei Pleuraergüssen und Peritoneal-Karzinose zur Hebung des Allgemeinbefindens (Roborans).

Dosierung: D2, 3 – 4 × täglich 5 Tropfen

Aqua quassiae, Aqua nucis vomicae

Bei **Aszites** zur Diurese (die Kombination hilft Diuretika einsparen).

Dosierung: zu gleichen Teilen 3 × täglich 20 Tropfen

Kreosotum

Bei starken Blutungen und blutigen Sekreten karzinomatöser und ulzeröser Prozesse; übel riechend und dünnflüssig.

Dosierung: D6, bis zu stündlich 5 Tropfen

Hinweis: Evtl. im Wechsel mit **Hamamelis D3**. **Bellis perennis** als Externum bei exulzerierenden, stinkenden Hautprozessen (1 : 10 mit Wasser verdünnt und als getränkte Mullkompresse auflegen, z.B. beim Mamma-Ca.).

Cadmium sulfuricum

Bei **Zustand nach Radiotherapie** zur Besserung des Allgemeinzustandes.

Dosierung: D12, 2 × täglich 1 Tablette

Acidum hydrofluoricum

Folgen von Röntgenbestrahlung, insbesondere Strahlungsschäden der Haut sowie Lymphödeme.

Dosierung: D12, 2 × täglich 5 Tropfen

Hinweis: Bei Leukozytendepression kann **Lachesis D8** und **Phosphorus D6** jeweils 3 × täglich 5 Tropfen während 3 Wochen eingesetzt werden.

Strontium carbonicum

Bei **Knochenschmerzen** infolge von Metastasen.

Dosierung: D12, 2 × täglich 1 Tablette

Flor de piedra

Bei Lebermetastasen zur **»Entlastung und Toxinausscheidung«.**

Dosierung: D6, 2 – 3 × täglich 1 Tablette

Strychnos nux vomica (Nux vomica)

Bei **Übelkeit und Brechreiz** infolge von Zytostatika.

Dosierung: D4, 3 – 4 × täglich 1 Tablette

Hinweis: Das Arzneimittel kann auch im Wechsel mit **Apomorphinum D3**-Tabletten gegeben werden.

Externa

Zur Anwendung vgl. Kapitel → »Dermatologie und Allergologie«, Seite 91.

Arzneimittel	Arzneiform*	Anwendungsgebiet
Artemisia abrotanum (Abrotanum)	S	Perniones; Dekubitus-Neigung
Arnica montana	S, T	Hämatom, traumatisch bedingte Hautverletzung ohne Hautdefekt
Bellis perennis	T	Quetschungen, Verstauchung mit Hautblutung
Calendula officinalis	S, T	Verletzungen und Wunden mit Hautdefekt; Ulcus cruris varicosum
Cardiospermum halicacabum	S, C	Allergische Hauterkrankungen; Sonnenallergie
Echinacea angustifolia	S, T	Entzündliche Hautverletzungen; Ulcus cruris varicosum
Hamamelis virginiana	S, T	Phlebitis; leichte Hautverletzungen
Ledum palustre	T	Infizierte Stichwunden, z.B. Insektenstiche
Mahonia aquifolium	S	Trockene Hautausschläge, z. B. Schuppenflechte
Sabdariffa	S	Chronisch-venöse Insuffizienz

* S = Salbe, C = Creme, T = Tinktur

Konstitutionsmittel

Zu Wirkung, Anwendung und Charakterisierung der folgenden Konstitutionsmittel vgl. Kapitel → »Dermatologie«, Seite 174 ff.

Acidum arsenicosum (Arsenicum album) → Seite 174
Acidum nitricum → Seite 175
Acidum silicicum (Silicea) → Seite 175
Aluminium oxydatum (Alumina) → Seite 176
Antimonium crudum → Seite 176
Arnica montana → Seite 176
Aurum metallicum → Seite 177
Barium carbonicum → Seite 177
Bromum → Seite 177
Calcium carbonicum → Seite 178
Calcium fluoratum → Seite 178
Calcium phosphoricum → Seite 178
Causticum → Seite 179
Delphinium staphisagria (Staphisagria) → Seite 179
Graphites → Seite 179
Lycopodium → Seite 180
Natrium chloratum → Seite 181
Phosphorus → Seite 181
Pulsatilla pratensis → Seite 181
Selenium → Seite 182
Sepia → Seite 182
Strychnos nux vomica (Nux vomica) → Seite 182
Sulfur → Seite 183
Thuja occidentalis → Seite 183
Zincum metallicum → Seite 183

Nosoden*

Zu Anwendung und Dosierung der Nosoden vgl. Kapitel → »Dermatologie«, Seite 184.

Tuberkulinum (Koch) → Seite 184
Psorinum → Seite 184
Medorrhinum → Seite 184
Luesinum → Seite 185

* Vgl. G. Köhler: Lehrbuch der Homöopathie. Band I, 7. Aufl., Hippokrates, Stuttgart 1999

Arzneimittelverzeichnis

Arzneimittel	Modalitäten
Abrotanum s. Artemisia abrotanum	
Achillea millefolium (Schafgarbe)	V durch Kälte, Druck. B durch Bewegung.
Acidum arsenicosum (Arsen-(III-)oxid)	V periodisch, durch Kälte, nach Mitternacht, See. B durch frische Luft, durch Wärme.
Acidum benzoicum (Benzoesäure)	V durch Kälte, Nässe, Entblößen, Ruhe.
Acidum formicicum (Ameisensäure)	V durch Bewegung, vor Schneefall, Kälte. B durch Druck, Ruhe, Wärme.
Acidum hydrofluoricum (Flusssäure)	V durch Reizmittel, schwüles Wetter, bei Sekretstauung (z. B. Sinusitis). B durch Essen, Gehen im Freien, Abkühlung.
Acidum nitricum (Salpetersäure)	V abends und nachts, durch Nässe und Kälte, bei Wetterwechsel. B durch Fahren.
Acidum phosphoricum (Phosphorsäure)	V nachts, durch Kälte; durch Sinneseindrücke wie Licht, Lärm. B durch Wärme.
Acidum picrinicum (Pikrinsäure)	V durch Wärme und Sonne; psychische Ereignisse. B durch Kühle, kaltes Wetter, durch Niederlegen.
Acidum sarcolacticum (L+-Form der Milchsäure)	V durch Bewegung, Berührung.
Acidum silicicum (Kieselsäure)	V durch Kälte, im Winter. B durch Wärme.
Aconitum napellus (Sturmhut)	V durch Sinneseindrücke (oder Reizung der Sinnesorgane), Schreck, Angst, Kälte jeglicher Form, Berührung. B nach Absonderung von Körpersekreten
Actaea racemosa (Wanzenkraut)	V durch Erregung, durch Kälte und Nässe, während Menses. B durch lokale Wärme, Essen.

Arzneimittel	Modalitäten
Actaea spicata (Christophskraut)	V durch Bewegung, Berührung. B durch frische Luft.
Adlumia fungosa (Erdrauch)	
Adonis vernalis (Frühlingsröschen)	B durch frische Luft.
Aesculus hippocastanum (Rosskastanie)	V durch Bewegung und Wärme, Stuhlgang, nach Essen.
Aethusa cynapium (Hundspetersilie)	V durch Wärme, im Sommer. B im Freien, in Gesellschaft.
Agaricus s. Amanita muscaria	
Agnus castus s. Vitex agnus castus	
Alfalfa s. Medicago sativa	
Allium cepa (Küchenzwiebel)	V in Wärme. B im Freien und in der Kälte.
Aloe	V morgens, in Wärme, nach dem Essen; Bewegung. B durch Kälte.
Alumina s. Aluminium oxydatum	
Aluminium oxydatum (Tonerde)	V morgens, vor und nach der Menses, durch Kälte, nach dem Essen. B durch (feuchte) Wärme, Gehen in frischer Luft.
Amanita muscaria (Fliegenpilz)	V nachts und morgens, nach dem Essen, durch Reizmittel, durch Kälte, durch Sonne, vor Gewittern; psychische Ereignisse. B durch Bewegung, im Freien.
Ambra grisea (Grauer Amber)	V morgens, durch Musik, Belastung. B im Freien.
Ammonium bromatum (Ammoniumbromid)	V nachts, Erwachen.

Arzneimittel	Modalitäten
Ammonium carbonicum (Ammoniumcarbonat)	V bei Nacht, in der Wärme, während der Menses, durch Kälte und Nässe, Sturm. B durch Liegen auf schmerzhafter Seite.
Anacardium s. Semecarpus anacardium	
Anamirta cocculus (Kockelskörner)	V nach dem Schlaf, durch Speisen, durch Fahren; durch Überanstrengung, durch Schreck, Kummer, Ärger. B durch (kurze) Ruhe, Augen schließen.
Antimonium crudum (Antimon-(III-)sulfid)	V nach dem Essen, durch saure Mahlzeiten und durch Temperaturextreme. B in frischer Luft und Ruhe.
Antimonium sulfuratum aurantiacum (Goldschwefel)	V im Winter, linke Seite.
Antimonium tartaricum s. Kalium stibyltartaricum	
Apis mellifica (Honigbiene)	V durch Wärme, im geschlossenen Raum, bei Druck und Berührung. B durch Abkühlung, in frischer Luft.
Apocynum cannabinum (Indianerhanf)	V kaltes, feuchtes, schwüles Wetter, kalte Getränke. B durch frische Luft.
Apomorphinum	V nach Essen/Trinken.
Aralia racemosa (Amerikanische Narde)	V ab 23 Uhr (Husten), Sinneseindrücke. B durch Wärme.
Argentum nitricum (Silbernitrat)	V nachts und morgens, durch Wärme, durch Rechtsliegen. B durch Abkühlen, im Freien, durch Linksliegen, durch Druck.

Arzneimittel	Modalitäten
Aristolochia clematitis (Osterluzei)	V durch Kälte, nachts zwischen 2 und 4 Uhr sowie morgens nach dem Aufstehen, prämenstruell. B nach der Menses, durch lokale Wärme, Bewegung, Absonderungen.
Arnica montana (Bergwohlverleih)	V durch Berührung und Bewegung. B im Liegen und in Ruhe.
Arsenicum album s. Acidum arsenicosum	
Artemisia abrotanum (Eberraute)	V durch Kälte und Nässe. B durch Wärme, Essen.
Arum triphyllum (Zehrwurzel)	V bei Sturm, Gewitter, Hinlegen, Beengung. B durch Essen, frische Luft.
Arundo donax	V nach Coitus, periodisch (jährlich)
Asa foetida (Stinkasant)	V durch Sitzen und Stehen. B durch Bewegung.
Atropa belladonna (Tollkirsche)	V durch Kälte, Sonnenhitze, abends und nachts, äußere Reize, Periodizität. B durch Rückwärtsbeugen.
Aurum chloratum natronatum (Natriumtetrachloroaureat)	V nachts, durch Wärme, Anstrengung, Nässe. B durch trockenes Wetter.
Aurum metallicum (metallisches Gold)	V nachts und frühmorgens sowie durch Kälte, Winter. B durch Wärme und Bewegung, Musik.
Avena sativa (Hafer)	V durch sexuelle Exzesse
Badiaga (Flussschwamm)	V durch Bewegung, Berührung und Kälte. B durch Hitze.
Barium carbonicum (Bariumcarbonat)	V durch Kälte und Nässe, Denken an die Symptome, Waschen. B durch Gehen im Freien, Selbstgespräche.
Barium jodatum (Bariumjodid)	

Arzneimittel	Modalitäten
Belladonna **s. Atropa belladonna**	
Bellis perennis (Gänseblümchen)	V nachts und morgens nach dem Erwachen, heiß oder kalt baden, Schwangerschaft. B durch fortgesetzte Bewegung, durch Wärme.
Berberis aquifolium **s. Mahonia aquifolium**	
Berberis vulgaris (Berberitze)	V durch Bewegung und Erschütterung; langes Stehen. B durch Absonderungen (Schweiß, Urin, Stuhl).
Bismutum subnitricum (basisches Wismutnitrat)	V durch Essen. B durch Rückwärtsbeugen, kalte Getränke, aber werden erbrochen.
Borax **s. Natrium tetraboracicum**	
Bovista (Bovist)	V am frühen Morgen, vor und während der Menses, Sommer, Wärme. B durch Krümmen.
Bromum (Brom)	V abends, Dunkelheit, Wärme, links liegen, Anblick fließenden Wassers. B am/auf dem Meer, Bewegung.
Bryonia cretica (Zaunrübe)	V durch Wärme, Bewegung und Berührung. B durch frische Luft, Ruhe, Druck (mit Ausnahme der Bauchorgane) und Liegen auf der erkrankten Seite, kalte Getränke (nicht Magenbeschwerden), Ingangkommen der Absonderungen.
Bufo rana (Kröte)	V durch starke Sinneseindrücke, Druck, (Zimmer-)Wärme. B durch Baden, Kälte, Bewegung.
Cactus grandiflorus **s. Selenicereus grandiflorus**	

Arzneimittel	Modalitäten
Cadmium sulfuricum (Cadmiumsulfat)	V durch Sonne, Wind, im Freien, durch körperl. Anstrengung, Stimulanzien. B durch Ruhe, Essen, Kratzen (Jucken).
Caladium seguinum (Schweigrohr)	V durch Bewegung, Linksliegen. B durch Schweißausbruch, Schlaf am Tage.
Calcium carbonicum (Calciumcarbonat)	V durch Anstrengung, Kälte jeder Form. B beim Liegen auf der kranken Seite, durch trockenes Wetter.
Calcium fluoratum (Calciumfluorid)	V morgens zwischen 3 und 5 Uhr, durch Kälte sowie durch heißes Wasser und in der Sonne, bei leerem Magen, durch Anstrengung. B durch Wärme, durch Essen.
Calcium jodatum (Calciumjodid)	V durch Wärme. B nach Essen, frischer Luft.
Calcium phosphoricum (Calciumhydrogenphosphat)	V durch Kälte, durch Anstrengung, Wetterwechsel. B durch Wärme, durch Essen.
Calcium stibiatum sulfuratum	
Calcium sulfuricum (Calciumsulfat)	V bei Feuchtigkeit, Zugluft, warmem Raum. B durch trockene Luft, draußen, Abdecken.
Calculi biliarii (Gallensteine)	
Calendula officinalis (Ringelblume)	V durch feuchtes, drückendes Wetter, Kälte, Bewegung.
Cantharis s. Lytta vesicatoria	
Capsicum annuum (Spanischer Pfeffer)	V im Freien, Zugluft, Berührung. B durch Wärme, Essen, Bewegung.
Carbo vegetabilis (Holzkohle)	V abends und nachts, durch feuchtwarme Luft, durch fette Speisen und Alkohol. B durch frische Luft und Kühle.

Arzneimittel	Modalitäten
Cardiospermum halicacabum (Herzsame)	V durch Autofahren (Kopfschmerz), warmes Wetter.
Carduus marianus s. Silybum marianum	
Castor equi	V abends im Sitzen (Steiß), Berührung, Treppensteigen (Mamma). B durch Druck (Mamma).
Caulophyllum (Frauenwurzel)	V durch Kälte, frische Luft, vor/während Menses, Kaffee. B durch Wärme, nach Menses.
Causticum (Ätzstoff)	V morgens zwischen 3 und 5 Uhr sowie nach dem Aufstehen, durch Kälte und Zugluft, vor und während der Menses; durch Schreck und Aufregung sowie beim Darandenken. B durch feuchtes Wetter, (Bett-)Wärme.
Cephaelis ipecacuanha (Brechwurzel)	V abends und nachts, durch Bewegung, Kälte und Wärme. B durch Ruhe.
Chamomilla s. Matricaria chamomilla	
Chelidonium majus (Schöllkraut)	V durch Bewegung, durch kaltes und raues Wetter, Schwangerschaft. B durch Wärme, warme Getränke sowie durch Essen (Magensymptomatik).
Chimaphila umbellata (Wintergrün)	V linke Seite, feuchtes Wetter, kalt Sitzen. B durch Gehen.
China s. Cinchona succirubra	
Chininum arsenicosum (Chininarsenit)	V periodisch, durch Anstrengung, nach oben Sehen, Wasser trinken.
Cimicifuga s. Actaea racemosa	

Arzneimittel	Modalitäten
Cina (Wurm- oder Zitwersamen)	V nachts, durch Berührung und Druck; durch Schreck und Aufregung, Gähnen, Sommer, Sonne. B durch Liegen.
Cinchona succirubra (Chinarindenbaum)	V bei Nacht, durch Kälte und Nässe, durch Berührung; Ruhe und Schlaf bessern nicht. B durch Wärme.
Cinnabaris s. Hydrargyrum sulfuratum rubrum	
Cistus canadensis s. Helianthemum canadense	
Citrullus colocynthis (Koloquinte)	V nachmittags und nachts, durch Bewegung und Erschütterung sowie durch psychische Ereignisse; Magen-Darm-Symptomatik durch Essen und Trinken. B durch Wärme, Ruhe und Gegendruck sowie durch Genussmittel.
Clematis recta (Aufrechte Waldrebe)	V durch Bewegung, durch Waschen (kalt). B durch frische Luft, durch Schweißabsonderung.
Cocculus s. Anamirta cocculus	
Coccus cacti s. Dactylopius coccus	
Coffea arabica (Kaffee)	V nachts, durch Kälte; durch Sinneseindrücke, Lärm und Geruch. B durch Wärme, Hinlegen, Kaltes (Eis) im Mund.
Colchicum autumnale (Herbstzeitlose)	V nachts, durch Nässe und Kälte sowie durch Anstrengung, Berührung und Aufregung. B durch Wärme und Ruhe.
Collinsonia canadensis (Grießwurzel)	V bei Erregung, durch Kälte. B morgens, durch heiße Anwendungen.
Colocynthis s. Citrullus colocynthis	

Arzneimittel	Modalitäten
Conchae **s. Calcium carbonicum**	
Conium maculatum (Gefleckter Schierling)	V nachts und morgens nach dem Erwachen, durch Schlaf, durch Kälte; bei Anstrengung. B durch Essen, durch Wärme und Bewegung.
Corrallium rubrum (Edelkoralle)	V im Freien, vom warmen Zimmer nach draußen/kaltes Zimmer, kalte Luft. B durch Wärme.
Cortison	V durch Sonne, Wärme, warmes Zimmer, Bewegung. B im Freien.
Crataegus (Weißdorn)	V im warmen Zimmer, durch Bewegung, nach rheumatischen Beschwerden. B durch frische Luft, Ruhe.
Crocus sativus (Safran)	V nachts und am frühen Morgen, im geschlossenen Raum, bei heißem Wetter. B im Freien, durch Beschäftigung.
Crotalus horridus (Klapperschlange)	V bei Erschütterung, im Frühling, im Schlaf, bei Nässe, Berührung, periodisch. B durch Ruhe, kalte Anwendungen.
Croton tiglium (Purgierkörner)	V durch Berührung, durch Essen, Trinken, Kratzen. B durch Ruhe.
Cuprum aceticum (Kupferacetat)	V nachts, durch Hitze, Berührung, Schreck, vor der Menses. B durch Kalttrinken, Gegendruck.
Cuprum arsenicosum (Kupferarsenit)	V nachts, nach Mitternacht, periodisch, durch feuchtes Wetter, Druck. B durch Aufstehen.
Cuprum metallicum (Kupfer)	V nachts, bei Neumond, durch kalte Luft, Druck, Berührung. B Schwitzen, trinken von kaltem Wasser.

Arzneimittel	Modalitäten
Cuprum oxydatum nigrum	
Cyclamen europaeum (Alpenveilchen)	V im Freien, Sitzen, Stehen. B durch Wärme und Bewegung, während Menses.
Cypripedium pubescens (Frauenschuh)	V Klimakterium.
Cytisus scoparius (Besenginster)	V durch Hinlegen.
Dactylopius coccus (Cochenillelaus)	V morgens nach dem Erwachen, durch Wärme, Druck. B durch kühle Luft, durch Ruhe, beim Gehen.
Daphne mezereum (Gemeiner Seidelbast)	V nachts, durch Berührung und in Bettwärme. B im Freien, durch Einhüllen.
Datura stramonium (Gemeiner Stechapfel)	V durch Schlaf, im Dunkeln, durch grelles Licht, in Kälte; durch Unterdrückung von Sekretionen (Exanthem, Schweiß etc.). B in Gesellschaft, in Licht, durch Wärme, Absonderungen.
Delphinium staphisagria (Stephanskraut)	V morgens, nach dem Schlaf, durch Kälte; durch Ärger, Kummer, Beleidigung, sexuelle Exzesse. B durch Ruhe, im Freien.
Digitalis purpurea (Roter Fingerhut)	V durch Bewegung, Musik. B durch Liegen, leerer Magen.
Dioscorea villosa (Yamswurzel)	V durch Hinlegen, sich Krümmen. B durch Rückwärtsbeugen und Druck, Aufrechtstehen, Bewegung im Freien.
Drosera (Sonnentau)	V durch Husten, Essen, Trinken, Lachen, Singen, Bettwärme, Hinlegen. B durch Aufsetzen, langsame Bewegung.
Dulcamara s. Solanum dulcamara	

Arzneimittel	Modalitäten
Echinacea (Sonnenhut)	V durch Kälte. B durch Hinlegen.
Eichhornia (Wasserhyazinthe)	
Equisetum hiemale (Winterschachtelhalm)	V durch Kälte, Druck, Hinsetzen. B durch Hinlegen, Wärme.
Erigeron canadensis (Kanadisches Berufskraut)	V morgens, durch Anstrengung, Bücken, Drehen (Kopfschmerzen), durch fette Speisen.
Espeletia grandiflora	
Eupatorium perfoliatum (Wasserhanf)	V durch Bewegung, Kälte, Nässe. B durch Ablenkung (Unterhaltung), Knie-Hand-Lage (Husten).
Euphorbium	V durch Berührung, Wärme. B durch kalte Anwendungen.
Euphrasia officinalis (Augentrost)	V abends, durch Wärme, reiben; von 3 Uhr morgens bis zum Vormittag; Augensymptomatik durch Lesen. B durch Kaffee, Dunkelheit, am Abend, durch Bewegung und Kälte.
Euspongia officinalis (Badeschwamm)	V nachts, durch Schlaf, Bewegung, Reiben der Kleidung. B durch Wärme, durch Essen und Trinken, am Meer.
Fabiana imbricata (Pichi-Pichi)	V nach Wasserlassen.
Ferrum arsenicosum (Ferriarsenit)	
Ferrum metallicum (metallisches Eisen)	V in Ruhe, Schwitzen, Mitternacht. B durch langsame Bewegung.
Ferrum phosphoricum (Ferriphosphat)	V durch Absonderungen, nachts, durch Bewegung. B durch kalte Anwendungen.
Filipendula ulmaria (Mädesüß)	V durch Bewegung, durch Feuchte und Kälte.
Flor de piedra **s. Lophophytum leandri**	

Arzneimittel	Modalitäten
Formica rufa (Rote Waldameise)	V durch Bewegung, vor Schneefall, Kälte. B durch Druck, Ruhen, Wärme.
Fraxinus americana (Esche)	V nachmittags.
Galphimia glauca	V durch Schwitzen und Wärme.
Gaultheria procumbens (Wintergrün)	V durch kalt Baden. B durch Olivenöl und kalte Luft 10 kal
Gelsemium sempervirens (Gelber Jasmin)	V durch feuchtwarmes Wetter, Sonne, Sommerhitze, Bewegung; durch resp. Folge von Furcht, Schreck, Angst, Erregung. B durch Alkohol, Reizmittel sowie durch Harnabgang.
Glonoinum (Nitroglycerin, Glyceroltrinitrat)	V durch Wärme, Bewegung, Alkohol sowie beim Zurückbeugen des Kopfes. B im Freien, durch Entblößen des Kopfes.
Gnaphalium polycephalum (Ruhrkraut)	V durch Bewegung, feuchte Kälte. B im Sitzen, durch Anziehen der Extremitäten.
Graphites (Graphit, Reißblei)	V morgens und mittags nach dem Schlaf, während der Menses. B durch Bewegung in frischer Luft.
Grindelia robusta (Grindeliakraut)	V im Liegen, beim Einschlafen. B durch Aufsetzen.
Guajacum (Guajakharz)	V durch Wärme, feuchtes Wetter, Berührung. B durch Gegendruck.
Hamamelis virginiana (Virginische Zaubernuss)	V durch feuchte Wärme, Berührung, Erschütterung.
Haplopappus bailahuen	V durch Aufstehen.
Harpagophytum procumbens (Teufelskralle)	

Arzneimittel	Modalitäten
Hedera helix (Efeu)	V nachts gegen 3 Uhr sowie morgens, durch Wärme. B abends durch fortgesetzte Bewegung an der frischen Luft.
Helianthemum canadense (Felsrose)	V durch Kälte und Zugluft, geistige Anstrengung. B nach Essen.
Helleborus niger (Christrose)	V durch Frost, Kälte, Aufdecken, nachts. B durch Wärme
Helonias dioica (Falsche Einhornwurzel)	V durch Denken an Beschwerden. B durch Ablenkung, Tätigkeit.
Hepar sulfuris (Kalkschwefelleber)	V nachts und morgens, durch Luftzug, Entblößen und durch Kälte, bei kaltem, trockenem Wetter, durch Berührung. B durch Wärme, warmes und feuchtes Wetter.
Hydrargyrum bichloratum corrosivum s. Mercurius sublimatus corrosivus	
Hydrargyrum sulfuratum rubrum (Zinnober)	V beim Liegen auf der rechten Seite.
Hydrastis canadensis (Kanadische Gelbwurz)	V durch Kälte, Wind, warmer Raum/ Bettwärme (Haut).
Hydrocotyle asiatica (Wassernabel)	V durch aufrechte Stellung.
Hyoscyamus niger (Bilsenkraut)	V rechts, im Liegen, während der Menses, Frost, Musik. B durch Hinsetzen, Bücken.
Hypericum perforatum (Johanniskraut)	V bei Nebel, Kälte, durch geschlossenen Raum, Berührung. B durch Strecken.
Iberis amara (Schleifenblume)	V nachts, beim Linksliegen, durch Wärme, Bewegung. B durch Ruhe, draußen.

Arzneimittel	Modalitäten
Ichthyolum (Ichthyol)	V durch Temperaturänderung, Bewegung der Augen (bei Kopfschmerz). B durch Druck.
Ignatia s. Strychnos ignatii	
Ipecacuanha s. Cephaelis ipecacuanha	
Iris versicolor (Buntfarbige Schwertlilie)	V abends, nachts, Ruhe (periodisch). B durch dauernde Bewegung.
Jodum (Jod)	V morgens, im Frühjahr und Herbst, durch Wärme, in geschlossenen Räumen. B durch Bewegung und Beschäftigung, frische Luft, durch Essen.
Juglans regia (Walnuss)	V nachts.
Juniperus sabina (Sadebaum)	V durch Bewegung (Blutung), Wärme. B durch frische Luft, draußen.
Kalium arsenicosum (Kaliummetarsenit)	V bei Wetterwechsel, durch Wärme, Gehen, Ausziehen, während Menses.
Kalium bichromicum (Kaliumdichromat)	V morgens durch Kälte, heißes Wetter, durch Biergenuss. B durch Sekretabgang, durch Wärme, in frischer Luft, durch Essen.
Kalium bromatum (Kaliumbromid)	V durch Wärme. B durch Bewegung.
Kalium carbonicum (Kaliumkarbonat)	V zwischen 3 und 5 Uhr sowie nach dem Aufstehen, durch Kälte und Luftzug, beim Liegen auf der kranken Seite, Husten und Herzbeschwerden durch Liegen. B am Nachmittag, durch Wärme, beim Herumgehen.
Kalium chloratum (Kaliumchlorid)	V durch fette Nahrung, Bewegung, feuchtkalte Luft. B Besserung durch Wärme.

Arzneimittel	Modalitäten
Kalium jodatum (Kaliumjodid)	V durch Wärme, nachts, feuchtes Wetter. B durch Bewegung, frische Luft.
Kalium muriaticum s. Kalium chloratum	
Kalium phosphoricum (Kaliumphosphat)	V durch Essen, Kälte, morgens. B durch Wärme, Ruhe.
Kalium stibyltartaricum (Brechweinstein)	V morgens, sowie im Liegen. B durch Aufsetzen, Aufstoßen.
Kalmia latifolia (Breitblättriger Berglorbeer)	V durch Vorbeugen, Bewegung im Freien. B durch Ruhe, Wärme.
Krameria triandra	V durch Berührung, Wärme. B durch sehr heißes/kaltes Wasser.
Kreosotum (Buchenholzteerkreosot)	V durch Kälte, Ruhe, nach der Menses. B durch Wärme, Bewegung.
Lac caninum (Hundsmilch)	V morgens am ersten und abends am zweiten Tag, Erschütterung, Berührung. B durch kalte Anwendungen.
Lac defloratum (Kuhmilch)	V während Menses, durch Lärm, Licht periodisch (7-tägig). B durch Druck.
Lachesis mutus (Buschmeister)	V am Morgen, durch Schlaf (»schläft sich in die Verschlimmerung hinein«), durch Wärme, Ruhe, bei Ausbleiben von Absonderungen. B durch Ingangkommen der Absonderungen, durch Bewegung.
Lachesis s. Lachesis mutus	
Lachnanthes tinctoria (Rotwurzel)	V durch Geräusche, Bewegung, Kälte.
Lapis albus (Gneis)	
Laurocerasus s. Prunus laurocerasus	

Arzneimittel	Modalitäten
Ledum palustre (Sumpfporst)	V nachts, durch Bettwärme, durch Bewegung. B durch Kälte, kaltes Wasser.
Leonorus cardiaca (Herzgespann)	
Leptandra s. Veronica virginica	
Lilium tigrinum (Tigerlilie)	V abends und nachts, im warmen Raum. B im Freien und bei Bewegung.
Lobaria pulmonaria (Lungenkraut)	V nachts und durch Kälte, Einatmen. B durch Aufsitzen.
Lobelia inflata (Indianischer Tabak)	V morgens. B durch Wasserschluck.
Lophophytum leandri (Steinblüte)	V abends. B im Freien, durch Wärme.
Luesinum	V nachts, bei Gewitter, Hitze, Kälte, am Meer. B durch frische Luft, Höhenaufenthalt, langsame Bewegung.
Luffa operculata	V durch trockene (Zimmer-)Luft, morgens. B draußen.
Lycopodium (Bärlapp)	V besonders von 16 bis 20 Uhr, durch Wärme und Schwüle, in Ruhe. B durch Kühle, frische Luft, im Freien, durch Bewegung.
Lytta vesicatoria (Spanische Fliege)	V durch Berührung und Bewegung, Kaffeetrinken, kaltes Wasser. B durch Wärme.
Magnesium carbonicum (basisches Magnesiumcarbonat)	V von 3 bis 5 Uhr und morgens, nach dem Schlaf, vor und während der Menses, durch Kälte und Wärme; durch Ärger, Schreck, Aufregung. B im Freien.
Magnesium chloratum (Magnesiumchlorid)	V an der See, durch Genussmittel und kalte Getränke. B durch Bewegung, Druck.

Arzneimittel	Modalitäten
Magnesium fluoratum (Magnesiumfluorid)	V am frühen Morgen. B in frischer Luft.
Magnesium jodatum (Magnesiumjodid)	
Magnesium muriaticum s. Magnesium chloratum	
Magnesium phosphoricum (Magnesiummonohydrogenphosphat)	V durch Kälte, Bewegung und Berührung. B durch Zusammenkrümmen und Wärme.
Mahonia aquifolium (Mahonienstrauch)	
Mandragora e radice (Alraune)	V nach Mitternacht, bei schwülem Wetter, beim Stehen; durch Aufregung. B durch Rückwärtsbeugen, im Liegen, durch Bewegung in frischer Luft, durch Essen.
Matricaria chamomilla (Echte Kamille)	V abends und nachts, durch Wärme, durch Kaffee; durch Ärger und Anstrengung. B durch lokale Wärme (Kolik).
Medicago sativa	V abends.
Medorrhinum	V durch Kälte, Bettwärme, Denken an die Beschwerden, tagsüber, Berührung. B am Meer, Absonderungen, Bauchlage, feuchtes Wetter.
Melilotus officinalis (Steinklee)	V abends, in Wärme. B im Freien und durch Bewegung.
Mercurius bijodatus (Quecksilberjodid)	V beim Schlucken, durch warme Getränke.
Mercurius cyanatus (Quecksilbercyanid)	V nach dem Essen, nachts.
Mercurius solubilis (Quecksilber)	V nachts, durch Bettwärme, nasskaltes Wetter. B durch kalte Getränke, Ruhe.

Arzneimittel	Modalitäten
Mercurius sublimatus corrosivus (Quecksilberchlorid)	V nachts, durch Berührung, warme Getränke. B durch Ruhe.
Mercurius vivus (Quecksilber)	
Mezereum s. Daphne mezereum	
Millefolium s. Achillea millefolium	
Murex (Purpurschnecke)	V durch Berührung, Stehen, Gehen.
Myristica sebifera	
Natrium tetraboracicum (Borax)	V durch Kälte und Nässe, beim Abwärtsbewegen. B im Freien, nach Stuhlgang.
Nerium oleander (Oleander)	V durch Ausziehen, Ruhe, geistige Anstrengung. B durch alkoholische Stimulanzien.
Nicotiana tabacum (Virginischer Tabak)	V durch Bewegung und Fahren, in warmen Räumen, durch Kälte, durch Tabakgenuss, Augen öffnen, Sinneseindrücke. B in frischer Luft, durch Erbrechen und Abgang von Harn und Stuhl.
Nux vomica s. Strychnos nux vomica	
Okoubaka	V durch Tabak. B durch Nahrungskarenz.
Oleander s. Nerium oleander	
Opium (Schlafmohn)	V nach dem Schlaf, durch Wärme. B durch Abkühlung.
Origanum majorana (wilde Dost)	V abends, im Liegen, nachts.
Paeonia officinalis (Pfingstrose)	V bei Berührung, Stuhlgang.

Arzneimittel	Modalitäten
Pareira brava (Grießwurz)	V nachts (3–6 Uhr). B durch Krümmen.
Paris quadrifolia (Einbeere)	V durch Berührung, Sitzen, Tabak, geistige Anstrengung. B durch Druck.
Perilla ocymoides (Schwarznessel)	
Petroleum (Steinöl)	V morgens und tagsüber, während der Menses, in der Kälte, beim Fahren; durch Schreck und Ärger. B durch Wärme, trockenes Wetter.
Petroselinum (Petersilie)	
Phellandrium aquaticum (Wasserfenchel)	V morgens, durch Ruhe, im Winter, zunehmender Mond. B bei abnehmendem Mond, durch Bewegung, frische Luft.
Phosphorus (gelber Phosphor)	V abends und nachts, durch Linksliegen, Kälte und frische Luft, bei Gewitter; durch psychische und physische Ereignisse. B durch kurze Ruhepausen, durch Essen, kalte Nahrung.
Phytolacca americana (Kermesbeere)	V nachts, durch Bewegung, bei Nässe (Regen). B durch kalte Getränke, Wärme, Ruhe.
Pichi pichi s. Fabiana imbricata	
Picrorhiza	
Platinum metallicum (metallisches Platin)	V abends, Koitus, Ruhe. B im Freien, Alleinsein.
Plumbum metallicum (metallisches Blei)	V nachts bei Bewegung. B durch Druck und Zusammenkrümmen, Reiben.
Podophyllum peltatum (Maiapfel)	V morgens und nach Mahlzeiten, durch Hitze. B am Abend, durch lokale Wärme, Reiben.

Arzneimittel	Modalitäten
Polygala senega (Schlangenwurzel)	V durch Berührung und Beklopfen, Herbst/Winter. B durch Schwitzen.
Populus tremuloides (Amerikanische Espe)	V nach Wasserlassen, in der Schwangerschaft.
Propolis	
Prunus laurocerasus (Kirschlorbeer)	V durch Wärme. B beim Hochlagern des Oberkörpers, im Freien.
Psorinum	V durch Kälte, Zugluft, Wetterwechsel, Kaffee. B durch Absonderungen (Nasenbluten), Hitze, Erscheinen von Hautausschlägen.
Pulsatilla pratensis (Wiesenküchenschelle)	V abends, vor Mitternacht sowie am Morgen und nach Ruhe, vor und während der Menses, durch Wärme, durch Hängenlassen der Glieder. B im Freien und durch fortgesetzte Bewegung, Trinken.
Pyrogenium	V durch Kälte, Absonderungen. B durch Wärme, Bewegung.
Ranunculus bulbosus (Knolliger Hahnenfuß)	V am Morgen und am Abend, durch Berührung und Bewegung, durch Temperaturwechsel, kalte Luft. B im Sitzen, Vornüberbeugen, Schwitzen.
Ratanhia s. Krameria triandra	
Rhododendron (Goldgelbe Alpenrose)	V morgens und nachts, bei Wetterwechsel, in Ruhe, Alkohol. B bei Bewegung, Wärme, Essen.
Rhus toxicodendron (Giftsumach)	V nachts, in Bettwärme, in Ruhe. B durch Massieren, durch Wärmeanwendung, fortgesetzte Bewegung, Schwitzen.
Robinia pseudacacia (Falsche Akazie)	V nachts, durch fette Speisen.

Arzneimittel	Modalitäten
Rumex crispus (Krauser Ampfer)	V morgens, durch Kälte, Kratzen. B durch Wärme.
Ruta graveolens (Gartenraute)	V durch Kälte, Nässe, Hinlegen, Sistieren von Absonderungen. B durch Absonderungen, Bewegung.
Sabadilla **s. Schoenocaulon officinale**	
Sabal serrulata **s. Serenoa repens**	
Sabdariffa (Afrikanische Malve)	
Sabina s. Juniperus sabina	
Sambucus nigra (Schwarzer Holunder)	V im Schlaf, periodisch, durch Obstgenuss, trockene Kälte. B durch Bewegung, Aufsetzen, Wärme.
Sanguinaria canadensis (Kanadische Blutwurzel)	V morgens und abends. Kälte und Zugluft; Kopfschmerzen schlimmer tagsüber und bei sonnigem Wetter.
Sarsaparilla (Stechwinde)	V durch Feuchtigkeit, Kälte, Frühling, nachts, vor Menses, Gähnen. B durch Wärme, Bewegung.
Schoenocaulon officinale (Mexikanisches Läusekraut)	V durch Kälte, Vollmond. B durch Wärme.
Secale cornutum (Mutterkornpilz)	V durch Wärme, Bewegung und Berührung. B durch Kälte.
Selenicereus grandiflorus (Königin der Nacht)	V beim linksseitigen Liegen, beim Treppensteigen sowie beim Gehen, vor Menses, mittags. B durch Frischluft, im Freien.
Selenium (Selen)	V durch Reizmittel, durch Schlaf, Kälte und Hitze, Koitus. B abends.
Semecarpus anacardium (Elefantenlausbaum)	V durch Überanstrengung, Ärger. B nach dem Essen sowie zum Nachmittag und Abend hin.

Arzneimittel	Modalitäten
Senega s. Polygala senega	
Sepia (Tintenfisch)	V abends, nachts und morgens, vor und während der Menses, nach dem Essen, durch Kälte; in überwärmten und engen Räumen. B zum Abend hin durch Wärme.
Serenoa repens (Sägepalme)	
Silicea s. Acidum silicicum	
Silybum marianum (Mariendistel)	V durch feuchtwarmes Wetter, Bewegung, Druck. B durch Ruhe, warme Umschläge.
Sinapis nigra (Senf)	V durch Vorbeugen. B durch Hinlegen, aufrecht Sitzen.
Smilax officinalis s. Sarsaparilla	
Solanum dulcamara (Bittersüßer Nachtschatten)	V durch Kälte und Nässe. B durch Wärme, Absonderungen.
Solidago virgaurea (Echte Goldrute)	V durch reichliche Mahlzeiten.
Spartium scoparium s. Cytisus scoparius	
Spigelia anthelmia (Wurmkraut)	V durch Bewegung und Berührung, Sturm, Kälte, Wetterwechsel. B durch Liegen auf der rechten Seite.
Spiraea ulmaria s. Filipendula ulmaria	
Spongia s. Euspongia officinalis	
Stannum metallicum (metallisches Zinn)	V tagsüber, durch psychische und physische Beanspruchung, Schwitzen. B durch Druck und Bewegung.
Staphisagria s. Delphinium staphisagria	
Sticta s. Lobaria pulmonaria	

Arzneimittel	Modalitäten
Stramonium s. Datura stramonium	
Strontium carbonicum (Strontiumcarbonat)	V durch Kälte, Anstrengung. B durch Wärme, im Freien.
Strophantus	V durch Bewegung, Kälte. B durch Ruhe, Schwitzen.
Strychnos ignatii (Ignazbohne)	V morgens, durch Kälte, Berührung, Genussmittel; durch Denken an Beschwerden, Aufregung, Kummer, Sorge. B beim Essen, Lagewechsel.
Strychnos nux vomica (Brechnussbaum)	V morgens, nach dem Essen, durch Reizmittel, durch Kälte und Nässe. B abends, nach kurzem Schlaf, in Wärme.
Sulfur (Schwefel)	V morgens sowie am Vormittag (gegen 11 Uhr) und zum Abend hin, durch Kälte und Nässe, in der Bettwärme, durch Wetterwechsel, in Ruhe, durch Stehen. B durch Wärme und bei trockenem Wetter.
Sulfur jodatum (Jodschwefel)	V durch Wärme, Bewegung, Druck, morgens. B durch frische Luft.
Sumbulus (Moschuswurzel)	V morgens, durch Kälte, Denken an Beschwerden. B abends, durch Wärme.
Symphoricarpus racemosus (Schneebeere)	V bei Geruch von Speisen, Bewegung. B durch Liegen auf dem Rücken.
Symphytum officinale (gemeiner Beinwell)	
Syphilinum s. Luesinum	
Tabacum s. Nicotiana tabacum	
Tarantula hispanica (Tarantel)	V durch Ruhe, Tabakrauch. B nachts, durch Schlaf, in Bewegung.

Arzneimittel	Modalitäten
Taraxacum officinale (Löwenzahn)	V durch Ruhe, Sitzen. B durch Berührung, Gehen, draußen.
Tellurium (Tellur)	V nachts, durch Berührung, Liegen auf schmerzhafter Seite, Kälte. B durch Bewegung.
Teucrium marum verum (Katzengamander)	V durch Hinlegen, Nebel, Herbst, Winter. B durch Essen und Trinken.
Thallium aceticum (Thalliumacetat)	V durch Druck und Berührung. B durch Ruhe und frische Luft.
Theridion (Spinnengift)	V durch Bewegung, Schlafunterbrechung. B durch Ruhe.
Thuja occidentalis (Abendländischer Lebensbaum)	V von 16 bis 4 Uhr, durch Ruhe (außer den Gelenkbeschwerden), vor und bei Sturm und Gewitter, durch Wetterwechsel, durch Kälte und Nässe. B durch Wärme, trockenes Wetter, durch Bewegung, durch Ingangkommen von Ausscheidungen.
Thyreoidinum	V durch Widerspruch, Anstengung, nachts, Fahren.
Tuberkulinum Koch	V durch Wärme, Sturm, Wetterwechsel, Zugluft, Kälte. B durch frische Luft, Erholung/Reisen.
Urtica urens (Brennnessel)	V durch Schneeluft, Nässe, Berührung.
Ustilago maydis (Maisbrand)	
Veratrum album (Weißer Germer)	V um 4 Uhr, vor der Menses; durch Anstrengung und Aufregung. B durch Liegen, Wärme.
Verbascum thapsiforme (Königskerze)	V durch Temperaturwechsel, Sprechen. B durch Ruhe, Wärme, Einhüllen.

Arzneimittel	Modalitäten
Veronica virginica (Virginischer Ehrenpreis)	V durch Bewegung, feuchtes Wetter, kalte Getränke, Liegen auf rechter Seite. B durch Bauchlage.
Viburnum opulus (Schneeball)	V durch Wärme, Liegen auf befallener Seite. B im Freien, bei Bewegung.
Vinca minor (Kleines Immergrün)	V im Klimakterium.
Viscum album (Mistel)	V nachts, durch Kälte, Sturm, Winter, im Bett, durch Linksliegen. B im Freien, durch Schwitzen.
Vitex agnus castus (Keuschlamm)	V durch Kälte, Nässe, Reizmittel. B durch Einhüllen.
Zincum metallicum (metallisches Zink)	V durch unterdrückte Absonderungen, während der Menses, nach dem Essen, durch Weingenuss; durch geistige Anstrengung. B durch Ingangkommen unterdrückter Absonderungen, Bewegung.
Zincum valerianicum (Zinkisovalerianat)	

Adressenverzeichnis

Deutscher Zentralverein homöopathischer Ärzte (DZVhÄ)
Münsterstraße 10, 53111 Bonn

Ärztegesellschaft für Erfahrungsheilkunde
Fritz-Frey-Straße 21, 69121 Heidelberg

Zentralverband der Ärzte für Naturheilverfahren (ZÄN)
Bismarckstraße 3, 72250 Freudenstadt

Über diese Adressen können die Termine für die Fortbildungsveranstaltungen in der Bundesrepublik Deutschland erfragt werden.
Alle drei Ärzte-Gesellschaften veranstalten auch die Weiterbildungskurse für die Zusatzbezeichnungen »Homöopathie« und »Naturheilverfahren«.
Die Genehmigung zum Führen der Titel wird von der zuständigen Landesärztekammer ausgesprochen.

Literatur

Als Basistext empfiehlt sich für das vorliegende Buch

Wiesenauer, M., Elies, M.: Praxis der Homöopathie, 3. Aufl., Hippokrates, Stuttgart 2000

Als weiterführende Literatur – allgemein und speziell – empfehlen sich

Borland, D. M.: Kindertypen. 3. Aufl., Arkana, Heidelberg 1988

Braun, A.: Methodik der Homöotherapie, 6. Aufl., Sonntag, Stuttgart 1998

Charette, G.: Homöopathische Arzneimittellehre, 7. Aufl., Hippokrates, Stuttgart 1997

Elies, M.: Arbeitsbuch Homöopathie, 2 Bde., Hippokrates, Stuttgart 1994–1996

Friese, K.-H.; Homöopathie in der HNO-Heilkunde, Hippokrates, Stuttgart 1998

Gawlik, W.: Die Homöopathische Anamnese, Hippokrates, Stuttgart 2001

Gawlik, W.: Homöopathie und Konventionelle Therapie, 3. Aufl., Hippokrates, Stuttgart 1997

Köhler, G.: Lehrbuch der Homöopathie, Band 1, 7. Aufl., Hippokrates, Stuttgart 1999

–: Lehrbuch der Homöopathie, Band 2, 5. Aufl., Hippokrates, Stuttgart 2001

Mezger, J.: Gesichtete Homöopathische Arzneimittellehre, 2 Bde., 11. Aufl., Haug, Heidelberg 1995

Quilisch, W.: Die homöopathische Praxis, 4. Aufl., Hippokrates, Stuttgart 1993

Schimmel, K.-Ch. (Hrsg.): Lehrbuch der Naturheilverfahren, Band 1, 2. Aufl., Hippokrates, Stuttgart 1990

–: Lehrbuch der Naturheilverfahren, Band 2, 3. Aufl., Hippokrates, Stuttgart 2000

Schlüren, E.: Homöopathie in der Frauenheilkunde, 7. Aufl., Haug, Heidelberg 1992

Schneider, J., Goecke, C., Zysno, E. A.: Praxis der gynäkologischen Balneologie und Physiotherapie. Hippokrates, Stuttgart 1987

Periodika

Allgemeine homöopathische Zeitung, Haug Verlag, Heidelberg

Erfahrungsheilkunde, Haug Verlag, Heidelberg

Ärztezeitschrift für Naturheilverfahren, Med.-lit. Verlag, Uelzen

Zeitschrift für Phytotherapie, Hippokrates Verlag, Stuttgart

Sachregister

Abortus imminens 336f.
Achalasie 420
Adnexe 303
- Beschwerden 303
- chronisch-entzündliche Erkrankungen 304
Agalaktie 311
Akne 139 f.
- Mallorca-Akne 119, 141
- Knoten 141
Akneähnliche Hauterkrankungen 139 ff.
Allergien
- der Atemwege 134
- der Haut 119 ff.
- Inhalationsallergie 134
- photoallergische Hautreaktionen 129
Amenorrhö 259
Analekzem 565, 155, 324
Analfissur 155
Analthrombose 157
Angina pectoris 498
- tonsillaris 36, 386, 488
- - akut 36, 386
- - chronisch 38, 388
Anorexia nervosa 290, 450
Antibiotika 102, 121, 300, 303, 425, 426, 442, 494, 530, 537, 561
Aphonie 44
Apoplex 507
Arterielle Erkrankungen 163 ff., 502 ff.
Arteriosklerose 505 ff.
Arthritis
- akute 191
- infektiöse 219
- juvenile 199
- mikrobiell bedingte 205
- Phase niederer Entzündungsaktivität 173
- progressive Systemsklerose 220
- psoriatica 199
- reaktive 218
- Reiter-Syndrom 205
- rheumatoide 190
- Stadien II–IV 195
- urica 221
- Yersinia- 205, 218
Arthropathien, klimakterische 227, 330
Arthrose 223 ff.
Arzneimittel
- Bild, Grundlagen 25, 174
- Dosierung 27
- Exanthem 120, 442, 561
- Stärke 27
- Unverträglichkeit 83, 570
Aseptische Knochennekrosen 246
Asthma bronchiale 78, 401, 495
Aszites 316, 572
Atemwegserkrankungen, allergische 134
Atherom 149, 563
Atopische Dermatitis s. Endogenes Ekzem
Aufstoßen 35, 339, 341, 518
Augentropfen 477

Baker-Zyste 194
Balanitis 211, 431
Bänderschwäche 251, 253
Bartholinitis 294
Bindegewebsschwäche 315, 328, 336, 434, 511, 549
Blähungen 417, 421, 423, 455, 518, 519, 522, 528
Blepharo-Konjunktivitis 477
Blutung
- postmenstruell 274
- prämenstruell 274
Blutungsbereitschaft 271, 275

Brachialgia nocturna 243
Brechdurchfall 415, 416, 417, 418, 522, 523
Brechreiz 86, 88, 152, 154, 318, 338, 398, 413, 415
Bronchitis 397
Brust
- Atrophie 307
Brust
- Erkrankungen 306 ff.
- Knotenbildung 308
Bursopathien 240

Cholelithiasis 525
Cholezystopathie 525
Chorea minor 217
Chronische Polyarthritis s. Arthritis
Chronisch-venöse Insuffizienz 161
Commotio 83 f., 253, 461
Craurosis vulvae 291

Darmerkrankungen, chronisch-entzündliche 422
Darmparasiten 423
Deformität 545, 546
Degenerative Gelenkerkrankungen 223 ff.
- Wirbelsäulenerkrankungen 229
Dekubitus 163, 173, 506, 567
Dellwarze s. Molluscum contagiosum
Depressionen 469
Dermatitis
- Kontakt- 445
- Windel- 446
Descensus uteri 312
Dezimalpotenz 27
Diarrhö 521
Dilution 89
Distorsion 251 ff., 462
Drainagemittel 392
Drei-Tage-Fieber 366
Drüsenerkrankungen, innersekretorische 436
Durchblutungsstörungen 163, 505
Dysmenorrhö 275
Dyspepsie 275, 518
Dysphonie 44
Dysregulation, orthostatische 502

Eigenblut-Behandlung 89, 186, 256, 353
Eigenblutnososde 89
Eiterabfluss 99, 101, 156
Eiterbildung 38, 52, 97, 99, 101
Ekzem
- dyshidrotisches 126
- endogenes 130
- Gehörgangs- 53
- Kontakt- 122
- nummuläres 125
- seborrhoisches 127
Emesis 338
Emphysem-Bronchitis 492
Endometritis 298
Engpass-Syndrome 243
Enkopresis 455
Enterokolitis 417
Enuresis 454
EPH-Gestose 342
Epididymitis 432, 537
Erbsche Lähmung 347, 348, 360
Erschöpfbarkeit 168, 180, 184, 195, 196, 289
Erysipel 95, 554
Erythema
- anulare 213 s. Rheumatisches Fieber
- infectiosum s. Ringelröteln
Exanthem 103, 120 ff.
Exanthema subitum s. Drei-Tage-Fieber
Externa 172, 255

Fettstoffwechselstörung 222, 553
Fettunverträglichkeit 261, 519

Fibrome 148
Fieberhafter Infekt 362
Fieberkrämpfe 362
Fistelbildung 83, 84, 100, 248, 322, 439, 558
Fließschnupfen 45, 71, 77, 134, 343, 344, 374
Fluor
- vaginalis 296
- zervikaler 298
Follikulitis 97
Fraktur 83, 84, 234, 235, 251, 333, 347, 348, 358
Frakturbehandlung 83, 459
Frieselbildung 119, 444
Funktiotropie 26, 189, 401
Furunkel 98, 556

Galaktorrhö 310
Ganglion 240 ff.
Gangrän 163 ff., 506, 567
Gastralgie 518
Gastroenteritis 415, 521
Gaumenmandelhyperplasie 39
Geburt 344
Gedeihstörungen 410
Gehörgang
- Ekzem 53
- Entzündung 51
- Furunkel 51
Gelenkerkrankungen, degenerative 223 ff.
Genitalorgane 430 ff.
Genitalschweiß 292 f.
Gewebsinduration 291 f.
Gicht 221, 552
Gingivitis 33, 486
Glaukom 480
Globuli 27
Glossitis 34
Gonarthrose 226
Gynäkologisch-urologische Erkrankungen 321 ff.

Haarerkrankungen 168
Hämangiom 150
Hämatom 83, 150, 173, 181, 252
Hämorrhoiden 157, 325, 512
Harnabflussstörungen 539
Harninkontinenz 533
Harnsaure Diathese 322
Harnwegserkrankungen 425 ff.
Harnwegsinfekt 425
Hautkrankheiten
- akneähnliche 139 ff.
- allergische 118 ff.
- bakterielle 93 ff.
- blasenbildende 146 ff.
- Mykosen 114
- virale 104 ff.
Hautreaktionen, photoallergische 129
Hautverletzungen 166
Heiserkeit 36, 41 ff.
Hepatopathie 527
Herpes
- Bläschen 106, 108 f.
- genitalis 107
- labialis 84, 105 f.
- Rezidive 89, 105
- simplex 105, 439
- zoster 108, 558
Herzbeschwerden, funktionelle 407
Herzinsuffizienz 499
Herzjagen 261, 408, 471, 497, 516
Herz-Kreislauf-Erkrankungen 497 ff.
Histiotropie 25
Hitzegefühl 52, 69, 77, 135, 167, 180, 183, 196
Homöopathisches Messer 99, 557
Hordeolum 478
Hormonumstellung 168
Hühneraugen 166, 447, 567
Hydrocele testis 434
Hydrops articulorum 204
Hydrozele 347, 358, 434
Hyperästhesie 293, 297, 430
Hyperemesis 338, 503
Hyperhydrosis 167, 568

Hyperkinetisches Syndrom 453
Hypermenorrhö 271
Hyperplasie der Rachen- und Gaumenmandeln 39
Hyperthyreose 515
Hypertonie 503
Hyperurikämie 222, 322, 552, 553
Hypomenorrhö 273
Hypothyreose 515
Hypotonie 502

Impetigo contagiosa 93
Impffolgen 457
Impfungen 457
Inappetenz 411
Infektionskrankheiten 362 ff.
Infektiöse Arthritis 219
Infertilität 285 ff.
Inhalationsallergie 134
Innenohrerkrankungen 62 ff.
Insektenstiche 83, 84, 175, 459, 461, 575
Insertionstendopathien 239
Interkostalschmerzen 108, 109, 558, 559
Iritis 209
Ischialgie 231

Karbunkel 98, 556
Karditis 215
Karies 380
Karpaltunnelsyndrom 243
Karzinom-Schmerzen 86, 152, 316, 578
Katarakt 479
Katheter-Zystitis 319, 570
Keloid 142, 166, 167, 567, 568
Keratoconjunctivitis sicca 439
Keuchhusten 374
Kitzelhusten 43, 45, 397, 398, 487
Klimakterium 280
– Arthropathien 330
Knochenmetastasen 86, 152, 316, 572
Knochennekrosen, aseptische 246
Knochenschmerzen 88, 154, 213, 214, 254
Knötchenbildung 516
Kokzygodynie 231
Koliken 412
Kolpitis 296, 543
Komplexmittel 25
Kompressionssyndrom s. Engpass-Syndrom
Kondylomie 293
Konjunktivitis 209
Konnektivitiden 220
Konstitutionsmittel 174 ff., 463
Kontaktekzem 122
Kopfschmerzen 472
– migräneartige 182, 230
Krampfhusten 343, 375, 390, 397
Kreislaufstörungen 408

Lähmung 164, 194, 206, 217, 222, 244, 360
Laktationsstörungen 310
Laparotomiefolgen 319, 320, 570
Laryngitis
– akut 41
– chronisch 42
Larynxerkrankungen 41 ff.
Lebermetastasen 316, 317
Leberzirrhose 527, 572, 574
Leukoplakie 291
Logorrhö 282
Luesinum-Nosode 108, 110
Lumbalgie 233, 330, 548
Lumboischialgie 330
Lupus erythematodes disseminatus 220
Lymphadenitis
– akut 47
– chronisch 48
Lymphangitis 94, 95, 99, 557
Lymphödem 86, 88, 152, 154, 316, 317

Malabsorptionssyndrom 421
Maldescensus testis 433
Masern 367
Mastodynie 306
Mastopathie 307
Megakolon 419
Menorrhagie 269
Menstruation
- Anomalien 262 ff.
- Blutung, postmenstruelle 274
- – prämenstruelle 274
- Syndrom, prämenstruelles 278
Metastasen 86, 152
Metrorrhagie 265
Migräne
- Attacken 182, 260, 261
- pelvine 275, 276
- rechtsseitige 282
Mikroangiopathien 163, 164, 568
Mikrobiell bedingte Arthritiden 205
Milchunverträglichkeit 195, 247, 347 f., 358, 359, 416
Milien 149, 563, 564
Mischinjektion 35, 44, 55, 90, 96, 102
Mittelohrerkrankungen 55 ff.
Molluscum contagiosum 442
Mononucleosis infectiosa s. Pfeiffersches Drüsenfieber
Morbilli s. Masern
Morbus Bechterew 201
- Scheuermann 246
Mumps 367
Mundhöhlenerkrankungen 33 ff., 378 ff.
Muskelkater 237, 462
Mykose 51, 114
- Haut 114 ff.
Myomblutungen 315
Myopathie 236

Nachgeburtsperiode 344, 345, 346
Nachwehen 336, 346
Nackensteifigkeit 229, 230
Nagelerkrankungen 170
Nagelveränderungen 140, 170
Nahrungsmittelintoxikation 417, 418, 523
Narbe 166 f.
Nasenbluten 67
Nasennebenhöhlenerkrankungen 73 ff.
Nävi 147
Nephropathien 429, 535
Nervenschmerzen 84, 253, 319, 471
Neugeborenes 347
Neuritiden 109, 243, 559
Neurodermitis s. Endogenes Ekzem
Neuropathie 243, 450
Nierenkolik 323
Nosode 184, 464
Nymphomanie 350 ff.

Obstipation 418, 523
Ohnmachtsanfälle 45, 66
Ohrenerkrankungen
- äußeres Ohr 51 ff.
- Innenohr 62 ff.
- Mittelohr 55 ff.
Oligomenorrhö 264
Operationsfolgen 83 ff.
Orchitis 369, 432
Organotropie 25, 122
Orthostatische Dysregulation 502
Osteomyelitis 248
Osteoporose 234, 332, 548
Otalgie 56
Otitis media
- akut 57, 383
- chronisch 58, 384
Ovarialfunktion, Störungen 259

Palindromer Rheumatismus 204
Pankreopathie 528
Papillome 110

Parametropathia 305
Paresen 197, 236, 238, 244 f.
Parkinson-Syndrom 470
Parodontose 484
Parotitis epidemica
s. Mumps
Pelvipathia vegetativa 305
Periarthropathien 242
Periorale Dermatitis 144
Peritonsillarabszess 35, 101
Perniones 173, 506, 575
Personotropie 26
Pertussis
s. Keuchhusten
Pfeiffersches Drüsenfieber 370
Pharmakodynamik, nachschlagen: Grundlagen
Pharyngitis 35, 388
Pharyngo-Laryngitis 487
Pharynxerkankungen 33 ff.
Phlebitis 159, 509
Phleboarthrotisches Syndrom 159, 227, 255, 330
Phlebologische Erkrankungen 159, 327
Phlegmone 100
Photoallergische Hautreaktionen 129
Pleuraerguss 316, 572
Pneumonie 400, 494
Podagra 221, 552
Pollinosis 76, 404
Polyarthritis
s. Arthritis
Polymenorrhö 262
Polyneuritis
s. Neuritiden
Polypen 38, 45, 59, 71, 183, 198, 393
Portioerosion 301
Postcholezystektomie-Syndrom 525
Postmenstruelle Blutung 274
Prämenstruelle Blutung 274
Prämenstruelles Syndrom 278
Pränatale Prophylaxe 357
Progressive Systemsklerose 220
Proktologische Erkrankungen 155, 324
Prolapsgefühl 261, 274, 283, 534
Prostatahyperplasie 539
Prostatitis 537
Pruritus ani 155, 156, 158, 292, 324
– vulvae 292
Pseudokrupp 43, 388
Pseudoradikuläre Syndrome 229
Psoriasis 136 ff.
Psorinum-Nosode 108, 114, 116, 126
Psychische Störungen im Kindesalter 450 ff.
Pubertas tarda 288
Pyelitis 530
– akut 530
– chronisch 531
Pylorospasmus 420

Quaddelbildung 94, 101, 119, 123
Quincke-Ödem 119, 443

Rachenmandelhyperplasie 39
Radikuläre Syndrome 229
Raynaud-Syndrom 163, 259, 476
Reaktive Arthritiden 218
Regulationstherapie 25, 495, 516, 527
Reisebeschwerden 414
Reiter-Syndrom
– Balanitis 211
– Hautveränderungen 211
– Iritis 209
– Konjunktivitis 209
– Urethritis 208
Reizblase 260, 281, 425 f., 455, 530
Reizmittelabusus 187, 325 f.
Restharnbildung 534, 539

Rhagaden 33, 53, 308, 381, 486, 520
Rheumatisches Fieber 213
Rheumatoide Arthritis
s. Arthritis
Rhinitis
- akut 68, 390
- chronisch 69, 392
- sicca 71
Rhinophym 143 f.
Ringelröteln 372
Röntgenbestrahlung, Folgen von
Rosacea 143
Röteln 371
Rubeolae
s. Röteln

Salben 172
Säuglingsschnupfen 391
Säurebeschwerden 35, 341, 518, 529
Scarlatina
s. Scharlach
Scharlach 376
Schlafstörungen 452, 471
Schleudertrauma 251, 253
Schulschwierigkeiten 451
Schulter-Hand-Syndrom 244, 282
Schuppenbildung 53, 124, 136 f., 447, 560
Schuppenflechte 173
Schwäche 475
Schwangerschaft 340 ff.
Schwellung, ödematöse 34, 35, 36, 94, 95, 96, 101
Schwerhörigkeit 64, 483
Schwielenbildung 112, 166, 170, 211, 441, 522, 567
Schwindel 65, 473
Sehstörungen 230, 281
Sekretion, nässende 57, 97 f.
Senium 284, 541
Senkungsbeschwerden 117, 312 f., 351
Septische Arthritiden
s. Infektiöse Arthritis
Seromukotympanon 60
Sexualstörungen 350 ff.
Sialadenitis 49
Sialolithiasis 49
Simile-Regel 25
Sinusitis
- akut 73, 393
- chronisch 74, 395
- dentogene 393
Sklerodermie 146, 220
Sonnenallergie 83, 173, 459, 575
Soor 33, 115, 381
Speikinder 416
Sphinkterschwäche 156, 324, 566
Splitterschmerzen 155, 208, 211, 297, 302, 324, 428
Spondylitis ankylosans 201
Sprachstörungen 81
Staphylokokkeninfektion 104
Stauungsdermatose 159, 161, 509, 511
Steindiathese 525
Sterilität 285 ff.
Still-Syndrom 199
Stimmbänder
- Parese 42, 488
- Veränderungen 45
Stomatitis 33, 486
Stottern 453
Streptokokkeninfektion 103 f.
Streptokokken-Rheumatismus
s. Rheumatisches Fieber
Struma 517
Sudeck'sche Dystrophie 245
Superinfektionen 102
Systemsklerose, progressive 220

Tachykardie 289, 313, 542
Tendopathie 238
Thorakalsyndrom 229
Tics 453
Tinnitus 62, 482
Trauma 62, 67 f., 145, 159, 237, 259

Tremor 470
Tumoren
- benigne 147 ff., 314
- maligne 152 ff., 315

Übelkeit 65, 84, 86, 88, 152, 154, 270, 325
Ulkuskrankheit 519
- Ulcus cruris varicosum 328, 509, 511, 575
Unfallfolgen 459
Unruhe 470
Urämie 429, 535
Urethritis 208
Urinverhalten 359
Uteruserkrankungen 298 ff.
Uterusprolaps 312, 541

Vaginale Erkrankungen 296 f.
Varikose 159, 161 f., 509
Varizellen
s. Windpocken
Varizenbildung 160 f., 328, 511
Vegetative Beschwerden 475
Venöse Insuffizienz, chronische 161
Verdauungsorgane, Erkrankungen 410 ff.
Verletzungen 83 ff., 319
Verrucae
s. Warzen
Verstauchung 173, 575
Verwachsungsbeschwerden 251, 319, 570
Viruserkrankungen der Haut 433
Völlegefühl 519, 527, 529
Vulvaerkrankungen 291 ff.
- Vulvovaginitis 430

Wadenkrämpfe 26, 202, 340 f.
Warzen
- Alters- 148
- Condylomata accuminata 112
- seborrhoische 147, 562
- Verruca plana juvenilis 139, 141, 441
- - plantaris (Dornwarze) 441
- - vulgaris 441
Weichteilrheumatismus 550
Windpocken 373
Wirbelsäulenerkrankungen
- degenerative 229, 547
Wochenbett 345
Wundheilungsstörungen 68, 83, 252, 319, 460, 484, 570

Yersinia-Arthritis 205, 218

Zähne
- Entwicklung 380
- Erkrankungen 378 ff.
- Extraktion 378, 484
- Knirschen 379
Zahnfleischbluten 381, 484 f.
Zervikalsyndrom 229
Zervizitis 298
Zosterneuralgie 108 f., 558 f.
Zwischenblutung 263, 265
Zyanose 143, 347, 360, 375, 493, 501
Zyklusanomalie 262 ff.
Zysten 563
Zystitis 530
- akut 530
- chronisch 531